Odontologia Integrada na

Terceira Idade

Coleção
Odontologia Integrada (UFRJ)

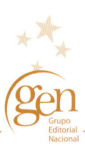

O GEN | Grupo Editorial Nacional reúne as editoras Guanabara Koogan, Santos, Roca, AC Farmacêutica, Forense, Método, LTC, E.P.U. e Forense Universitária, que publicam nas áreas científica, técnica e profissional.

Essas empresas, respeitadas no mercado editorial, construíram catálogos inigualáveis, com obras que têm sido decisivas na formação acadêmica e no aperfeiçoamento de várias gerações de profissionais e de estudantes de Administração, Direito, Enfermagem, Engenharia, Fisioterapia, Medicina, Odontologia, Educação Física e muitas outras ciências, tendo se tornado sinônimo de seriedade e respeito.

Nossa missão é prover o melhor conteúdo científico e distribuí-lo de maneira flexível e conveniente, a preços justos, gerando benefícios e servindo a autores, docentes, livreiros, funcionários, colaboradores e acionistas.

Nosso comportamento ético incondicional e nossa responsabilidade social e ambiental são reforçados pela natureza educacional de nossa atividade, sem comprometer o crescimento contínuo e a rentabilidade do grupo.

Odontologia Integrada na

Terceira Idade

*Coleção
Odontologia Integrada (UFRJ)*

Coordenadora do Volume
Maria José Santos de Alencar

Coordenação Geral
G. Jô Iazzetti
Laura Guimarães Primo

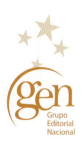 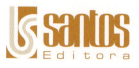

Coleção:	Odontologia Integrada (UFRJ)
Coordenação da Coleção:	G. Jô Iazzetti Laura Guimarães Primo
Título:	Odontologia Integrada na Terceira Idade
Coordenadora do volume:	Maria José Santos de Alencar
Revisão de texto:	Jennifer de Menezes
Diagramação:	Luciano B. Apolinário
Capa:	Gilberto R. Salomão

Copyright © 2013 by
LIVRARIA SANTOS EDITORA LTDA.
Uma editora integrante do GEN | Grupo Editorial Nacional

Todos os direitos reservados à Livraria Santos Editora Com. Imp. Ltda. Nenhuma parte desta publicação poderá ser reproduzida sem a permissão prévia do Editor.

CIP-BRASIL. CATALOGAÇÃO-NA-FONTE
SINDICATO NACIONAL DOS EDITORES DE LIVROS, RJ

A354o

Alencar, Maria José Santos de
  Odontologia integrada na terceira idade / Maria José Santos de Alencar; coordenação Geral Jô Iazzetti e Laura Guimarães Primo. - São Paulo: Santos, 2013.
  242p. : il. ; 28 cm (Odontologia integrada - UFRJ)

  Inclui bibliografia
  Sequência de: Odontologia integrada no adulto
  ISBN 978-85-7288-999-5

  1. Odontologia geriátrica. 2. Odontologia. I. Primo, Laura Guimarães. II. Iazzetti, Jô. III. Título. IV. Série.

12-0601.   CDD: 618.9776
                  CDU: 616.314-053.9

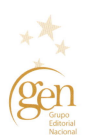 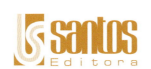

Rua Dona Brígida, 701 | Vila Mariana
Tel.: 11 5080-0770 | Fax: 11 5080-0789
04111-081 | São Paulo | SP
www.grupogen.com.br

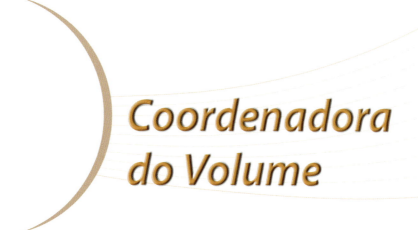

Coordenadora do Volume

Maria José Santos de Alencar
- Professora associada e chefe do Departamento de Prótese e Materiais Dentários da FO/UFRJ
- Doutora em Prótese pela FO/USP
- Mestre em Prótese pela FO/USP e especialista em Prótese pela FO/UERJ
- Coordenadora e Professora da disciplina de Prótese Fixa I do curso de graduação da FO/UFRJ
- Professora do curso de especialização em Prótese Dentária da FO/UFRJ

Colaboradores

Abel Silveira Cardoso
- Professor titular do Departamento de Patologia e Diagnóstico Oral da FO/UFRJ

Alexandre Perez Marques
- Doutor em Diagnóstico Bucal pela Universidade de São Paulo
- Professor-adjunto da Universidade Gama Filho
- Professor substituto da FO/UFRJ

Aline Corrêa Abrahão
- Doutora em Patologia Bucal pela FO/USP,
- Professora-adjunta de Patologia Oral da FO/UFRJ

Arley Silva Junior
- Doutor em Ciências Diagnósticas pela Universidade de Maryland – Estados Unidos e Odontólogo da FO/UFRJ

Camilla Alves Janott
- Aluna do curso de especialização em Prótese Dentária do Departamento de Prótese e Materiais Dentários da Faculdade de Odontologia da UFRJ

Cesar Werneck Noce dos Santos
- Mestre em Patologia pela UFF
- Odontólogo-Estomatologista da Prefeitura Municipal de Nova Iguaçu

Daniela Amorim Marco Peres
- Mestranda em Diagnóstico Bucal – Área de Concentração em Radiologia Oral pela Universidade de São Paulo
- Especialista em Radiologia Odontológica e Imaginologia pela UFRJ
- Professora substituta da Disciplina de Radiologia Oral do Departamento de Patologia e Diagnóstico Oral da FO/UFRJ

Dayane Carvalho Ramos Salles de Oliveira
- Mestranda em Prótese pela UNICAMP

Eduardo Shigueyuki Uemura
- Professor Doutor do Departamento de Materiais Dentários, Prótese e Implante da Faculdade de Odontologia da UNESP – São José dos Campos

Ellen Brilhante de Albuquerque Cortezzi
- Doutora em Odontologia pela UFRJ
- Especialista em Estomatologia pela FO-UFRJ
- Cirurgiã-dentista do Departamento de Patologia e Diagnóstico Oral da FO-UFRJ

Fábio Ramôa Pires
- Doutor em Estomatopatologia pela FO/UNICAMP
- Professor-adjunto de Patologia Bucal da FO/UERJ
- Professor-adjunto de Patologia Oral da FO/UFRJ

Fábio Ribeiro Guedes
- Doutor em Radiologia Odontológica pela Universidade Estadual de Campinas
- Professor-adjunto da Universidade Federal Fluminense

Francisco José Pereira Júnior
- Doutor em Odontologia pela Universidade de Lund-Suécia

- Mestre em Ciências Odontológicas pela Universidade de Lund
- Especialista em DTM em Dor Orofacial
- Membro da Associação Internacional para o Estudo da Dor (IASP)
- Membro da Sociedade Brasileira para o estudo da Dor (SBED)

George Miguel Spyrides
- Professor-associado e Coordenador do curso de especialização em Prótese Dentária da FO/UFRJ
- Professor e Coordenador das disciplinas de Morfologia e Escultura Dental e Enceramento Progressivo e Oclusão da FO/UFRJ
- Titular da Academia Brasileira de Odontologia.
- Doutor em Odontologia pela Faculdade de Odontologia da UNESP
- Mestre em Dentística Restauradora pela FO/UERJ
- Especialista em Prótese Dentária pela FO/UFRJ

Heloísa Carla Dell Santo Gusman
- Doutora em Biologia Oral
- Professora-adjunta do Departamento de Clínica Odontológica (Endodontia) da FO/UFRJ

João Maurício Ferraz da Silva
- Doutor em Odontologia Restauradora pela Faculdade de Odontologia da UNESP – São José dos Campos

Luiz Carlos Santiago da Costa
- Professor-associado do Departamento de Prótese e Materiais Dentários da Faculdade de Odontologia da UFRJ

Marcela Mendes Medeiros Michelon
- Especialista em Dentística – COM

Marcela Rodrigues Alves
- Professora-adjunta do Departamento de Prótese
- Materiais Dentários da Faculdade de Odontologia da UFRJ

Márcia Grillo Cabral
- Doutora pela Faculdade de Odontologia da USP e Professora-adjunta de Patologia Oral da FO/UFRJ

Marcos César Pimenta de Araújo
- Doutor em Odontologia
- Professor-associado do Departamento de Clínica Odontológica (Endodontia) da FO/UFRJ

Maria Luiza Moreira Arantes Frigerio
- Doutora em Prótese Dentária pela USP
- Professora do Departamento de Prótese da FOUSP
- Pós-doutora pela Universidade do Texas Houston
- Coordenadora do Projeto Envelhecer Sorrindo do Departamento de Prótese da FOUSP

Mariana Ribeiro de Moraes Rego
- Professora substituta do Departamento de Prótese e Materiais Dentários da Faculdade de Odontologia da UFRJ
- Professora-assistente do Departamento de Prótese da Faculdade de Odontologia da UERJ

Martinna de Mendonça e Bertolini
- Aluna do curso de Formação em Implantes Osteointegráveis do Departamento de Prótese e Materiais Dentários da Faculdade de Odontologia da UFRJ

Natália Monteiro Guedes
- Aluna do curso de Especialização em Prótese Dentária

Patrícia de Andrade Risso
- Doutora em Ciências
- Professora-adjunta do Departamento de Clínica Odontológica (Endodontia) da FO/UFRJ

Regina Célia Trés Copello
- Mestre em Metalúrgica e Materiais pela UFRJ
- Cirurgiã-dentista da FO/UFRJ
- Especialista em Prótese Dental pela UFRJ

Silvana Marques Miranda Spyrides
- Professora Mestre do Departamento de Prótese e Materiais Dentários da Faculdade de Odontologia da UFRJ

Terumitsu Sekito Junior
- Mestre em Dentística pela UERJ e especialista em Prótese Dental pela UFRJ

Thessia Bazhouni Bader Sab
- Mestre em Dentística pela UERJ e especialista em Dentística pela UERJ

Wladimir Cortezzi
- Professor-associado da FO/UFRJ
- Doutor em Odontologia pela UFRJ
- Mestre em Cirurgia e Traumatologia Buco Maxilofacial
- Livre-docente em Cirurgia e Traumatologia Buco Maxilofacial pela UGF
- Chefe do Serviço de Cirurgia Oral e Maxilofacial do Hospital Federal dos Servidores do Estado
- Residência em Cirurgia e Traumatologia Buco Maxilofacial

Agradecimentos

Agradeço à direção da Faculdade de Odontologia da Universidade Federal do Rio de Janeiro e às coordenadoras da Coleção pelo apoio, a todos os autores colaboradores pela contribuição inestimável à realização deste trabalho, bem como aos colegas e alunos que nos motivam a buscar a excelência acadêmica.

Maria José Santos de Alencar
Coordenadora do Volume

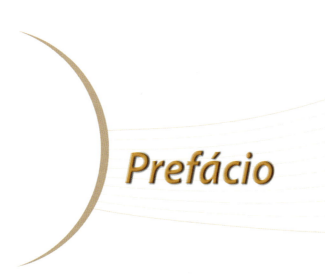

Prefácio

Foi com grande prazer que recebi a incumbência das Professoras Doutoras Maria José Santos de Alencar, Laura Guimarães Primo e G. Jô Iazzetti, desta distinguida Universidade Federal do Rio de Janeiro, de escrever este Prefácio referente ao volume Terceira Idade da Coleção "Odontologia Integrada da UFRJ", que deverá ser certamente um novo "golden pattern" da Odontologia Universitária Brasileira neste ano, atestando a capacidade científica dos professores presentes nesta coleção.

Lembrando sempre que esta Coleção é ainda integrada pelos volumes de Odontologia na Infância, Adolescência e Adultos, mostrando uma visão ampla de toda a gama etária dos pacientes que atendemos no dia a dia nos nossos consultórios e para os quais os volumes podem nos ser extremamente úteis.

Esta coleção da Odontologia Integrada da Universidade Federal do Rio de Janeiro me é muito cara, pois em um mundo tão tecnológico como o atual, teve a visão de dedicar um volume aos idosos, uma faixa etária vista normalmente de forma equivocada, devo salientar, marginalizada, a ponto de só 5 ou 6 Faculdades de Odontologia no Brasil terem a disciplina de Odontogeriatria incluída em suas grades curriculares oficiais (e não como disciplina optativa). Um país que possui mais de 15 milhões de idosos e apenas 300 especialistas em Odontogeriatria, com 110 Faculdades de Odontologia, e com maior número de Faculdades de Odontologia do mundo....

Isso reflete a importância desta obra que aborda, dentre outros, três aspectos fundamentais da Odontogeriatria: Bases Farmacológicas, Estética Dental na Terceira Idade e Imageologia Atualizada nos Idosos.

O aspecto de Bases Farmacológicas é de suma importância, tratando-se de uma população que pode ingerir até mais de 18 diferentes medicamentos por dia, que geram consequências em seus corpos, em sua cavidade bucal, e até psicológicas, tendo de se "alimentar" de tantos fármacos diariamente. Os Drs. Wladimir Cortezzi e Ellen B. brilhantemente transformam de modo magnífico um assunto que geralmente é árido em um texto extremamente compreensível aos leitores, sejam alunos de graduação ou CDs formados há muitos anos.

No aspecto de Estética Dental na Terceira Idade, os mestres e especialistas Drs. Terumitsu Sekito Jr., Thessia Bazhouni e Marcela Mendes Machelon discorrem sobre a importância diferenciada que todos nós profissionais devemos dar às necessidades estéticas nessa faixa etária, que envolve desejos e aspirações pessoais e sociais muito heterogêneas, quando comparadas aos adultos jovens e crianças, pois agora a função mastigatória para ingestão de bons nutrientes da dieta é soberana sobre a aparência visual propriamente dita e os autores buscam isso com grande propriedade.

Sobre a Imageologia Atualizada nos Idosos, o capítulo Diagnóstico por Imagem: O que Muda no Osso com o Passar do Tempo é abordado pelos Drs. Fábio Guedes, Alexandre P. Marques e Daniela A. M. Peres, munidos das novas opções de imageologia disponíveis na atualidade, incrementando o diagnóstico clínico numa faixa etária onde as diversas lesões ósseas que ouvimos falar durante nossa vida acadêmica acabam por ter maior chance de ocorrer e é preciso nos inteirarmos de como novos meios auxiliares de diagnóstico podem se tornar ferramentas poderosas de auxílio ao profissional devidamente conscientizado.

Portanto, esse é um volume significativo para aqueles que querem se aprofundar em alguns temas dentro da plêiade de assuntos que envolvem a Odontogeriatria!

Por último, mas não menos importante, é sempre gratificante poder servir ao sempre querido Rui Matheus dos Santos da Editora Santos, hoje parte do Grupo Editorial Nacional (GEN), quem só posso agradecer o apoio dado nas traduções de muitos livros odontológicos significativos e revisões científicas de traduções de outros colegas, numa época em que sequer se ouvia falar na palavra computador no mundo acadêmico brasileiro e, mesmo assim, fizemos quase 60 trabalhos juntos! Todos estão em minha plataforma Lattes e me orgulho até hoje quando os releio ou os uso para escrever novos artigos ou livros, pois saber não tem prazo de validade. Parabéns, Rui, por já ter ao menos três livros em Odontogeriatria de autores brasileiros.

Então boa leitura e aproveitem bem este livro!

Prof. Dr. Fernando Luiz Brunetti Montenegro
Mestre e Doutor pela FOUSP-SP
Coordenador do Curso de Especialização em Odontogeriatria no Nap Instituto e na ABO-SP
Responsável pela Saúde Bucal da CSEG Paula Souza e Casa dos Velhinhos Ondina Lobo
Responsável por conteúdo de Odontogeriatria em sites científicos como: www.odontoclube.com.br, www.portaldoenvelhecimento.org.br, www.wwow.com.br, www.odontogeriatria.dr.odo.br e www.nicolau.com.br
Co-autor do livro pioneiro de Odontogeriatria no Brasil, Editora Artes Médicas, no ano de 2002.

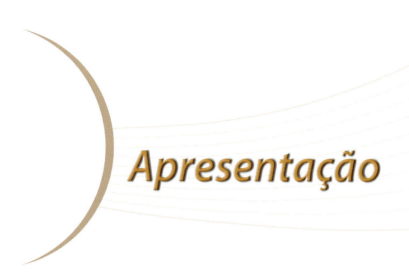

Apresentação

Tenho a imensa satisfação em ver a Coleção Odontologia Integrada, da Faculdade de Odontologia da Universidade Federal do Rio de Janeiro (FO-UFRJ), concluída sob a atual direção. Esta obra, de caráter pioneiro, aborda o atendimento odontológico integrado ao paciente em suas diferentes etapas do desenvolvimento. Com linguagem clara, direta e acessível apresenta novos conceitos, tendências e avanços do conhecimento técnico-científico, com o intuito de colaborar no processo de ensino aprendizagem da Odontologia Contemporânea.

Nos quatro volumes (Infância, Adolescência, Adultos e Idosos) percebe-se o empenho e a dedicação do Corpo Social da FO-UFRJ e demais colaboradores de outras Instituições de Ensino Superior, com as quais a Faculdade mantém parcerias. Sendo eles profissionais de reconhecida importância nacional e internacional que destinam parte de suas vidas à pesquisa e ao ensino dentro das faixas etárias apresentadas.

Tenho certeza de que esta coletânea, pelo seu enfoque interdisciplinar e inovador, será uma ferramenta indispensável ao estudante e ao clínico na complementação de sua formação profissional, tornando-se um facilitador para seu processo de tomada de decisão frente às diferentes necessidades odontológicas de seus pacientes.

Agradeço ao Grupo Gen, em especial à Editora Santos, às professoras organizadoras G. Jô Iazzetti e Laura Salignac de Souza Guimarães Primo e aos autores de cada volume que viabilizaram este sonho, transformando-o em REALIDADE.

Prof. Dr. Ednilson Porangaba Costa
Diretor da Faculdade de Odontologia da
Universidade Federal do Rio de Janeiro

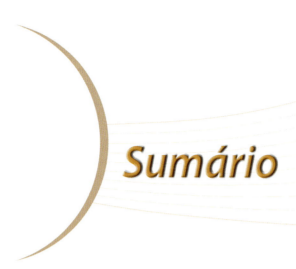

Sumário

Capítulo 1

    A Questão Emocional para a Pessoa Idosa 1
    Maria Luiza Moreira Arantes Frigerio

Capítulo 2

    Bases Farmacológicas para a Terapêutica no Idoso 7
    Wladimir Cortezzi, Ellen Brilhante de Albuquerque Cortezzi

Capítulo 3

    Doenças Orais mais Comuns na Terceira Idade 29
    Abel Silveira Cardoso, Aline Corrêa Abrahão, Fábio Ramôa Pires, Marcia Grillo Cabral

Capítulo 4

    Doenças de Interesse Odontológico na Terceira Idade 45
    Arley Silva Junior, Cesar Werneck Noce dos Santos

Capítulo 5

    Síndrome da Ardência Bucal (SAB) 53
    Arley Silva Junior, Cesar Werneck Noce dos Santos

Capítulo 6

    Cárie, Abfração, Erosão e Abrasão são Comuns nos Idosos? 57
    Maria José Santos de Alencar, Dayane Oliveira, Natalia Guedes

Capítulo 7

    Dentes com Canais Atresiados: Como Tratar? 67
    Marcos César Pimenta de Araujo, Heloisa Carla Dell Santo Gusman, Patrícia de Andrade Risso

Capítulo 8

    Diagnóstico por Imagem: O que Muda no Osso com o Passar do Tempo 85
    Fábio Ribeiro Guedes, Alexandre Perez Marques, Daniela Amorim Marco Peres

Capítulo 9

Diagnóstico e Planejamento em Prótese Fixa 105
Luiz Carlos Santiago da Costa, Maria José Santos de Alencar, Mariana Ribeiro de Moraes Rego, Camilla Alves Janott, Martinna de Mendonça e Bertolini

Capítulo 10

Diagnóstico e Plano de Tratamento para Prótese Total 131
Silvana Marques Miranda Spyrides, Regina Célia Trés Copello, Marcela Rodrigues Alves

Capítulo 11

Prótese Parcial Removível, uma Boa Opção para o Idoso 151
Silvana Marques Miranda Spyrides, Eduardo Shigueyuki Uemura, João Maurício Ferraz da Silva

Capítulo 12

Estética Dental na Terceira Idade 169
Terumitsu Sekito Junior, Thessia Bazhouni Bader Sab, Marcela Mendes Medeiros Michelon

Capítulo 13

Implantes: Quando não Fazer? Contraindicações em Implantodontia 187
Luiz Carlos Santiago, Mariana Ribeiro de Moraes Rego, Martinna de Mendonça e Bertolini

Capítulo 14

Desordens Temporomandibulares no Paciente Idoso 201
George Miguel Spyrides, Francisco José Pereira Júnior, Wladimir Cortezzi

Capítulo 1

A Questão Emocional para a Pessoa Idosa

Maria Luiza Moreira Arantes Frigerio

É comum as pessoas dizerem que as pessoas idosas têm a memória pior do que os jovens adultos. No entanto, segundo Quevedo et al.,[8] existem poucos estudos sistemáticos que demonstrem de maneira clara essa afirmação. Os poucos estudos confiáveis que existem foram realizados em animais de laboratório. Para os autores, o déficit de memória relacionado ao envelhecimento parece ser reflexo de alterações estruturais discretas em circuitos específicos, uma vez que não são observadas alterações neurodegenerativas mais evidentes. Os múltiplos papéis do estrogênio sugerem que o fim do período reprodutivo pode ter um impacto muito grande sobre o déficit de memória e o declínio cognitivo. Se considerarmos que a expectativa de vida da população só tende a aumentar graças aos avanços da medicina, a constatação da existência de um declínio cognitivo associado ao envelhecimento normal, mesmo que leve, pode passar a ter repercussões importantes com o passar dos anos.

O ENVELHECIMENTO "NORMAL" E "ANORMAL"

Para Camargo et al.,[2] a senescência é o envelhecimento natural, que permite conviver de forma serena com as limitações impostas pelo decorrer do tempo, possibilitando a convivência até as fases tardias da vida.

No entanto, para uma parcela significativa de pessoas idosas, o envelhecimento acontece de maneira "anormal", ou patológica, de maneira a favorecer o sofrimento acompanhado de efeitos negativos de doenças, que se manifestam de maneira incapacitante e progressiva, interferindo de maneira a impossibilitar um tipo de vida saudável e ativa. Esse processo costuma ser conhecido como senilidade.

COGNIÇÃO E ENVELHECIMENTO

Cognição S.F. Psicol.: 1. Termo genérico que abrange as funções nervosas superiores, como a memória, a linguagem, as habilidades visuoespaciais etc. 2. Processo pelo qual um indivíduo adquire conhecimentos; inclui todos os aspectos de perceber, pensar e relembrar.[9]

Um estudo realizado na Universidade da Califórnia avaliou anualmente, durante dez anos, as funções cognitivas de pessoas idosas normais. Os resultados desse estudo demonstraram que o declínio cognitivo não fazia parte do processo de envelhecimento de 70% dessas pessoas. Apenas aquelas que eram portadoras de arteriosclerose ou diabetes descompensadas, ou aquelas com o gene associado doença de Alzheimer apresentaram risco acentuado para declínio cognitivo.[4]

De acordo com estudos de Bottino et al.,[1] os conhecimentos adquiridos ao longo da vida, até os 70 anos, ficam preservados nas pessoas idosas, muito embora ocorra uma redução significativa das habilidades relacionadas à realização de movimentos voluntários coordenados, que dependem da percepção visual, análise visuoespacial e desempenho visuomotor a partir dos 70 anos, independentemente do gênero ou situação socioeconômica.

Segundo o autor, essas reduções ocorrem em decorrência de mudanças na atenção e, também, na capacidade de planejar previamente uma ação. Um exemplo disso diz respeito ao preparo de refeições; mesmo "estando careca de saber" que se faz necessário pegar os ingredientes e a panela antes de ligar o fogo para cozinhar, muitas vezes relatam abrir o armário e esquecer de pegar o óleo. Atitudes como essa implicam em aumentar o tempo necessário para o preparo de refeições, ou seja, não conseguem mais manter várias coisas em mente simultaneamente.

MEMÓRIA

Quando nos referimos à memória, os estudos indicam que existe uma variabilidade muito grande de um indivíduo para outro. A condição intelectual e fatores associados a saúde física, nível de escolaridade, atividade profissional exercida, estimulação cognitiva anterior e atual, meio social e expectativas referentes à velhice são fatores que atuam de maneira decisiva no processo de envelhecimento.

Camargo et al.[2] relatam que um estudo realizado com a população maior de 80 anos na cidade de Veranópolis, no Rio Grande do Sul, mostrou que essa população não apresentava sinais de demência ou distúrbio cognitivo. As queixas mais comuns consistiam em pequenos esquecimentos cotidianos (19,7% da população total). Estudos como esse são importantes, porque mostram que o "normal" no processo de envelhecimento é não perder as funções cognitivas, como acontece em locais onde se preserva a qualidade de vida, como em Veranópolis.

Um aspecto fundamental abordado naquela pesquisa foi o alto índice de satisfação com a vida; 72% não consideravam a velhice como a etapa mais triste da vida; 95% consideravam bem interessante poder realizar as atividades do cotidiano; 88% relataram ter conseguido "quase tudo que esperavam da vida"; e 75% admitiram que a vida se apresentava melhor do que a expectativa.[12]

Na Escandinávia, idosos com idade média de 66 anos apresentaram resultados semelhantes. Foram aplicados cinco testes neuropsicológicos, um exame clínico e um questionário sobre saúde física e queixas subjetivas de declínio cognitivo em 77 pessoas dessa comunidade, sendo que 35% tinham mais de 80 anos e relataram ter 2,3 anos de escolaridade média. Muito embora 52% dessa população tenha relatado problemas de memória, os resultados mostraram que apenas 19,7% sofriam de Declínio Cognitivo Associado à Idade.

Os conceitos derivados desses e também de vários outros estudos sustentam a ideia de que existem déficits de memória associados à idade que são considerados normais, sendo até esperados durante o processo de envelhecimento.

PLASTICIDADE CEREBRAL NA PESSOA IDOSA

Na década de 90, os neurocientistas descobriram que o cérebro muda com o passar dos anos e que essa mudança é positiva. O cérebro, como qualquer outro órgão, gera células novas para substituir, até certo ponto, as células danificadas. Essas células fornecem uma capacidade extra para o cérebro lidar com os vários desafios que enfrenta ao longo da vida. Nas pessoas idosas a ativação de áreas seletivas cria a possibilidade de proteção contra processos degenerativos, havendo inclusive indícios de que persiste um certo grau de plasticidade neural durante a terceira idade.[10]

Os estudos sobre plasticidade e envelhecimento normal introduzem um otimismo na forma de encarar o processo de envelhecimento. Mais do que isso: propiciam o incentivo necessário para mudanças nas políticas de saúde e estímulos para mudanças sociais no que diz respeito à maneira de se encarar a velhice.

SÍNDROME DEMENCIAL

Segundo Hototian et al.,[5] a síndrome demencial pode ser causada por um grupo heterogêneo de doenças que tem como denominador comum a alteração das funções cognitivas – memória, linguagem, execução de movimentos, capacidade de reconhecer e identificar objetos, abstração, organização, capacidade de planejamento e sequenciamento. Essa síndrome engloba doenças degenerativas do sistema nervoso central (SNC), como a doença de Alzheimer (DA) e, lesões vasculares e infecciosas. O diagnóstico precoce pode, em alguns casos, reverter o processo, sendo que, em outros, pode amenizar as consequências.

O termo demência vem do latim, *dementia*, *"de + mentia"*, que significa ausência de mente. Importantes grupos de pesquisadores estudaram, com olhar clínico e epidemiológico, a questão durante o século XX, antes de contestar o conceito oriundo do século XVIII, que associava o termo a um estado terminal, irreversível.

Jorm et al.,[6] em 1987, apresentaram a relação entre envelhecimento e demência, mostrando que a prevalência da demência aumenta com a idade, sendo que praticamente dobra a cada período de cinco anos.

Convém comentar que, dentro de uma perspectiva histórica, vem despontando o conceito de transtorno cognitivo como possível herdeiro do termo demência.

Em 2004, Patrick Metais e Marie-Pierre Pancrazi reuniram textos de autores que começaram a mudar o olhar da sociedade no que diz respeito às "síndromes demenciais". Foram necessários anos de pesquisa e de debates para que o conceito de "senilidade" fosse substituído por doenças invalidantes. As pessoas demenciadas passam a receber então um novo olhar, não mais de comiseração, desprezo ou rejeição; deixam de ter negadas sua dignidade humana, sua doença e passam a ser consideradas uma questão social.

A negação da doença considera o tempo como responsável por tudo ("É coisa da idade!"). A expressão "é coisa da idade" ficou atrelada a todas pessoas idosas que passaram a ser consideradas como dementes potenciais, dando a impressão de que todos os "dementes" são vistos unicamente sob o ângulo do descaso social, e não como doentes. Negar uma doença é impedir o progresso como um todo. Não sabemos ainda como conter o tempo, no entanto, não desistimos de sair em busca da cura de doenças incuráveis.

A EXPERIÊNCIA DO PROGRAMA ENVELHECER SORRINDO

A experiência do Envelhecer Sorrindo no domínio das emoções começou na clínica. Como a demanda por atendimento odontológico é grande, seria conveniente que escolhêssemos os casos com maior chance de serem bem-sucedidos, e não aqueles que deixassem a nítida impressão de serem mais complexos.

Uma colega solicitou que assumíssemos o caso de uma paciente de consultório com a qual estava tendo dificuldades, apesar de já ter confeccionado suas próteses totais anteriormente. Considerou que a dificuldade pudesse dever-se ao fato de não ser aquela a sua especialidade e com o passar dos anos o caso estaria se tornando mais desafiador.

Atendemos então aquela senhora examinando com mais atenção cada passo da reconstrução das próteses totais. Os problemas começaram a surgir durante a fase de adaptação das próteses, pois ora a paciente faltava aos retornos, ora chegava depois que terminávamos o atendimento. A falta de cumprimento era tal, a ponto do marido pedir desculpas pelo constrangimento causado pela conduta da mulher.

Se pudermos dizer que o uso de próteses totais tem uma parte boa, isso se deve ao fato de que na presença de qualquer incômodo maior, elas podem ser removidas da boca e guardadas em lugar adequado à espera do próximo atendimento, diferente de uma cólica renal, por exemplo, que exige a tomada de uma atitude o quanto antes.

Ao efetuarmos o atendimento da paciente, pudemos constatar que as queixas não procediam: ela relatava uma dor generalizada por toda cavidade bucal. Ao procurarmos marcas decorrentes de traumas provenientes do uso das próteses, não éramos capazes de observar qualquer sinal compatível com as queixas.

A ausência nas consultas marcadas, a indiferença com o horário de atendimento e as queixas infundadas eram sugestivas de que fosse realizada uma avaliação cognitiva.

Aplicamos então o Miniexame do Estado Mental, que faz uma avaliação cognitiva levando em consideração o nível de escolaridade. A pontuação máxima é 30 (trinta). Qual não foi nossa surpresa quando a paciente apresentou uma pontuação bem abaixo do que era esperado para o seu nível de instrução.

Sugerimos ao marido que fizesse uma avaliação cognitiva mais apurada, uma vez que não é nossa intenção invadir outras áreas específicas do conhecimento.

Mais tarde, o marido nos procurou para informar que a filha e o genro ficaram bastante agradecidos com a nossa atuação e que, muito embora fosse aquela a área de atuação de ambos, não haviam despertado para a questão por estarem emocionalmente envolvidos.

Repito, não temos a pretensão de substituir o psicólogo, ou psiquiatra; mas sim, realizar uma odontologia confiável, baseada em evidências. Se a paciente saiu de casa em busca de atendimento odontológico e esse aspecto não pôde ser resolvido, seria natural que o profissional procurasse entender o quadro para poder sanar a queixa.

Afinal, como deve proceder o profissional quando o paciente não é capaz de oferecer subsídios para que se possa realizar o atendimento?

Atuar no campo de envelhecimento tem suas peculiaridades.

A ARTETERAPIA

Um outro tipo de situação que havia ocorrido no nosso ambulatório era a de pacientes com mais de 80 anos de idade, que chegavam acompanhados pelos filhos e solicitavam a substituição de próteses antigas, com mais de 50 anos de uso. Os filhos relatavam estarem preocupados com seus pais, que vinham perdendo peso desde que ficaram viúvos. Depois de passarem pelo médico, eram aconselhados a providenciarem a substituição das próteses antigas. Concluída a confecção das novas próteses, passamos para a etapa seguinte, que é a adaptação a nova condição. O novo mal-estar! Os pacientes se recusavam a submeter-se aos incômodos decorrentes da adaptação aos novos aparelhos protéticos.

Observamos então que o cirurgião-dentista confeccionava as próteses com todo rigor técnico, sem escutar o paciente, apenas o familiar que o acompanhava. O paciente deprimido entendia que as próteses antigas, que estavam em uso, permitiam que se alimentasse e, como não tinha vontade de sair de casa, não se propunham a usar as novas próteses, condição fundamental para que o profissional possa visualizar as áreas de maior atrito para realizar os ajustes das mesmas.

Situações como as descritas acima acabaram nos levando ao Instituto de Psiquiatria da Faculdade de Medicina da Universidade de São Paulo, mais especificamente ao PROTER (Programa para a Terceira Idade). Ao relatarmos nossas dificuldades, fomos prontamente acolhidos e um projeto de arteterapia, passou a fazer parte da sala de espera, onde oficinas abertas são oferecidas aos pacientes que aguardam o atendimento.

A arteterapia tem sido de grande valia no processo de envelhecimento por trabalhar o momento de expectativa, que antecede ao atendimento odontológico de diversas formas (pintando, desenhando, modelando, entre outras). Dessa maneira, a arteterapia alivia a ansiedade e proporciona a expressão de conteúdos emocionais envolvidos no tratamento, além de oferecer um momento lúdico e a possibilidade de explorar outras formas de comunicação.

Após o início da arteterapia na sala de espera, foi possível observar uma redução importante de distúrbios frequentemente demonstrados por pessoas idosas em cadeiras de dentistas, como ansiedade, dificuldades cooperativas, irritabilidade e até agressividade, principalmente naquelas portadoras de distúrbios da cognição. A possibilidade de realizar outras intervenções e estabelecer atendimentos interdisciplinares enriquece o serviço oferecido e amplia os horizontes de profissionais de saúde.[3]

A questão emocional na terceira idade envolve vários aspectos, a começar por quem é essa pessoa idosa; em que fase do envelhecimento ela se encontra; qual sua condição física; se ela é portadora de algum distúrbio cognitivo; ou, se mora sozinha ou acompanhada.

Essas são apenas algumas questões a serem levadas em consideração.

Genevieve Laroque, presidente da Fundação Nacional de Gerontologia da França, no prefácio do livro *"Propôs sur La grand age"*, em 2008, escreveu que o tempo do velho é longo e ao mesmo tempo curto: a alguns é negada qualquer perspectiva de futuro, fazendo com que morram bem antes da chegada da morte. O tempo dos velhos pode amedrontar os que estão à sua volta, uma vez que raramente alguém se lembra da sua velhice.

O passado da pessoa idosa é longo, muito longo mesmo. É o passado que fornece a ela as referências do presente, que não podem mais mudar. É uma história, a história de sua vida, uma experiência muito rica, e podem querer transmitir aos poucos que as querem escutar.

René Sebag-Lanoë, autora do livro mencionado acima, apresenta em doze pequenos capítulos alguns dados atribuídos ao envelhecimento, como as fragilidades, as traições do corpo e da mente dessas "pessoas que envelhecem", "pessoas idosas" preocupadas com a saúde, atributo fundamental para o exercício da independência plena, capazes de "gerenciar", de assumir, de contornar, de compensar muitas de suas fraquezas afim de que possam permanecer responsáveis pelos seus próprios atos numa sociedade impiedosa de cidadãos inteiros.

REFERÊNCIAS

1. Bottino CM, Cid CG, Camargo CHP. Avaliação Neuropsicológica. In: Forlenza OV, Almeida OP. Depressão e demência no idoso – Tratamento farmacológico e psicológico. São Paulo: Lemos Editorial, p. 121-140, 1997.
2. Camargo CHP, Gil G, Moreno MDPQ. Envelhecimento "normal" e Cognição. In: Bottino MCC, Laks J, Blay SL. (Eds.) Demência e Transtornos Cognitivos em Idosos. Rio de Janeiro: Guanabara Koogan, 2006.
3. Ferreia RCR. Comunicação pessoal (responsável pela Arteterapia do projeto Envelhecer Sorrindo). 2010
4. Haan M. Jornal of the American Medical Association, 1999. www.emedix.com.br/not 1999/99 jul. 06 cdmc-ssc-cognição. shtml.
5. Hototian SR, Bottino MC, Azevedo A. Critérios e Instrumentos para Diagnostico da Sindrome Demencial. In: Bottino MCC, Laks J, Blay SL. (Eds.) Demência e Transtornos Cognitivos em Idosos. Rio de Janeiro: Guanabara Koogan, 2006.
6. Jorm AF, Korten AE, Henderson AS. The prevalence of dementia: a quantitative integration of the literature. Acta Psychiatr. Scand., vol. 76, p. 465-479, 1987.
7. Pancrazi MP, Metais P. Ethique et Démence. Issy-les-Moulineaux: Masson, 2004. 233p
8. Quevedo J, Martins MR, Izquierdo I. Alterações Cerebrais e Memória. In: Bottino MCC, Laks J, Blay SL. (Eds.) Demência e Transtornos Cognitivos em Idosos. Rio de Janeiro: Guanabara Koogan, 2006.
9. Rey L. Dicionário de Termos técnicos de Medicina e Saúde. Rio de Janeiro: Editora Guanabara Koogan, 2. ed, p. 186.
10. Rosenzewerg MR, Bennett EL. Psychobiologyof Plasticity: Effects of Training and Experience on Brain and Behaviour. Berkeley: Behaviour Brain Research, p. 57-65, 1996.
11. Sebag-Lanoe R. Propôs sur Le grand age – reflechir une experience. Rueil-Malmaison: Doin-Lamarre, 2008. 117p
12. Xavier FMF, Ferraz MPT, Marc N et al. A definição dos idosos de qualidade de vida. Revista Bras. Psiquiatria, vol. 25, n. 1, p. 31-39, março, 2003.

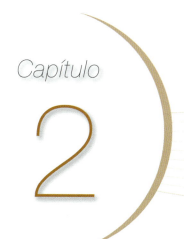

Bases Farmacológicas para a Terapêutica no Idoso

Capítulo 2

Wladimir Cortezzi, Ellen Brilhante de Albuquerque Cortezzi

Obviamente, envelhecer não é uma doença. Entende-se claramente hoje que envelhecer é um fator independente de risco e também de previsão de morbidade, mortalidade e de resultados do trans e pós-operatório de procedimentos quer cirúrgico quer clínico.

A maioria dos textos tende a definir o idoso através da faixa etária, algo como "pessoas com idade igual ou acima de 65 anos". Essa definição é compreensível em termos metodológicos, normativos e até jurídicos, mas inaceitável do ponto de vista biológico. Envelhecer é definido pela Organização Mundial da Saúde (OMS) como *"progressivo e generalizado impedimento das funções, resultando na perda da capacidade de resposta adaptativa ao estresse e um crescente risco das doenças relacionadas à idade"*. Entretanto, a OMS também define com muita clareza a diferença entre o processo normal de envelhecer *(ageing process)* e o envelhecer não saudável *(process of ageing)*. Os títulos fazem muita diferença e impacto na língua inglesa, mas é difícil conseguir este efeito na língua portuguesa.[1-3]

O *ageing process, ou normal ageing*, **processo normal de envelhecimento**, representa as mudanças biológicas universais que ocorrem com a idade e não são afetadas por doenças ou influências ambientais. Como veremos, nem todas as alterações associadas à idade têm impacto clínico adverso. O conceito de "idoso ativo" é encorajado pela OMS e definido como *"processo de envelhecimento sem se tornar um velho através da manutenção da atividade física, social e espiritual por todo o período de vida"*.[1-3]

Ao contrário, o *process of ageing*, ou **envelhecimento não saudável**, é fortemente influenciado pelo ambiente, estilo de vida e doenças concomitantes, que podem estar relacionadas negativamente com as alterações universais do envelhecimento, mas não é devido ao envelhecimento de por si.[1-3]

Em Odontologia, quer nas especialidades clínicas como cirúrgicas, tecnicamente não existem diferenças significativas quanto à indicação e prescrição de medicamentos em pacientes idosos saudáveis e em pacientes adultos de meia-idade. Ou seja, usaremos medicamentos basicamente para:

- **Controle do processo inflamatório:**
  - *Controle da dor em geral:* analgésicos e anti-inflamatórios não esteroidais.
  - *Controle da dor transoperatória ou do procedimento:* soluções anestésicas locais.
  - *Controle do processo inflamatório:* edema e trismo. Anti-inflamatório esteroidal.
- **Controle da infecção.**
- **Controle da ansiedade.**

No paciente idoso, as alterações fisiológicas e patológicas que ocorrem podem levar a efeitos e reações adversas importantes com relação aos medicamentos tomados. **Muito importante ressaltar que essas alterações não são universais!** Em outras palavras, pacientes têm resposta biológica individual, portanto cada paciente tem que ser considerado individualmente, como será discutido adiante.[4]

Além das restrições baseadas nas alterações funcionais normais peculiares do idoso, as restrições de certas drogas referem-se frequentemente à presença de uma patologia médica concomitante, peculiar ou não do idoso e, especialmente, das possíveis interações medicamentosas resultantes do uso desses medicamentos. Ou seja, a patologia médica é que impõe restrições e não a droga de per si. **Portanto, a revisão de cada patologia médica peculiar do seu paciente antes da prescrição é a única maneira competente de medicar um paciente idoso.**[5]

Avaliação das condições médicas do paciente: Pacientes idosos saudáveis x Pacientes idosos com comprometimento da saúde – A evolução tecnológica da Medicina promoveu um aumento significativo da expectativa de vida dos pacientes. Extrapolando para a miríade de situações médicas possíveis, a realidade contemporânea mostra que é extremamente comum que tenhamos em nosso consultório ou ambulatório pacientes portadores de patologias médicas como: diabetes e hipertensão, bem como distúrbios comportamentais como depressão e ansiedade, ou ainda, doenças primárias e secundárias, afetando as funções hepáticas e/ou renal com comprometimento no metabolismo de medicamentos. Esses pacientes são os mais sujeitos a situações de emergência ou urgência médica durante o atendimento odontológico. Seria impossível listá-las e discuti-las num texto como este. Enfatizamos ao leitor, a necessidade imperiosa da leitura complementar e do domínio destas situações, pois elas constituem o risco real de urgências e emergências no consultório. As soluções anestésicas locais são os medicamentos que têm o maior potencial de gerar esses problemas. Entretanto, não são os únicos; os fatores subjetivos (dor, ansiedade, depressão) também desempenham um papel importante na geração dessas situações. A descarga adrenérgica, causada pela dor aguda, e o excesso de ansiedade são potencialmente mais danosos do que a injeção de soluções anestésicas locais com adrenalina. Uma vez que a dose usada numa solução é calculada e conhecida e a liberação de adrenalina endógena numa situação de dor e estresse agudo não o é, fica fácil compreendermos este risco. Estima-se que a descarga de adrenalina numa situação de dor e estresse agudo é cerca de 30 vezes maior que o injetado numa solução anestésica local.[6]

Princípios do Atendimento aos Pacientes Idosos com Comorbidades – Devido à sua grande incidência no mundo ocidental e potencial de risco, as doenças cardiovasculares sempre constituem o foco principal quando se aborda este tema. Entretanto, outras condições médicas e não médicas possuem igual importância. Independente da patologia médica concomitante, os princípios fundamentais para o atendimento seguro desses pacientes são os mesmos: controle eficiente da dor, controle eficiente da ansiedade, pacientes medicamente compensados e minimização da quantidade de vasoconstritor adrenérgico.

Um conceito muito importante para o cirurgião-dentista é o do estado de compensação do paciente. Esta importância se dá pela impossibilidade total do cirurgião-dentista, à semelhança de qualquer outro profissional de saúde que exerce uma área especializada – como Oftalmologia, Otorrinolaringologia, Cirurgia Plástica e etc. – de estar familiarizado com detalhes de uma doença ou situação fora de sua área de competência. Quando lidamos com Pacientes Medicamente Comprometidos, é essencial classificá-los em: **compensados, mal compensados e descompensados** para estimar seu risco cirúrgico. Um paciente é classificado como compensado quando sabe informar com precisão: o nome da doença, nome dos medicamentos em uso, sua posologia diária, nome do médico assistente e a última consulta. Esses dados significam que o paciente aceita e convive bem com a doença, portanto, também facilita a avaliação dos aspectos subjetivos. Independente da patologia, um paciente compensado normalmente exige pouca ou nenhuma alteração no tratamento odontológico ou cirúrgico. Um paciente é classificado como descompensado quando apresenta as características opostas às descritas para o compensado. Isso significa que ele não aceita ou não sabe da sua doença. É o típico frequentador das Emergências e Urgências Hospitalares. Os pacientes compensados e descompensados apresentam uma relativa facilidade de identificação. O problema maior para profissionais especializados é a identificação dos pacientes mal compensados. Esses pacientes apresentam intermitência entre o estado de compensação e descompensação. Eles não aceitam a doença, mas tem consciência que necessitam de tratamento continuado. Normalmente são pacientes diferenciados intelectualmente, informam bem e nos transmitem segurança. Por este motivo, nos enganam com frequência, visto que temos a tendência de confiarmos nesse fator. Em condições normais, a anamnese é realizada nas primeiras consultas e o classificamos como compensados (dado objetivo). Entretanto, saúde não tem apenas fatores objetivos. Ao longo do tratamento, ele pode apresentar períodos de descompensação para o qual não estamos preparados. Pacientes mal compensados são os pacientes de maior potencial de risco no consultório, especialmente para tratamento clínico que envolve um tempo maior.

Como Fazer a Classificação do Estado Médico do Paciente? A única maneira possível de realizarmos a avaliação do estado médico de um paciente é através da anamnese. A anamnese é insubstituível e pode até substituir exames complementares. Devido à mídia e a pressão comercial, há uma tendência atual de superestimarmos os exames complementares. Nenhum exame complementar, por mais sofisticado que seja, fornece dados subjetivos como, por exemplo, a aceitação e o impacto que a doença traz na saúde mental e social do paciente. Esse fator é essencial para classificarmos um paciente como mal compensado. Embora possamos solicitar qualquer tipo de exame complementar, o profissional não deve solicitar exames que estejam fora do seu alcance de avaliação. Um cirurgião-dentista não deve solicitar, por exemplo, um eletrocardiograma se ele não souber interpretá-lo. O laudo que advém destes exames, além de ter jargão técnico, com frequência nos induz a uma avaliação inadequada. Diante de um paciente sistemicamente comprometido, o exame mais adequado a ser solicitado é o risco cirúrgico. Risco cirúrgico é uma classificação do estado da saúde do paciente, expressa em código internacional, na forma de um parecer especializado de um profissional para outro, sobre um órgão ou sistema fora da sua competência profissional. O risco cirúrgico, *não é uma autorização de procedimento*. É comum o cirurgião-dentista solicitar, ao médico, uma autorização para proceder aquele procedimento em particular. Esse tipo de solicitação é, no mínimo, inadequada e profissionalmente inaceitável. A responsabilidade do procedimento sempre é do cirurgião-dentista ou do profissional que atende regularmente aquele paciente. O que devemos solicitar é o exame denominado de risco cirúrgico. Risco cirúrgico é uma solicitação rotineira de qualquer profissional para outro e não peculiar de um cirurgião-dentista para um médico.

O risco cirúrgico é solicitado de rotina sob anestesia geral, independente da anamnese ser negativa para patologias médicas concomitantes. Sob anestesia local, que constitui a maioria das nossas situações, o risco cirúrgico é solicitado:

- Para todos os pacientes mal compensados ou descompensados;
- Quando se tem dúvida sobre determinado sistema ou órgão;
- Quando se tem dúvida da qualidade ou veracidade das informações do paciente.

O Risco Cirúrgico é classificado em cinco níveis de risco. Como foi idealizado pela *American Society of Anesthesiologists* (ASA), também conhecido sob o jargão de ASA ou GRAU. O paciente classificado como ASA/GRAU I, é um paciente hígido, sem distúrbios orgânicos, fisiológicos, bioquímicos ou psiquiátricos. ASA/GRAU II, paciente com doença sistêmica, mas está compensado e seu tratamento não exige cuidados especiais. ASA/GRAU III, paciente com doença sistêmica severa, está compensado, *mas seu manejo exige cuidados especiais*. Normalmente, o profissional que emitiu o parecer deve nos orientar sobre esses cuidados. ASA/GRAU IV: paciente com doença sistêmica, com risco de vida. ASA/GRAU V é o paciente moribundo.

Como regra, o manejo com segurança, em ambiente ambulatorial, recomenda que pacientes com risco cirúrgico até ASA/GRAU III. Pacientes com ASA/GRAU IV/V devem ter atendimento em ambiente hospitalar. O quadro 2.1 nos orienta sobre o risco cirúrgico dos Pacientes Sistemicamente Comprometidos.

Um paciente classificado como compensado tem risco cirúrgico baixo; normalmente não exige alterações no tratamento ou nos procedimentos. Um paciente classificado como descompensado tem risco cirúrgico alto, tem-se como regra o atendimento apenas de emergência para alívio da dor. Um paciente

Quadro 2.1: Interpretação clínica do risco cirúrgico.

ASA/Grau	Descrição do Paciente	Exemplos Clínicos	Conduta
I	Paciente saudável.	Nenhum distúrbio orgânico, psicológico ou psiquiátrico. O tratamento é para uma desordem local.	Cuidados de rotina. Sem alterações.
II	Paciente com doença sistêmica moderada e compensada.	Hipertensão essencial compensada, obesidade acentuada, distúrbio psiquiátrico.	Cuidados de Rotina. Limitar o tempo do procedimento. Controle da ansiedade.
III	Paciente com doença sistêmica severa, mas não incapacitante. O paciente está compensado, mas exige cuidados.	Diabetes mellitus severo, doença cardíaca congestiva, doença pulmonar obstrutiva crônica.	Evitar procedimentos complexos e longos. Controle rigoroso da ansiedade.
IV	Paciente com doença sistêmica severa com risco de vida.	Infarto agudo do miocárdio recente, insuficiência hepática, renal ou pulmonar avançada.	Cuidados apenas de Urgência e Emergência para o controle da dor e/ou infecção. Tratamento em ambiente hospitalar
V	Paciente moribundo, onde é esperado o óbito em 24 horas, com ou sem tratamento.	Sangramento interno incontrolável, progressão rápida da insuficiência cardíaca com falência renal.	Somente cuidados para a manutenção da vida.
VI	Doadores de órgãos.		

classificado como mal compensados tem um risco cirúrgico muito alto, como regra devemos reavaliar a anamnese com frequência ou a cada consulta.

CONCEITOS DE FARMACOLOGIA E TERAPÊUTICA DE IMPORTÂNCIA CLÍNICA PARA O CIRURGIÃO-DENTISTA

Farmacologia não é Terapêutica. Farmacologia é a ciência pura, básica e fundamental, mas não lida com pacientes. Terapêutica é a aplicação prática da Farmacologia. Terapêutica é quase uma arte, pois não depende só de conhecimento técnico, mas também de uma formação humanística, sensibilidade e habilidade em lidar com seres humanos. Existem conceitos básicos na Farmacologia e Terapêutica cuja compreensão é fundamental para a utilização dos medicamentos. Entre eles se destacam:[7]

- **Fármaco – Droga – Medicamento.** Fármaco é uma substância definida com propriedades ativas que produzem efeito terapêutico. Droga é qualquer substância que interaja com o organismo produzindo algum efeito. Medicamento é uma droga utilizada com fins terapêuticos ou de diagnóstico.

- **Farmacocinética.** A farmacocinética estuda o caminho percorrido pelo medicamento no organismo, desde a sua administração até a sua eliminação. Pode ser definida, de forma mais exata, como o estudo quantitativo dos processos de absorção, distribuição, biotransformação e eliminação dos fármacos ou dos seus metabólitos. O fármaco não cria ações no organismo, ele atua aumentando ou diminuindo o metabolismo em determinada situação.

O principal conceito da farmacocinética refere-se ao que é chamado de **biodisponibilidade**: a quantidade de uma substância que, introduzida no organismo, ganha a circulação e, portanto, torna-se disponível para exercer sua atuação terapêutica. Com a via intravenosa a biodisponibilidade é de 100%, pois toda substância alcança a corrente circulatória. Mas, no caso da via oral ou outra via que não a intravenosa, a absorção nunca é total e, portanto, a substância não ficará 100% disponível, pois é certo que parte não conseguirá chegar à corrente sanguínea. Em termos clínicos, biodisponibilidade é a fração da droga não alterada que atinge seu local de ação após a administração por qualquer via.

- **Farmacodinâmica.** Estuda a inter-relação da concentração de uma droga e a estrutura alvo, bem como o respectivo mecanismo de ação.

No que concerne ao mecanismo de ação, os fármacos podem ser classificados em dois grandes grupos.

Fármacos estruturalmente inespecíficos, cuja atividade resulta da interação com pequenas moléculas ou íons encontrados no organismo. As ações dessas drogas dependem, em última análise, de suas propriedades fisicoquímicas, tais como a solubilidade, o coeficiente de ionização – pKa -, o potencial oxiredutor e a capacidade de absorção. Os antibióticos são os exemplos típicos deste aspecto.

Fármacos estruturalmente específicos ou seletivos, cuja atividade resulta da interação com sítios bem definidos, apresentam um alto grau de seletividade. **Quanto mais seletivos menos efeitos colaterais ou adversos apresentará o medicamento.** Um bom exemplo de medicamentos específicos são os derivados benzodiazepínicos. Os de 1ª geração, representados pelo diazepam, são poucos específicos, por isso apresentam T ½ longa, com grande efeito residual (conhecido como "ressaca") e efeitos variados, como miorrelaxamento intenso, ansiolíticos e anticonvulsivantes, mas também, pela pouca seletividade, reações de idiossincrasia. Os derivados benzodiazepínicos de 2ª geração, representados pelo midazolam, têm T ½ curta (menor efeito residual), são mais seletivos e possuem atividade hipnótica marcante, mas menor miorrelaxamento e poucas atividades ansiolíticas e anticonvulsivantes. Os derivados benzodiazepínicos de 3ª geração, zolpidem e zopiclone, são altamente seletivos, com T ½ curta (nenhum efeito residual) e pouquíssimos efeitos colaterais.

Os fármacos desse grupo também apresentam uma relação definida entre sua estrutura e a atividade exercida. Estão neste grupo os fármacos que interagem com enzimas, fármacos que interagem com proteínas carregadoras, fármacos que interferem com os ácidos nucleicos e fármacos que interagem com receptores.

Para ilustrar, usaremos um paciente que toma uma drágea de diclofenaco (Cataflam/Voltaren®): Farmacocinética: A drágea de diclofenaco é desintegrada pelo estômago, absorvido pelo intestino, passa para a corrente sanguínea, onde é transportado até o local da inflamação. Farmacodinâmica: O diclofenaco atua inibindo a atividade da cicloxigenase e, consequentemente, diminui a produção de prostaglandinas, as quais, por serem vasodilatadores potentes, aumentam a permeabilidade vascular e causam as reações inflamatórias, ou seja, o diclofenaco diminui a produção de prostaglandinas e a inflamação.

- **Receptor.** A célula toda não é alvo da ação da droga, mas pequenos sítios altamente especializados localizados na membrana citoplasmática, denominados de receptores. Uma vez estimulados, os receptores modificam todo o funcionamento da célula e esta, todo órgão ou sistema. Os receptores apresentam alta especificidade para cada droga.
- **Resposta Biológica Individual: a chave do sucesso da terapêutica.**

Uma vez enunciado o conceito de receptor, fica mais fácil entender o conceito de resposta biológica individual. Pacientes respondem diferentemente ao mesmo medicamento, porque têm receptores diferentes, tanto no aspecto quantitativo como no qualitativo.

Como superar a dificuldade oferecida pela resposta biológica individual aos medicamentos? A resposta é anamnese, o melhor medicamento é aquele que o paciente informa que já fez uso e teve boa resposta. Na falta de uma resposta incisiva, podemos associar com o grupo do medicamento. Assim pacientes que informam boa resposta com aspirina ou paracetamol têm boa chance de ter boa resposta com os derivados do ácido propiônico, tais como os profenos (ibuprofeno ou cetoprofeno).

Novamente surge a diferença entre o conceito farmacológico e o conceito de terapêutica. *No conceito farmacológico, quanto mais específico for o medicamento, menos efeitos colaterais adversos. No conceito de terapêutica, quanto mais específico, maiores as chances deste medicamento não ter resposta biológica individual.* Dessa forma, paradoxalmente, medicamentos inespecíficos tem maiores chances de terem resposta clínica do que os medicamentos modernos altamente seletivos. Exemplo deste aspecto são os bons resultados da amitriptilina na abordagem das desordens temporomandibulares e dor orofacial.

- **Absorção x Biodisponibilidade: eficácia x potência.** Comumente, nos confundimos com o que é potente com o que é mais eficaz. A indústria farmacêutica se beneficia grandemente dessa confusão. Absorção é a velocidade com que o fármaco deixa seu local de administração; biodisponibilidade é a extensão com que isto ocorre. Quanto mais biodisponível, mais eficiente (não mais potente) será um fármaco. Drogas de absorção enteral (estômago e intestino) tem

baixa biodisponibilidade por causa da via de administração. Deve-se, isso, ao fato de terem que passar pela circulação porta, (circulação entre o intestino delgado e fígado via veia porta), produzindo um fenômeno de retenção de parte das drogas denominado de efeito da 1ª passagem. Drogas de absorção sublingual, parenterais e inalatórias têm alta biodisponibilidade, pois não passam pelo sistema porta.

Exemplos práticos comuns na Odontologia: a amoxicilina é 2,5 vezes mais biodisponível do que a ampicilina; por isso ela é indicada para via oral enquanto a ampicilina é reservada para via parenteral. Ressalte-se: a amoxicilina não é mais potente que a ampicilina, é mais biodisponível!

A biodisponibilidade do Piroxicam (Feldene®) é de 70%, enquanto a do Tenoxicam (Tilatil®) é de 95%. Portanto, o tenoxicam não é mais potente que o piroxicam, é mais biodisponível. A alta biodisponibilidade é frequentemente confundida com potência.

Naturalmente, a eficácia pode ser uma arma extremamente útil em terapêutica, especialmente em casos agudos. Mas, há de se fazer a importante correlação de custo financeiro/benefícios. O custo de um medicamente burilado farmaceuticamente é cerca de 10 a 20 vezes maior, além de ser protegido pela lei das patentes, ou seja, não pode ter genérico. Isso tem que ser levado em conta em quadros crônicos ou simples como um pós-operatório de rotina, em especial nos ambulatórios onde se atende população de baixa renda.

Finalmente, qual o critério farmacológico para um medicamento ser classificado como potente? A potência relaciona-se com a **lipossolubilidade** da droga. As membranas citoplasmáticas são fosfolipídicas. Quanto maior o coeficiente de lipossolubilidade, maior a permeabilidade da droga na membrana, maior quantidade penetra na célula e mais receptores serão sensibilizados. Exemplo mais comum em Odontologia relaciona-se às substâncias anestésicas locais. O coeficiente de lipossolubilidade da lidocaína é de 4,0 e o da bupivacaína é de 27,5; portanto a bupivacaína é mais potente que a lidocaína.[8]

- **Meia-Vida Plasmática (T ½).** A T ½ é o tempo em que o medicamento leva para ter a metade da concentração plasmática da dose administrada. Em outras palavras, é o tempo em que 500 mg de qualquer medicamento leva para ter a concentração plasmática de 250 mg. Esse tempo é muito importante porque vai nos orientar nos intervalos a serem administrados. A regra farmacológica informa que os intervalos máximos para o uso terapêutico de qualquer medicamento devem ser de 4 vezes a T ½. Devido a isto é que sabemos que as penicilinas semissintéticas devem ser administradas terapeuticamente nos intervalos de 6/6 horas, porque sua T ½ é de 1,5 horas e a gentamicina de 8/8 horas (T ½ = 2 horas). No caso da amoxicilina, devido à sua grande biodisponibilidade, proporcionando grandes concentrações plasmáticas, pode-se utilizá-la de 8/8 horas. Mesmo com o uso farmacologicamente incorreto, a amoxicilina é útil nos quadros brandos comuns em Odontologia. Entretanto, nos casos moderados e severos, essa prática não deve ser feita. Recentemente entrou no mercado a apresentação farmacêutica da amoxicilina 875mg – BD. Essa formulação dá níveis plasmáticos baixos, mas prolongado o suficiente para a maioria das infecções brandas e moderadas, permitindo, com isso, a administração de 12/12 horas.
- **Dose dependência.** Como regra geral, a maioria dos fármacos é dose-dependente, ou seja, eles dependem da dose para ter o efeito terapêutico pleno ou mesmo o desejado. Medicamentos cuja farmacodinâmica é não específica são especialmente dose dependentes. O principal exemplo disso são os antibióticos. Medicamentos específicos são pouco dose-dependentes, pois atuam fundamentalmente em receptores.
- **Medicamentos Originais sob patente x Genéricos x Similares: o princípio terapêutico do custo/benefício.** Com a Lei 9.787, de 10 de fevereiro de 1999, complementado pela Resolução RDC nº 10, de 02 de janeiro de 2001, da Agência de Vigilância Sanitária, o Ministério da Saúde modernizou a produção, distribuição e prescrição de medicamentos no Brasil defasados desde 1976. A Lei e a Resolução, embora tratem de assuntos muito mais importantes, ficaram popularizadas como a "Lei dos Genéricos".[9,10]

Imediatamente após, folcloricamente, surgiu a dúvida sobre a probidade desses medicamentos. Isso não é verdade. Os genéricos, para obterem a autorização da autoridade sanitária, têm que provar eficácia clínica, segurança e qualidade através de estudos de bioequivalência. Em outras palavras, é terapeuticamente saudável prescrevermos o diclofenaco (genérico) ou pagarmos a patente do Voltaren® da Novartis (resultante da fusão de Ciba-Geigy e Sandoz). Esses 2 grupos têm que provar eficácia clínica, segurança e qualidade. Embora naturalmente bons medicamentos, os similares ferem o princípio do custo/benefício, pois frequentemente custam igual ou mais que os sob patente. Os medicamentos populares, como os analgésicos, antigripais e anti-inflamatórios não esteroidais são os que mais se utilizam desse recurso.

Conhecer a Lei é a única maneira de sabermos nossos direitos constitucionais. Parece-nos que todos profissionais de saúde deveriam ler a Portaria nº 344, de 12 de maio de 1998, pois ela define claramente tópicos importantes (tal como, quem pode prescrever o que) de muita importância para a Odontologia.[11]

ALTERAÇÕES FISIOLÓGICAS E PATOLÓGICAS NO PACIENTE IDOSO

As alterações fisiológicas que ocorrem no paciente idoso podem levar a alterações significativas na farmacodinâmica e farmacocinética dos medicamentos, levando a eventos colaterais e adversos com respeito à medicação em uso regular ou a ser administrada. Como já mencionado, essas alterações não são universais, de forma que o conceito antigo da redução das doses ou o aumento do espaçamento dos intervalos da administração não podem ser genericamente aplicados, pois não têm bases científicas.[12]

A circulação hepática diminui fisiologicamente com a idade e, consequentemente, a biodisponibilidade das drogas pode ser significantemente alterada em grau maior ou menor na dependência das vias de metabolismo utilizadas pelo medicamento.[13,14]

Da mesma forma, o índice de depuração renal é alterado significativamente com a idade, devido ao decréscimo da função tubular e da filtração glomerular. Alterações patológicas derivadas de patologia médica concomitante podem afetar a distribuição dos medicamentos. Entre os principais estão o aumento da resistência vascular periférica, diminuição do débito cardíaco (volume de sangue bombeado pelo coração) e aumento importante de peso pelo aumento da percentagem de tecido adiposo no corpo.[12,15,16]

Outras funções orgânicas podem ser afetadas, como o sistema digestivo (produção de ácidos gástricos e tempo de esvaziamento estomacal), de forma que usualmente pacientes idosos fazem uso regular de 4 a 8 medicamentos diariamente. O profissional deve ser muito judicioso e, especialmente, habilidoso na investigação dos medicamentos que o paciente faz uso regular, porque eles frequentemente não se lembram dos nomes ou negam o seu uso, por não os considerarem medicamentos. Na dependência da patologia médica concomitante, pode ser muito importante a consulta formal ao médico geriatra que assiste ao paciente para obter uma lista apurada. Inquestionavelmente, os medicamentos mais comuns que pacientes idosos fazem uso regular são os analgésicos, anti-inflamatórios não esteroidais para dor e indisposição crônica. Como são medicamentos que não exigem prescrição, eles tendem a ser considerados inócuos, mas não o são especialmente quando combinados com outros analgésicos prescritos no pré-operatório. Aspirina e paracetamol são os fármacos mais utilizados. A aspirina merece um destaque especial devido à sua propriedade de antiagregante plaquetário. Pacientes idosos frequentemente fazem uso regular para prevenção de condições tromboembólicas.

Outro grupo de medicamentos de uso regular inclui uma variedade de agentes gastrointestinais, como os antiácidos e bloqueadores seletivos do receptor da histamina H-2 (ranitidina, por exemplo). Esses medicamentos interferem adversamente com medicamentos da função cardiovascular, como anticoagulantes e antiarrítmicos (digoxina, por exemplo).[12]

CONTROLE DA DOR

Analgésicos/Anti-inflamatórios Não Esteroidais e Anti-inflamatórios Esteroidais

Os analgésicos e anti-inflamatórios não esteroidais são os fármacos mais usados no mundo todo. Estima-se que cerca de 100 milhões de pessoas fazem uso regular e, cerca de 66% dos pacientes idosos têm como queixa frequente a presença de dor.[17]

Esses medicamentos constituem, indubitavelmente, a grande fonte de lucros da indústria farmacêutica, daí a voracidade e frequência que novos nomes fantasia (não necessariamente novos medicamentos) são lançados anualmente no mercado. A falta da necessidade de prescrição facilita muito essa prática. Especialmente importante é o fato dos pacientes acharem que são medicamentos inócuos. Dessa forma, a estratégia para a abordagem terapêutica da dor precisa ser cuidadosamente orquestrada, caso contrário vamos ter somação de efeitos e sobredose com toxidade importante, especialmente hepatotoxidade e cardiotoxidade. Felizmente, a Resolução nº 79, de 04 de novembro de 2008, modificou essa situação de forma que temos que prover receituário controlado (receita de controle especial em duas vias).[18]

O grupo dos analgésicos e anti-inflamatórios não esteroidais são grupados juntos, causando alguma confusão quanto ao seu uso. As perguntas comuns e pertinentes são: 1. Quando uso analgésico e anti-inflamatório não esteroidal? 2. Os anti-inflamatórios não esteroidais são realmente anti-inflamatórios, ou seja, reduzem edema, dor e trismo? 3. Os anti-inflamatórios não esteroidais fazem mal à saúde? 4. Os anti-inflamatórios esteroidais (corticoides) fazem mal à saúde?

Para esclarecer temos que recorrer à Patologia dos Processos Gerais e à Farmacodinâmica. Processo Inflamatório Doença x Processo Inflamatório Reação – As dúvidas no emprego dessas drogas deve-se à confusão gerada pelo nome "anti-inflamatórios", pois sob esse rótulo, essas drogas pretensamente atuariam – de forma significante – no processo inflamatório. Para a compreensão de como atuam tais medicamentos na prática clínica, é preciso definir melhor o processo inflamatório, não apenas sob a ótica acadêmica, mas também no aspecto clínico. Lidamos, no nosso dia a dia, com dois tipos de processo inflamatório: o processo reacional (resposta) e o processo inflamatório doença. É preciso ficar bem claro de que se trata do mesmo processo acadêmico, apenas a interpretação dos fatos é que é diferente. Esses dois aspectos do processo inflamatório têm o mesmo mecanismo de ativação: a geração do ácido araquidônico a partir de uma injúria (química, física ou biológica) das membranas celulares. A diferença está no porquê ela foi ativada. No processo reacional (resposta), esse mecanismo é desencadeado em reação a uma injúria. Assim, se temos uma cárie (injúria biológica – ação de *Streptococcus spp.*), temos a defesa da polpa gerando um processo inflamatório – uma hiperemia pulpar ou pulpite – em resposta ou reação à esta agressão. A interpretação clínica dos sinais cardinais da inflamação (dor, calor, rubor e perda funcional), neste caso, é de defesa, pois o sistema orgânico está sendo agredido. Outros exemplos podem ser aplicados a injúrias físicas (traumatismo, queimadura por fogo etc.) e químicas (queimadura por ácidos etc.). Essa resposta também é denominada como *processo inflamatório secundário* e as situações geradas como doenças não inflamatórias. Seguindo essa linha de pensamento, uma desordem da articulação temporomandibular devido ao deslocamento do disco é uma doença não inflamatória. *O processo inflamatório reacional ou secundário geralmente é um fenômeno localizado a uma região, órgão ou sistema.* No processo inflamatório a doença, o mecanismo de geração do ácido araquidônico é desencadeado por uma *"falha de interpretação"* nos sistemas de defesas do organismo (tanto humoral como celular) – ainda com seus mecanismos de geração não totalmente esclarecidos, mas frequentemente imunológico – que interpretam a situação clínica como nociva e desencadeiam um processo inflamatório. Assim acontece nas doenças denominadas de autoimunes, onde as próprias células do paciente não são reconhecidas e passam a ser combatidas, pelas defesas humorais e celulares, como um corpo estranho. Em certos casos, como nas doenças imunológicas alérgicas – asma, eritema multiforme, síndrome de Stevens-Johnson e etc. – a reação inflamatória é tão intensa que gera comprometimento sério à saúde do paciente. No choque anafilático há risco de vida. Esta resposta também é denominada como *processo inflamatório primário* e as situações geradas como doenças inflamatórias. Novamente seguindo essa linha de pensamento, uma desordem da articulação temporomandibular devido à artrite reumatoide ou lúpus eritematoso é uma doença inflamatória. *O processo inflamatório doença ou primário geralmente é um fenômeno não localizado a uma região, órgão ou sistema.* Anti-inflamatório não esteroidal x anti-inflamatório esteroidal: Em termos práticos, temos dois tipos de medicamentos para o manejo da dor: os de ação periférica (hipotalâmica) e os de ação no sistema nervoso central. As características gerais dos medicamentos de ação periférica são:

- Todos atuam da mesma maneira: inibindo a síntese de prostaglandina através da inibição da enzima cicloxigenase (COX), seletivamente ou não.
- Robert Vane recebeu o prêmio Nobel de Medicina, em 1982, por descobrir o mecanismo de ação da aspirina. A injúria da membrana celular desencadeia o mecanismo de geração do ácido araquidônico mediada pela enzima fosfolipase. A partir

daí, temos 2 vias enzimáticas: uma mediada pela cicloxigenase e outra mediada pela lipoxigenase. A via da COX vai gerar a formação de substâncias dentre as quais está a prostaglandina responsável especialmente pela dor. A via da lipoxigenase está associada com a geração de leucotrienos tricíclicos associados à respostas celulares e vasculares da inflamação (edema, marginalização de leucócitos e etc.).[19]

- A partir dos estudos de Vane & Botting[19] descobriu-se que existem duas enzimas cicloxigenases: a COX-1 e a COX-2. A COX-1 estava sempre presente nos tecidos saudáveis enquanto a COX-2 estava sempre ausente, mas seus níveis aumentavam dramaticamente em presença de inflamação. Com isto, viu-se que a inibição não seletiva das COXs era a responsável pelos efeitos adversos associados ao uso de anti-inflamatório não esteroidal.
- Os inibidores seletivos da COX-2 têm as mesmas características e propriedades dos não seletivos descritos abaixo. A única diferença está no menor efeito adverso especialmente no tocante à tolerância e risco de sangramento gastrointestinal, mas ressalte-se: não são mais potentes e são muito onerosos.[20-22]
- Os anti-inflamatórios não esteroidais combatem seletivamente o processo inflamatório do tipo doença, mas no processo inflamatório reacional funcionam apenas como analgésicos.
- Todos têm ação periférica em maior ou menor grau. Quanto maior a ação periférica, mais adequada será seu uso em Odontologia. A aspirina é o mais potente inibidor não seletivo da COX e o de maior ação periférica. Entretanto, a não seletividade causa efeitos colaterais que podem ser adversos como a inibição irreversível do tromboxano (prostaglandina das plaquetas), causando dificuldade de coagulação e sangramento digestivo. Paracetamol pode ser usado, porém sem ter a mesma ação periférica. Os profenos são os que mais se aproximam da aspirina em sua ação periférica, sem a magnitude dos efeitos adversos no tromboxano (inibição reversível).
- Pelas características e farmacodinâmica descritas, os anti-inflamatórios não esteroidais, na maioria dos quadros em Odontologia, funcionam apenas como analgésicos; não são anti-inflamatórios propriamente ditos, pois não reduzem significativamente edema e trismo, exceto nos casos de estomatologistas que tratam a doença inflamatória.
- Não são potentes, independente da via de administração. São indicados para dor leve-moderada.
- Qualquer grupo desses medicamentos pode ser usado em Odontologia. Na rotina, não há vantagens farmacológicas e terapêuticas para o uso dos anti-inflamatórios não esteroidais seletivos da COX-2. Há de se levar em conta as comorbidades do paciente e fazer a relação custo/benefício.

Tipos de Inibição da Cicloxigenase – A partir do surgimento dos anti-inflamatórios não esteroidais seletivos da COX-2, na década de 1990, surgiram varias complicações médicas associadas ao seu uso, a ponto de ter seu uso e venda proscritos em muitos países. Com isso, tornou-se pertinente a pergunta: Os anti-inflamatórios não esteroidais fazem mal à saúde? Burkhard & Brune (2002) demonstraram que o aparecimento dos efeitos adversos está associado ao tipo de inibição das COXs. O conhecimento atual demonstra 4 tipos de inibição:

- Irreversível: inativação irreversível da COX-1 e COX-2. Exemplo: aspirina.
- Inibição competitiva reversível: inibição reversível da COX-1 e COX-2 por competição. Exemplo Ibuprofeno e mefenamatos.
- Inibição reversível lenta e tempo-dependente.
- Inibição irreversível lenta e tempo-dependente. Exemplo: "coxibs" (celecoxibs, rofecoxib e valdecoxib).

Na rotina, devemos usar os anti-inflamatórios não esteroidais de inibição competitiva reversível, pois não estão associados a complicações médicas com uso curto. Devemos deixar os de inibição irreversíveis, como a aspirina e coxibs para as situações que as condições médicas exigirem. Exemplo dessa situação, paciente idoso com história de alterações ou intolerância gastrointestinal importante ou sangramento digestivo por úlcera ativa.

A aspirina não deve ser usada de rotina no idoso por causa do risco de sangramento. O paracetamol pode ser usado na dose de 325 mg a cada 4 ou 6 horas, mas não ultrapassando 1.200 mg ao dia, devido à hepatotoxidade. O ibuprofeno é o melhor substituto da aspirina, cerca de 3 a 4 vezes mais eficiente do que ela e pode ser usado na dose de 200 a 400 mg a cada 6 ou 8 horas. Importante ressaltar que doses maiores do que 1200 mg/dia aumentam a toxidade sem aumentar o alívio da dor.[21,22]

Os **anti-inflamatórios esteroidais** são medicamentos hormonais descobertos na década de 1930 que atuam por inibição da fosfolipase, ou seja, no topo da cadeia de eventos da geração do ácido araquidônico. Portanto, os esteroides bloqueiam as duas vias: a da cicloxigenase e a da lipoxigenase. Só este aspecto demonstra claramente que os corticoides são os anti-inflamatórios reais, pois inibem tanto a resposta, como a doença inflamatória, não seletivamente. São potentes anti-inflamatórios, antialérgicos e antirreumáticos. Lembre-se do conceito de que quanto menos seletivo, maior o efeito terapêutico, mas também maior a possibilidade de efeitos colaterais que podem ser adversos ou não. Inibindo a fosfolipase no topo da cadeia de eventos, as duas vias serão inibidas. Com isso, tanto a geração de prostaglandinas (dor) como as importantes respostas reacionais são inibidas. Por serem medicamentos usados por muitas décadas em condições médicas de gravidade, seu uso foi cercado de folclore. Esses medicamentos adquiriram a fama de causarem reações colaterais adversas que estão exclusivamente associadas ao uso contínuo e por tempo prolongado. Entretanto, são drogas muito seguras e muito superiores aos anti-inflamatórios não esteroidais no controle do processo inflamatório, especialmente porque em Odontologia seu uso se restringe a menos de 15 dias. São drogas insubstituíveis em situações onde o controle do processo inflamatório é importante (úlceras de orofaringe, aftas de grande porte, controle da dor, pós-operatório sabidamente álgico etc.). Como todo hormônio, seu uso deve ser cercado de cuidados, como a redução programada das doses. Usualmente se inicia a administração com doses maiores e vai-se reduzindo nos dias subsequentes. Outra forma de administração são doses únicas diárias ou o uso de formulações de depósito (liberação e absorção lenta). As drogas usadas mais úteis em Odontologia são a dexametasona (Decadron®) e betametasona (Celestone®) para uso enteral, parenteral e infiltrativo e a triancinolona (Omcylon®) para uso tópico (Orabase®). A dexametasona pode ser usada na dose de 8 a 12mg/dia; a betametasona 2 mg/dia.

Analgésicos de Ação Central – Opioides

Os analgésicos de ação central são medicamentos que agem nos receptores da dor no sistema nervoso central. Essas drogas são reservadas para situações de dor moderado-severa. As características gerais desses medicamentos são:

- São potentes.
- Não possuem ação periférica, por isto seu uso em Odontologia deve ser sempre associado com um analgésico ou anti-inflamatório não esteroidal.
- Não possuem atividade anti-inflamatória.
- Podem causar euforia, sedação, náusea, constipação, dependência, efeitos colaterais neurológicos e depressão respiratória em doses tóxicas.

Em idosos, os opioides devem ter sua prescrição baseada na história individual. A codeína é medicamento mais antigo e popular do grupo, especialmente associado ao paracetamol (Tylex®). Codeína + paracetamol é muito útil, mas deve ser usado com precaução em pacientes idosos. As doses devem ficar na faixa de 60 mg/dia.

O tramadol (Tramal®) é uma droga moderna e não propriamente um opioide. Sua molécula é muito interessante, pois é relacionada quimicamente com os antidepressivos tricíclicos. É um opioide agonista, mas também inibe a recaptação de serotonina e noradrenalina, aumentando suas concentrações plasmáticas. Com isso, aumenta o efeito analgésico sem aumentar os efeitos colaterais. Doses únicas na base de 50 mg estão muito longe das doses terapêuticas indicadas (400 mg/dia). Portanto, pode ser muito útil em pacientes idosos. Tramadol é muito mais potente que a codeína e também promove sedação. Como todos opioides, a associação com paracetamol é altamente sinérgica, pois promove ação central e periférica.[23-33]

Soluções Anestésicas Locais

As soluções anestésicas locais em Odontologia são compostas por: 1. A substância anestésica propriamente dita; 2. A substância vasoconstritora; 3. A substância antioxidante do vasoconstritor adrenérgico; 4. Uma solução fisiológica como excipiente. Nas soluções usadas em Medicina, pelo fato de ser multiuso (frasco com 20 ml), ou seja, vão ser usadas em vários pacientes, as soluções anestésicas locais ainda contêm substâncias antimicrobianas.[34,35]

Para a avaliação do risco em pacientes idosos, temos que fazer a análise de cada componente, visto ser o risco totalmente diferente. O metabolismo das soluções anestésicas locais é dependente de serem derivados ésteres do ácido para-aminobenzóico (PABA), como representante principal a procaína, ou derivados não ésteres do PABA, como a lidocaína, prilocaína, mepivacaína e todas as substâncias comumente usadas em Odontologia. Todas as substâncias anestésicas locais são vasodilatadoras em menor ou maior grau. A lidocaína é a mais potente vasodilatadora de todas as substâncias anestésicas locais. Todas as substâncias anestésicas não ésteres do PABA tem metabolização hepática por múltiplas hidrólises. Fica evidente o risco de sobredose em pacientes idosos com disfunções hepáticas importantes ou deficiência de eliminação renal. Temos poucos riscos referentes à substância anestésica propriamente dita. A principal refere-se à sobredose, gerando uma reação de toxicidade. A sobredose pode advir por 5 motivos: 1. Injeção venosa acidental durante a administração; 2. Dose excessiva (volume); 3. Concentração plasmática excessiva por solução muito concentrada (3% ou 4%); 4. Problemas hepáticos ou renais; 5. Ausência de vasoconstritor.

Em doses baixas (até 2 anestubes), qualquer substância anestésica local pode ser usada. Entretanto, a lidocaína é a substância anestésica local de eleição para todos os pacientes, especialmente os idosos. Lidocaína tem amplas propriedades e vantagens. É potente vasodilatadora, potente depressora do músculo cardíaco e potente antiarrítmico cardíaco. A única desvantagem é sua dependência por um vasoconstritor potente, no caso a adrenalina.[36,37] **A substância vasoconstritora** – A região oral e maxilofacial é muito vascularizada. Por isso, tecnicamente, o uso de vasoconstritores potentes está *sempre* indicado em Odontologia quer em pacientes jovens, idosos ou com ou sem patologia médica concomitante compensada. Mesmo em pacientes com a saúde comprometida há, na maioria das situações, indicação do uso de vasoconstritores. As limitações estão nas doses usadas.

As vantagens dos vasoconstritores:[38]

- Diminuem a toxicidade sistêmica.
- Previne a overdose.
- Diminuem o sangramento local.
- Aumentam a duração do efeito.
- Aumentam eficácia (profundidade) da anestesia.
- Possibilita o uso de volumes maiores.

Adrenalina ou epinefrina é um hormônio produzido naturalmente pelo sistema cromafínico (medula da glândula suprarrenal e paraganglionar). A forma ótica liberada nos sistemas orgânicos é a levógira, que é 2 vezes mais ativa biologicamente que a racêmica. Esse hormônio é liberado na corrente sanguínea pelo sistema simpático, mediada pelo nervo esplênico. Por isso, a estimulação emocional (ansiedade, medo, raiva) e dor são capazes de produzir a liberação da adrenalina na corrente sanguínea. *Adrenalina é uma droga única, sem similares e, portanto, insubstituível. É o mais potente vasoconstritor conhecido.* Atua por estimulação dos receptores alfa (α) e beta (β) adrenérgicos, tanto β-1 como β-2, que se distribuem na maioria dos sistemas orgânicos que controlam funções vitais.

Os efeitos sistêmicos da adrenalina são muitos complexos. Ela causa o aumento do débito, da frequência e do metabolismo cardíaco. Adrenalina também diminui o limiar de excitabilidade do músculo cardíaco (miocárdio), deixando-o mais susceptível a qualquer estímulo. Mas, ao mesmo tempo em que produz efeitos vasoconstritores associados à ação α, o efeito vasodilatador mediado por β-2 tende a contrabalançar, resultando apenas em leve alteração pressórica. No sistema respiratório, ela causa o relaxamento da musculatura lisa dos brônquios e bronquíolos, daí seu uso terapêutico no manejo do bronco espasmo causado pela crise asmática. A frequência e a profundidade da respiração também são aumentadas. Adrenalina também causa aumento da concentração de açúcares no sangue. Essas são algumas razões que fizeram com que os cirurgiões-dentistas, nos últimos 50 anos, tivessem tanto receio de usar, por décadas, adrenalina como vasoconstritor. Entretanto, efeitos colaterais importantes com adrenalina não são vistos quando usados em concentrações entre 1:100.000 e 1:200.000. Além disso, um aumento da concentração de adrenalina (1:50.000, por exemplo) não aumenta a eficácia clínica (vide quadro 2.2) nem a quantidade de vasoconstrição obtida para fins de hemostasia em procedimentos cirúrgicos. A questão é de tempo-dose-dependência. O quadro 2.2 mostra que quando usamos lidocaína 2% com adrenalina 1:200.000, o tempo de anestesia dos tecidos duros (dentes e osso) é de 34 minutos e dos tecidos moles 166 minutos. Quando usamos a lidocaína 2% com adrenalina 1:100.000, o tempo de anestesia pulpar é de 45 minutos e dos tecidos moles 168 minutos, ou seja, uma diferença de 09 minutos para dentes e osso e nenhuma diferença para os tecidos moles.[39-42]

Esse aspecto fez com que a maioria dos autores recomendassem a concentração de 1:200.000 para procedimentos clínicos e de 1:100.000 para procedimentos cirúrgicos. Não há absolutamente nenhuma necessidade do uso de concentrações maiores que 1:100.000. A eventual vantagem de uma vasoconstrição mais rápida não justifica o risco.[6,40,46]

Em 1964, a *American Heart Association* já identificou que a adrenalina não representava risco para pacientes cardiopatas compensados e sedados. Autores contemporâneos (Quadro 2.3) ratificam estas observações e orientam quanto às doses indicadas para cada caso.[6,40,43,44,46]

Noradrenalina e demais aminas simpaticomiméticas (Quadro 2.4) – Todas as substâncias estimulantes α-adrenérgicas são aminas derivadas da β-feniletilamina e relacionadas estruturalmente com a adrenalina. Como tais substâncias produzem efeitos biológicos semelhantes aos da estimulação simpática, são conhecidas como **aminas simpaticomiméticas**.

A **noradrenalina** é o típico estimulador α-adrenérgico, embora também tenha ação beta, porém não significante. A **noradrenalina é o mais potente estimulador α-adrenérgico**. Entretanto, ela é 5 vezes menos potente que a adrenalina na sua ação α. Esta mesma estimulação dos receptores α-adrenérgicos, sem mecanismos de compensação torna a noradrenalina contraindicada em pacientes com hipertensão.[40,45]

A **fenilefrina** é a mais estável, mas a menos potente das aminas simpaticomiméticas. Fenilefrina é 20 vezes menos potente que a ação α da adrenalina. A concentração utilizada nas soluções anestésicas é de 1:2.500, com dose máxima de 4 mg em pacientes saudáveis ou cardíacos compensados e 1,6 mg em pacientes cardíacos descompensados.

O **levoarterenol** é outra amina simpaticomimética usada em algumas soluções anestésicas locais. Ele é cerca de 50 vezes menos potente que a adrenalina. A concentração usada é de 1:30.000 e a dose máxima é de 0,34 mg em pacientes saudáveis ou cardíacos compensados e 0,14 mg em pacientes cardíacos descompensados.

A levonordefrina é um isômero da cobedrina. É usada na concentração de 1: 20.000. Possui a mesma contraindicação para pacientes hipertensos.[40]

Quadro 2.2: Duração da anestesia com lidocaína.

Preparação	Anestesia Pulpar* Em minutos	Anestesia nos Tecidos Moles** Em minutos
Lidocaína 2% pura	5	42
Lidocaína 2% com adrenalina 1:200. 000	34	166
Lidocaína 2% com adrenalina 1:100. 000	45	168

*Determinado por teste pulpar elétrico. **Determinado pelo retorno das sensações no lábio superior.
Fonte: Adaptado de Jastak JT & Yagiela JA (1981).

Quadro 2.3: Doses máximas de adrenalina por consulta.

Paciente	Dose máxima por sessão clínica	Quantidade de anestubes (Lidocaína 2% 1:100.000)
Saudável	0,3 mg	13,9
Com cardiopatia compensada (ASA II)	0,2 mg	11 tubetes
Com cardiopatia grave ou descompensada (ASA III)	0,03 – 0,05 mg	Até 2 por sessão 0,01 x 1,8 X 2 = 0,036 mg

Fonte: adaptado de Brown S & Rhodus NL (2005); Jastak JT & Yagiela JA (1981); Bader JD, Bonito AJ, Shugars DA (2002); Holm SW, Cunningham LL e cols. (2006).

Quadro 2.4: Potência e seletividade dos vasoconstritores.

Vasoconstritor	Seletividade β-1 (%)	Seletividade β-2 (%)	Potência α (%)
Adrenalina	50%	50%	100%
Noradrenalina	85%	15%	25%
Levonordefrina	75%	25%	15%
Fenilefrina	95%	5%	5%

Fonte: Brown S & Rhodus NL (2005).

As condições médicas que restringem o uso de vasoconstritor adrenérgico são muito conhecidas e estão listadas abaixo.[6,43,44]

Contraindicações Absolutas para Vasoconstritores

- Doença cardíaca:
  - Angina instável.
  - Infarto do miocárdio recente.
  - Cirurgia recente para revascularização do miocárdio.
  - Arritmias refratárias.
  - Hipertensão intratável ou descompensada.
  - Insuficiência cardíaca congestiva intratável ou descompensada.
- Hipertireoidismo descompensado.
- Diabetes mellitus insulinodependente descompensado.
- Asma corticoide-dependente; Hipersensibilidade a sulfitos.
- Feocromocitoma.

Contraindicações Relativas

- Paciente em uso de antidepressivos tricíclicos.
- Paciente em uso de fenotiazínicos.
- Paciente em uso de antidepressivos inibidores da Monoamino-oxidase (IMAO).
- Paciente em uso de betabloqueadores não seletivos.
- Usuário de cocaína e outras drogas.

Como pode ser verificado, as restrições absolutas estão relacionadas à gravidade da patologia médica concomitante. Nesses casos, nenhum tipo de procedimento ou vasoconstritor, inclusive não adrenérgico, pode ser usado, pois são pacientes ASA III/IV, ou seja, de alto risco para procedimentos ambulatoriais. A opção para o controle da dor está na substância anestésica bupivacaína ou ropivacaína. Por sua grande lipossolubilidade, esses medicamentos são muito mais potentes que a lidocaína, mesmo sem nenhuma adição de vasoconstritor.

Vasoconstritores Não Adrenérgicos – No grupo dos não adrenérgicos temos a felipressina. Essa substância é derivada sintética da vasopressina, um hormônio do lobo posterior da hipófise. No Brasil, somente a formulação de prilocaína 3% contém felipressina. Há muito pouca informação técnica na literatura que esclarece sobre essa substância, tal como seu mecanismo de ação e dose. Farmacologicamente não é expressa em miligramas, mas em unidades internacionais – UI, o que dificulta mais ainda a interpretação clínica. Tecnicamente também causa vasoconstrição das arteríolas, mas de um modo muito diferente das aminas simpaticomiméticas e adrenalina. Essas substâncias não atuam nos receptores α-adrenérgicos e β-adrenérgicos. Supostamente a felipressina atua na musculatura lisa dos vasos por contração da célula mioepitelial. Essa célula é encontrada em torno dos vasos e ácinos das glândulas exócrinas (por exemplo, glândulas mamárias) e sua contração – mediada pela vasopressina – é a responsável pela excreção. Por não atuar nos receptores adrenérgicos, faz com que muitos autores a considerem uma droga segura e indicada para as situações cardíacas, em pacientes diabéticos insulinodependentes e com hipertiroidismo descompensado. Na prática clínica, não observamos vasoconstrição significativa quando infiltramos prilocaína 3% com felipressina no retalho para cirurgia oral.

Quando observamos a literatura relacionada às doses, observamos que:[35]

- Lidocaína 2% com adrenalina 1:100.000 – a dose é de 7 a 10 mg/kg.

- Lidocaína 2% sem vasoconstritor – a dose é de 4,5 mg/kg.
- Mepivacaína 2% com adrenalina 1:100.000 – a dose é de 6 mg/kg.
- Prilocaína 3% com felipressina – a dose é de 4,4 mg/kg/peso.

Com essas observações, podemos assumir que o potencial de vasoconstrição da Octapressina® (felipressina) é muito pequeno a ponto das doses comparativas com as soluções sem vasoconstritor serem muito próximas.

Na prática, usarmos prilocaína 3% com felipressina equivale a usarmos uma solução sem vasoconstritor. Os riscos dessa situação já foram suficientemente enfatizados. Entretanto, ressalto o potencial de toxicidade sistêmica da prilocaína. É a única substância anestésica local com predisposição a causar meta-hemoglobinemia.[35]

A **substância antioxidante do vasoconstritor** usada nas soluções anestésicas locais comumente é o metabissulfito. Ressalte-se que só temos metabissulfito nas soluções anestésicas locais, para dar estabilidade ao vasoconstritor. Os riscos referentes à presença dessa substância estão relacionados com reações de hipersensibilidade (alergia). Há poucos relatos comunicando essa ocorrência. Entretanto, esse quadro torna-se especialmente importante nos pacientes portadores de asma corticoide-dependente em fase aguda, ou seja, no momento da consulta apresentam dificuldade respiratória. Novamente se destacam a bupivacaína e ropivacaína para tais quadros, pois prescindem de vasoconstritores, portanto não possuem metabissulfito. A mepivacaína a 3% também pode ser utilizada, mas somente em procedimentos curtos, pois a duração da anestesia pulpar é de aproximadamente 20 minutos.

CONTROLE DA ANSIEDADE

Em pacientes que expressam apreensão e temor significativos, recomenda-se a utilização de técnicas farmacológicas de controle da ansiedade. A sedação é o meio farmacológico mais eficaz para o controle da ansiedade, temor, apreensão e do baixo limiar de dor. Temos dois tipos básicos de sedação: a consciente e a profunda. A sedação consciente pode ser definida como o estado de depressão do Sistema Nervoso Central, controlado por medicamentos, onde os reflexos protetores são mantidos, a respiração é mantida independente e continuamente e permite a resposta do paciente ao estímulo físico ou verbal. A sedação profunda é o estado de depressão, consciente ou inconsciente, do Sistema Nervoso Central, controlado por medicamentos, no qual o paciente não é facilmente acordado. A sedação profunda pode ser acompanhada pela perda parcial ou total dos reflexos protetores; há inabilidade do paciente em manter a respiração espontânea e em ser acordado por estímulos físicos ou verbais. Os riscos da sedação consciente, em doses controladas, são mínimos. Portanto, ela pode ser realizada em cirurgias ambulatoriais com um treinamento mínimo e do alcance do cirurgião-dentista. A sedação profunda apresenta riscos de hipoventilação, apneia, obstrução das vias aéreas, parada cardiorrespiratória; portanto, só deve ser realizada em ambiente hospitalar. Observe que, para uma sedação segura, não há meio termo entre as técnicas de sedação: ou ela é consciente ou profunda.

As funções e vantagens da sedação pré-operatória são:
- Aumento do limiar da dor e excitabilidade.
- Potencialização da anestesia local e dos analgésicos e anti-inflamatórios não esteroidais.
- Diminui a salivação.
- Minimiza ou elimina as ocorrências médicas causadas pela descarga adrenérgica gerada pelo excesso de ansiedade (não pela anestesia) como síncope, lipotímia, arritmias cardíacas, náuseas, síndrome da hiperventilação e etc.

Os derivados benzodiazepínicos são os medicamentos mais utilizados para este fim, por serem eficientes e seguros, mesmo em doses maiores. Temos, basicamente, 3 gerações de derivados benzodiazepínicos. Todos eles podem ser usados com o objetivo de aumento do limiar. As diferenças entre estas gerações referem-se a especificidade e seletividade da droga e ausência de efeitos residuais. Os mais largamente usados são os benzodiazepínicos de 1ª geração, cujo principal representante é o diazepam (Valium®). Bromazepam (Lexotan®) e lorazepam (Lorax®) são outros representantes. Essa geração não tem especificidade – atuam não seletivamente no Sistema Nervoso Central – e possui efeito miorrelaxante intenso.

Essas propriedades são responsáveis pela lentidão e prolongamento da sensação de sedação (efeito residual). As doses usuais recomendadas para o diazepam variam de 5 a 10 mg, para o bromazepam de 3 a 6 mg e 1 a 2 mg para o lorazepam.

Os derivados benzodiazepínicos de 2ª geração caracterizam-se pela eficácia em doses muito menores, portanto, mais seguras ainda, por serem dose-dependentes (podem ser hipnóticos), terem ação mais seletiva no Sistema Nervoso Central e menor efeito residual. Os principais representantes dessa geração são o midazolam (Dormonid®), cloxazolam (Olcadil®) e flunitrazepam (Rohypnol®). As doses médias recomendadas para sedação oral são: midazolam – 7,5 a 15 mg – cloxazolam – 1 a 2 mg – e flunitrazepam – de 0,5 a 1 mg. Por terem início de ação rápida (por VO, cerca de 15 minutos), duração do efeito relativamente curto e com pouco efeito residual, são as drogas ideais para sedação no idoso.

Os derivados benzodiazepínicos de última geração são altamente seletivos e específicos. Apresentam efeito residual mínimo e ausência de efeitos sobre a memória. Zopiclone (Neurolil®) – 10 mg – e zolpidem (Stilnox®) – 7,5 mg – são os principais representantes. Esses medicamentos são mais usados para o combate à insônia e *não são próprios para sedação ambulatorial*.

Em pacientes identificados como de limiar normal, esses medicamentos podem ser utilizados apenas 1 hora antes do procedimento. Entretanto, se a anamnese ou o julgamento clínico revelar ansiedade ou temor importantes, devemos aplicar o protocolo de controle da ansiedade.

O protocolo de controle da ansiedade recomenda o seguinte esquema:[47]

- Derivados benzodiazepínicos com propriedades hipnóticas na noite anterior ao procedimento.
- Derivados benzodiazepínicos com propriedades ansiolíticas na manhã do procedimento, caso esta seja realizada no período da tarde.
- Derivados benzodiazepínicos de 2ª geração, 1 hora antes do procedimento.

Sedação e analgesia inalatória com óxido nitroso é um método seguro para abordagem de dor e ansiedade no idoso, desde que o profissional tenha capacitação e monitorização dos sinais vitais em ambiente ambulatorial. As vantagens incluem a eliminação rápida, não ser depressor do sistema cardiovascular, ser uma droga facilmente mensurada (titulação) e, também, facilmente reversível. Na anamnese, é fundamental a investigação cognitiva dos pacientes idosos, visto que este grupo é susceptível a episódios de demência.[48-51]

CONTROLE DA INFECÇÃO – ANTIBIOTICOTERAPIA

Infecção, especialmente nas vias respiratórias, é a principal causa de morte na população geriátrica mundial. O paciente idoso não só é mais susceptível, como a infecção apresenta maior morbidade e mortalidade devido à imunossenescência, aspectos epidemiológicos e má nutrição. O termo imunossenescência refere-se à progressiva deterioração do sistema imunológico causado por avanço da idade natural aumentando o risco de infecção.[52,53]

Com isto, torna-se bastante claro que a antibioticoterapia empírica deve ser iniciada o mais rápido possível, ela deve ser baseada em um diagnóstico clínico competente e no conhecimento fundamental da microbiologia relacionada com a infecção. Não existe antibioticoterapia sem ser relacionada fundamentalmente com a microbiologia da infecção alvo; no nosso caso, a infecção odontogênica.[54,55]

Antibioticoterapia na infecção odontogênica – O risco de infecção está presente na maior parte dos capítulos da Odontologia. Talvez apenas a Ortodontia e Imaginologia estejam excluídas.

Burke JF foi um dos pioneiros em estabelecer critérios para a prevenção da infecção em feridas cirúrgicas. Seu trabalho é incrivelmente atual. O Comitê de Controle das Infecções Cirúrgicas e Cuidados Pré e Pós-Operatório do Colégio Americano de Cirurgiões (USA) sugeriu a seguinte classificação das feridas cirúrgicas, visando um critério para a necessidade ou não de profilaxia antibiótica:[56-58]

- Classe I – Ferida limpa. Ferida não traumática na qual nenhum processo inflamatório foi encontrado, não houve quebra da técnica operatória e os tratos respiratório, digestivo e geniturinário não foram invadidos.
- Classe II – Ferida limpo-contaminada. Ferida não traumática na qual houve pequena quebra na téc-

nica operatória ou os tratos respiratório, digestivo e geniturinário foi invadida sem contaminação significante.
- Classe III – Ferida contaminada. Ferida traumática fresca/recente de uma fonte relativamente limpa ou ferida cirúrgica onde houve quebra significante na técnica operatória e contaminação grosseira com os tratos respiratório, digestivo, geniturinário ou biliar em presença de urina ou bile infectada. Nessa classe inclui incisões em tecidos com inflamação aguda, mas não purulenta.
- Classe IV – Ferida suja. Ferida traumática de fonte suja ou ferida traumática com tratamento adiado. Inclui-se, nessa classe, feridas cirúrgicas onde há processo inflamatório agudo derivado de contaminação microbiana ou incisões em tecido saudável para ganhar acesso a áreas contaminadas.

Embora essa classificação fosse elaborada visando critérios para a profilaxia, ela também nos é útil para fins de estabelecermos critérios para o uso curativo. A ferida cirúrgica em Odontologia cirúrgica (entenda-se Endodontia, Periodontia, Implantodontia, Cirurgia Oral e etc.) é sempre limpo-contaminada, pois trabalhamos numa cavidade natural do corpo humano, onde há uma microbiota normal cujas características serão demonstradas adiante. Portanto, há quebra na cadeia asséptica e há invasão do trato gastrointestinal do qual a cavidade oral faz parte. Se aplicarmos esse conceito, o uso de esquemas terapêuticos usando antibiótico estaria plenamente justificado. Em outras palavras, incisões e feridas na boca sempre causam bacteremia! A grande questão é quando essa bacteremia será significante a ponto de causar infecção.

Temos que considerar as múltiplas variáveis, dentre elas destacamos:[55]
- Ambiente onde a cirurgia foi realizada. Este é um aspecto bem peculiar da Odontologia. Desconsiderando o aspecto do tipo de controle de infecção realizado no ambiente em questão, procedimentos cirúrgicos realizados em ambiente de consultório dentário, onde também se realizam procedimentos de clínica odontológica (por exemplo, como preparo de cavidades) são potencialmente mais contaminados pelos aerossois produzidos pela alta rotação desgastando dentes ou mesmo eliminando a doença cárie. O mesmo aspecto é aplicado na Periodontia com os aparelhos de ultrassom ou assemelhados. Procedimentos realizados em ambiente de consultório especializado em Cirurgia Oral e Maxilofacial têm maior controle desse aspecto. Procedimentos cirúrgicos realizados em ambiente de Centro Cirúrgico têm baixíssima incidência de infecção.
- Invasibilidade do procedimento: Com pouca evidência científica, certos procedimentos em cirurgia oral são mais sujeitos a infecção pós-operatória do que outros, mesmo quando realizadas num mesmo momento. O exemplo mais comum disso é a cirurgia dos terceiros molares inclusos e semi-inclusos. A incidência de infecção pós-operatória num terceiro molar superior é praticamente zero, enquanto a do terceiro molar inferior aproxima-se de 30%. Talvez o tipo de vascularização explique isso. Infecção em cirurgia periodontal é muito pouco frequente. Talvez, a pouca profundidade do procedimento possa explicar esse dado. Procedimentos cirúrgicos em Endodontia também têm resultados diferentes de acordo com o procedimento. Procedimentos cirúrgicos via canal (pulpotomia, pulpectomia) têm alta incidência de infecção, enquanto que procedimentos via retalho têm baixa incidência de infecção.
- Estado de saúde do paciente. No caso do idoso, a imunossenescência já é um fator de risco. Por isso, temos que distinguir se estamos lidando com idosos saudáveis ou com pacientes com a saúde comprometida.

Temos 4 maneiras básicas do uso dos antibióticos. São eles:[55,59-61]

1. Profilaxia universal
Adotada para todos os pacientes em grupos de alto risco de infecção (por exemplo, receptores órgãos transplantados, pacientes imunocomprometidos com neutropenia esperada ou prolongada) independente de fatores de risco individuais.

2. Terapia Empírica
Tratamento realizado em pacientes nos quais se suspeita de infecção por determinado microrganismo, mas faltam evidências microbiológica, histológica ou sorológica.

3. Terapia Preemptiva ou Guiada
Adotada para um grupo de pacientes com evidência de colonização substancial na presença de múltiplos fatores e risco para infecção.

4. Terapêutica

Adotada para pacientes com doença infecciosa estabelecida.

A infecção odontogênica é uma infecção mista e polimicrobiana, de forma que não temos um microrganismo causador e sim predominâncias. Dessa forma, frequentemente não temos como ter uma documentação microbiológica da infecção que estamos tratando, o início da antibioticoterapia se faz através da denominada antibioticoterapia empírica. O termo "antibioticoterapia empírica" nos parece inadequado, pois nos induz a pensar que é um procedimento sem bases científicas. Antibioticoterapia empírica não significa "não científica" e sim sem documentação microbiológica por cultura e teste de sensibilidade antibiótica. A antibioticoterapia empírica é baseada na estatística da incidência e frequência dos microrganismos mais comumente associados à infecção oral e maxilofacial. Daí a extrema importância da atualização continuada.

Como já enunciamos, a antibioticoterapia tem uma relação indissociável com a microbiologia. A antibioticoterapia na infecção odontogênica não pode ser diferente, especialmente em pacientes com maior susceptibilidade, morbidade e até mortalidade como os pacientes idosos. A antibioticoterapia é empírica, mas deve ser preemptiva! O quadro abaixo, nos orienta claramente como tornar a antibioticoterapia muito competente na infecção odontogênica.[55,62-66]

Características microbiológicas peculiares da infecção odontogênica – Uma das principais dificuldades na compreensão da infecção oral e maxilofacial estão nas características únicas de sua microbiologia. Para entendermos o nível de dificuldade, citamos Peterson,[57] que classifica nossa infecção como *mista, polimicrobiana e inespecífica*. Acrescentaríamos mais uma: *o duplo metabolismo*. Nessas 4 expressões estão a chave a compreensão para a seleção da antibioticoterapia e tratamento médico, por isso elas merecem uma breve discussão. Sendo inespecífica, a infecção oral e a maxilofacial não têm um microrganismo causador, tal como a sífilis e tuberculose, mas predominância de certos grupos bacterianos. Essa predominância está na dependência da origem da infecção (cárie, endodonto, periodonto, pericoronal e espaços faciais). Ser polimicrobiana significa que temos a presença de cerca de 6 a 8 microrganismos predominantes na infecção oral e maxilofacial. Ser mista significa que a infecção oral e a maxilofacial têm cerca de 300 espécimes diferentes de grupos microbianos, tal como cocos – estafilococos e estreptococos –, espiroquetas, *Fusobacterium* etc. – Gram-positivos e Gram-negativos, que estão predominantes nas diferentes microbiotas da boca (Quadro 2.5). Muitos desses grupos possuem um metabolismo específico, por exemplo, anaeróbios e aeróbios estritos. Entretanto, outros possuem metabolismo facultativo, ou seja, podem desenvolver atividade aeróbica e/ou anaeróbica, dependendo da oferta de oxigênio do meio, como por exemplo, *Streptotococcus viridans, S. mitis, S. salivarius* e outros predominantes na infecção bucomaxilofacial. Portanto, na mesma infecção, o metabolismo do microrganismo pode mudar de aeróbio para anaeróbio (no caso de localização do processo) ou de anaeróbio para aeróbio (no caso de agudização). Essa variedade de microrganismos diferentes e com metabolismo facultativo (aeróbio e anaeróbio) torna a infecção oral e maxilofacial única e um real problema na seleção de medicamentos (Quadro 2.6). A peculiar característica de desenvolverem duplo metabolismo na mesma infecção foi e é um dos grandes problemas da infecção oral e maxilofacial. Essa característica fez com que a coleta de dados da microbiologia da infecção fosse equivocada por décadas. Uma vez que a colheita de material para cultura era realizada nas etapas precoces da infecção (fase aeróbia), a predominância era tida como de estafilococos e não estreptococos facultativos. A combinação de estreptococos anaeróbios com outros microrganismos da infecção odontogênica dá à infecção muito mais virulência, como a liberação de penicilinase e interferência com a opsonização (aderência de anticorpos na superfície da bactéria).[57]

Porque as penicilinas ainda são os antibióticos de 1ª escolha na terapia empírica da infecção odontogênica? Apesar do índice de resistência estar em níveis de 60%, as penicilinas ainda são os antibióticos de 1ª escolha devido:[66]

- Ao espectro adequado para os principais microrganismos causadores da infecção que envolva microbiota da boca;
- Ao baixo custo;
- Ausência de efeitos colaterais importantes.

Quadro 2.5: Principais microrganismos associados com a origem da infecção odontogênica.

Origem da Infecção	Microrganismos Predominantes
Infecção Endodôntica	*Porphyronomas endodontalis*
	Streptococcus anginosus
	Fusobacteriom sp.
	Peptostreptococcus sp.
Infecção Periodontal	*Porphyronomas gingivalis*
	Prevotella intermedia
	Actinobacillus actinomycetemcomitans
	Fusobacterium sp.
	Capnocytophaga sp.
Infecção Pericoronal	*Streptococcus milleri* (grupo) – 65%
	Peptostreptococcus sp. – 65%
	Prevotella sp. (oralis, melaninogenica) – 74%
	Fusobaterium nucleatum* – 52%
Infecção nos espaços fasciais	*Streptococcus milleri* (grupo) – 65%
	Peptostreptococcus sp. – 65%
	Prevotella sp. (oralis, melaninogenica) – 74%
	Fusobaterium nucleatum* – 52%

*Significativamente associado a infecções severas.
Fonte: Adaptado de Flynn T (2002)

Quadro 2.6: Correlação entre microbiologia da infecção odontogênica e antibioticoterapia.

Tempo de Infecção	Microrganismos Predominantes	Antibiótico
1. Lesões precoces 2. Lesões até o 3º dia de evolução 3. Infecções brandas 4. Infecções sem potencial de gravidade	Grupo do *Streptococcus milleri*	1. Penicilina V 2. Amoxicilina 3. Clindamicina 4. Azitromicina
1. Lesões maduras (após o 3º dia de evolução) 2. Infecções graves 3. Infecções com potencial de gravidade	Grupo do *S. viridans* *Peptostreptococcus* sp. *Prevotella* sp. *Fusobacterium* sp.	1. Clindamicina 2. Amoxicilina VO + ácido Clavulônico 3. Ampicilina (IM-EV)+ Sulbactam 4. Ampicilina (IM-EV) ou Amoxicilina (VO) + Metronidazol

Fonte: Adaptado de Cortezzi W & Albuquerque EB (2003); Flynn TR (2010).

Entretanto, cabem alguns comentários importantes:

- Qual a interpretação clínica que podemos ter ao ler no texto que as penicilinas ainda podem ser usadas (apesar da alta resistência dos microrganismos) em pacientes ambulatoriais? Que tipo de infecção pode ser tratado em regime ambulatorial? Somente as brandas e, no máximo, moderadas, onde a microbiologia nos informa termos predominância de estreptococcias do grupo do *Streptococcus milleri*, que são cocos aeróbios e facultativos, portanto, no alcance da concentração inibitória mínima das penicilinas. Logo, as penicilinas ainda são os antibióticos de 1ª escolha **nas infecções brandas ou moderadas sem potencial de severidade, e de evolução curta.** Nos casos com potencial de severidade, considerar a utilização de clindamicina como melhor opção.

- A exclusão das penicilinas para o manejo de pacientes com infecção severa ou em regime hospitalar corrobora com o argumento: devido aos altos índices de resistência, as penicilinas não são mais confiáveis, quando usadas sozinhas, nas infecções severas ou com potencial de severidade. Para termos segurança, temos que associá-las (efeito aditivo) a um antibiótico que forneça maior estabilidade a betalactamase (penicilinase), como o sulbactam, ou ácido clavulânico, ou com antibióticos (efeito somatório), como o metronidazol.[65]

As doses recomendadas para as infecções odontogênicas devem obedecer aos critérios já exarados de Farmacologia, tais como farmacodinâmica e farmacocinética, T ½ e etc. O quadro 2.7 nos fornece uma orientação geral sobre doses para o uso terapêutico da antibioticoterapia em pacientes idosos.

Quadro 2.7: Doses médias recomendadas para infecção odontogênica.

Medicamento	Dose média	Intervalos recomendados
Penicilina V 500.000 UI	1.000.000 UI	6/6 horas
Amoxicilina regular (VO)	500 mg	6/6 horas
Amoxicilina regular (VO) + Metronidazol	500 mg – 250 mg	6/6 horas
Amoxicilina BD 875mg (VO)	875 mg	12/12 horas
Amoxicilina BD 875mg (VO) + metronidazol	875 mg – 500 mg	12/12 horas
Ampicilina (IM/EV)	1 g/IM-EV –	6/6 horas
Clindamicina	300 mg	8/8 horas
Moxifloxacina	400 mg	Dose única diária
Azitromicina	250/500 mg	Dose única diária

Fonte: Cortezzi W & Albuquerque EB (2003).

REFERÊNCIAS

1. World Health Organization. Men Ageing and Health [online]. Geneva; 2001. Disponível em: http://whqlibdoc.who.int/hq/2001/who_nmh_nph_01.2.pdf
2. World Health Organization. Ageing -exploding the myth [online]. Geneva; 1999. Disponível em: http://whqlibdoc.who.int/hq/1999/who_hsc_ahe_99.1.pdf
3. World Health Organization. Active ageing: a policy framework [online]. Madrid, Spain; 2002. Disponível em: http://whqlibdoc.who.int/hq/2002/who_nmh_nph_02.8.pdf
4. Bowie MW, Slattum, PW. Pharmacodynamics in older adults: A review. Am J Geriatric Pharmacother. 2007; 5:263-303.
5. Halpern LR, Feldman S. Perioperative Risk Assessment in the Surgical Care of Geriatric Patients. Oral Maxillofac Surg Clin N Am. 2006;18:19-34.
6. Perusse R, Goulet JP, Turcotte JY. Contraindications to vasoconstrictors in dentistry: part I. Oral Surg Oral Med Oral Pathol. 1992;74:679-86.
7. Nies AS. Principles of Therapeutics, In: Hardman JG, Limbird LE, Gilman AG. Goodman & Gilman's. The Pharmacological Basis of Therapeutics – 10th ed. Philadelphia: Mc Graw-Hill. International Edition; 2001.
8. Malamed SF. Newly available anaesthetic formulations. in: The London International Symposium on Local Analgesia in Dentistry. 1999. p.17-20.
9. Ministério da Saúde. ANVISA [online]. Brasil; Disponível em: http://www.anvisa.gov.br/legis/consolidada/lei_9787_99.htm.
10. Ministério da Saúde. ANVISA [online]. Brasil; Disponível em: http://www.anvisa.gov.br/legis/resol/10_01rdc.htm
11. Ministério da Saúde. ANVISA [online]. Brasil; Disponível em: http://www.anvisa.gov.br/legis/portarias/344_98.htm.
12. Turnheim K. Drug dosage in the elderly. It is rational? Drugs Aging. 1998:13(5):357-79.
13. Michocki RJ, Laing PP, Hooper FJ, et al. Drug prescribing for the elderly. Arch Fam Med. 1993;2:441-4.
14. Bowie MW, Slattum PW. Pharmacodynamics in older adults: A review. Am J Geriatric Pharmacother. 2007;5:263-303.

15. Greenblatt DJ, Seller EM, Shader RS. Drug therapy: drug disposition in old age. N Engl J Med. 1982;306:1081-8.
16. Turnhein K. Drug therapy in the elderly. Experimental Gerontology 39:1731-1738,2004.
17. Malamed SF. Anxiety and pain control in the older patient. Spec Care Dent. 1987;7:22-3.
18. Ministério da Saúde. ANVISA [online]. Diário Oficial da União. 05 de novembro de 2008. Disponível em: http://www.in.gov.br/visualiza/index.jsp?data=05/11/2008&jornal=1&pagina=42&totalArquiv os=132
19. Vane JR, Botting RM. New insights into the mode of action of anti-inflammatory drugs. Inflamm Res. 1995;44:1-10.
20. Hinz B, Brune K. Cyclooxygenase-2 – 10 years later. J Pharmacol Exp Ther. 2002;300(2):367-75.
21. Poveda-Roda R, Bagán JV, Jiménez-Soriano Y, Gallud-Romero L. Use of nonsteroidal antiinflammatory drugs in dental practice. A review. Med Oral Patol Oral Cir Bucal. 2007;12(1):E10-8.
22. Motov SM, Tamar ARN. Is there a limit to the analgesic effect of pain medications? Medscape Emergency Medicine [online]; 2008. Disponível em: http://www.medscape.com/viewarticle/574279.
23. Greenblatt DJ, Seller EM, Shader RS. Drug therapy: drug disposition in old age. N Engl J Med. 1982;306:1081-8.
24. Smallman JM, Powell H, Ewart MC, et al. Ketrolac for postoperative analgesia in elderly patients. Anaesthesia. 1992;47(2):149–52.
25. Davis GA, Chandler MH. Drug therapy and drug interactions. Oral Maxillofac Surg Clin North Am. 1996;8:245–63.
26. Wilder-Smith CH, Schinke J, Osterwalder J, et al. Oral Tramadol: a mucopoid agonist and monoamine reuptake-blocker and morphine for strong cancer-related pain. Ann Oncol. 1994;5:141–6.
27. Rauck RL, Ruoff GE, McMillen JI. Comparison of tramadol and acetaminophen with codeine for longterm pain management in elderly patients. Curr Ther Res. 1994;55:1417-21.
28. Cossmann M, Kohnen C. General tolerability and adverse event profile of Tramadol hydrochloride. Rev Contemp Pharmacother. 1995;6(10):513-31.
29. Houmes RJM, Voets MA, Erdmann W, Lachmann B. Efficacy and safety of Tramadol versus morphine for moderate and severe postoperative pain with special regard to respiratory depression. Anesth Analg. 1992;74(4):510-14.
30. Vickers MD, Paravicini D. Comparison of Tramadol with morphine for postoperative pain following abdominal surgery. Eur J Anesthesiol. 1995;12(3):265-71.
31. Moore RA, McQuay HJ. Single-patient data meta-analysis of 3453 postoperative patients: oral tramadol versus placebo, codeine, and combination analgesics. Pain. 1997;69(3):287-94.
32. Barsoum MW. Comparison of the efficacy and tolerability of Tramadol, Penthidine, and Nalbuphine in children with postoperative pain. Clin Drug Invest. 1995;9(4):183-90.
33. Sunshine A, Olson NZ, De Castro A, Minn FL Analgesic Oral efficacy of Tramadol hydrochloride in postoperative pain. Clin Pharmacol Ther. 1992;51(6):740-6.
34. Malamed S. What's New in local anesthesia. Anesth Prog. 1992;39:125-31.
35. Catteral WA, Mackie K. In: Hardman JG, Limbird LE. Goodman & Gilman's. The Pharmacological Basis of Therapeutics – 10th ed. Philadelphia: Mc Graw-Hill. International Edition; Chapter15, 2001.
36. Ghezzi EM, Chavez EM, Ship JA. General anesthesia protocol for the dental patient: emphasis for older patients. Spec Care Dent. 2000;20(3):81-92.
37. Helgeson MJ, Smith BJ, Johnsen M, et al. Dental considerations for the frail elderly. Spec Care Dent 22:40S-55S, 2002.
38. Naftalin LW, Yagiela JA. Vasoconstrictors: indications and precautions. Dent Clin N Am. 2002;46:733-46.
39. Yagiela, JA Adverse Drug Interactions In Dental Practice: Interactions Associated with Vasoconstrictors -Part V of A Series. J Am Dent Assoc. 1999; 130(5):701-9.
40. Brown RS, Rhodus NL. Epinephrine and local anesthesia revisited. Oral Surg Oral Med Oral Pathol Oral Radiol Endod. 2005;100(4):401-8.
41. Jastak JT, Yagiela JA. Regional anesthesia of the oral cavity. Saint Louis: Mosby; 1981.
42. Malamed SH. Manual de Anestesia Local. Rio de Janeiro: Elsevier; 2005.
43. Perusse R, Goulet JP, Turcotte JY. Contraindications to vasoconstrictors in dentistry: part II. Oral Surg Oral Med Oral Pathol. 1992;74(5):687-91.
44. Perusse R, Goulet JP, Turcotte JY. Contraindications to vasoconstrictors in dentistry: part III. Oral Surg Oral Med Oral Pathol. 1992;74(5):692-97.
45. Holm SW, Cunningham LL Jr, Bensadoun E, Madsen MJ. Hypertension: classification, pathophysiology, and management during outpatient sedation and local anesthesia. J Oral Maxillofac Surg.2006;64(1):111-21.
46. Bader JD, Bonito AJ, Shugars DA. A systematic review of cardiovascular effects of epinephrine on hypertensive dental patients. Oral Surg Oral Med Oral Pathol Oral Radiol Endod. 2002;93:647-53.
47. Hupp JR. Avaliação do estado de Saúde Pré-operatório. In: Peterson LJ, Ellis III E, Hupp JR, Tucker MR. Cirurgia Oral e Maxilofacial Contemporânea. Rio de Janeiro: Guanabara Koogan; 2-21, 2000.
48. Matear DW, Clarke D. Considerations for the use of oral sedation in the institutionalized geriatric patient during dental interventions: a review of the literature. Spec Care Dent. 1999;19:56-63.

49. Buxbaum JL, Schwartz AJ. Perianesthetic considerations for the elderly patient. Surg Clin North Am. 1994;74:41-58.
50. Loeffler PM. Oral benzodiazepines and conscious sedation: a review. J Oral Maxillofac Surg. 1992;50:989-97.
51. Neutel CL, Hirdes JP, Maxwell CJ, Patten SBl. New evidence on benzodiazepine use and falls: the time factor. Age Ageing. 1996;25(4):273-8.
52. Gavazzi G, Krause KH. Ageing and infection. Lancet Infect Dis. 2002;2:659-66.
53. Yoshikawa TT. Epidemiology and unique aspects of aging and infectious diseases. Clin Infect Dis. 2000;30(6):931-3.
54. Rajagopalan S, Yoshikawa TT. Antimicrobial therapy in the elderly. Med Clin North Am. 2001;85:133-47.
55. Cortezzi W, Albuquerque EB. Atualização da infecção odontogênica Oral e Maxilofacial. In: Gonçalves AR, Oliveira LF, editores. Odontologia Integrada – Atualização Multidisciplinar para o Clínico e o Especialista. Rio de Janeiro: Medsi; v. 3. p.65-96, 2003.
56. Burke JF. Preventive antibiotic management in surgery. Annu Rev Med. 1973;24:289-93.
57. Peterson LJ. Principles of antibiotic therapy. In: Topazian RG, Goldberg MH. Oral and Maxillofacial Infections. 4ª ed. Philadelphia: Saunders; 99-111, 2002.
58. Cortezzi W. Infecção Odontogênica Oral e Maxilofacial. Rio de Janeiro: Editora D.Pedro I, 1995.
59. Rex JH, Sobel JD. Prophylactic antifungal therapy in the intensive care unit. Clin Infect Dis. 2001;32:1191-200.
60. Marty MF, Ruby RH. The prevention of infection posttransplant: the role of prophylaxis, preemptive and empiric therapy. Transpl Int. 2006;19:2-11.
61. Ascioglu S, Pauw BE, Meis JFGM. Prophylaxis and treatment of fungal infections associated with haematological malignancies. Int J Antimicrob Agents. 200;15(3):159-68.
62. Rega AJ, Aziz SR, Ziccardi VB. Microbiology and antibiotic sensitivities of head and neck space infections of odontogenic origin. J Oral Maxillofac Surg. 2006;64(9):1377-80.
63. Flynn T. Microbiology and Antibiotic Therapy of Oral and Maxillofacial Infections. In: American Association of Oral and Maxillofacial Surgery Annual Meeting and Scientific Sessions; Oct: Chicago, USA, 2002.
64. Flynn TR, Halpen LR. Antibiotic selection in head and neck infections. Oral Maxillofac Surg Clin N Am. 2003;15(1):17-38.
65. Flynn TR. Microbiology and Antibiotic Therapy of Oral and Maxillofacial Infections. In: American Association of Oral and Maxillofacial Surgery Annual Meeting and Scientific Sessions Oct, Honolulu, USA, 2007.
66. Flynn TR. Microbiology and Antibiotic Therapy of Oral and Maxillofacial Infections. In: American Association of Oral and Maxillofacial Surgery Annual Meeting and Scientific Sessions Oct, Chicago, USA, 2010.

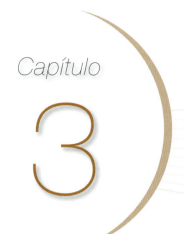

Capítulo 3

Doenças Orais mais Comuns na Terceira Idade

Abel Silveira Cardoso, Aline Corrêa Abrahão, Fábio Ramôa Pires, Marcia Grillo Cabral

LESÕES HIPERPLÁSICAS REACIONAIS

As lesões hiperplásicas reacionais são crescimentos que, por definição, caracterizam-se pelo aumento do número de células como resposta a um estímulo local. Esse processo pode produzir desde respostas localizadas e limitadas até extensas reações que determinam desconforto funcional e estético aos pacientes acometidos. O fator etiológico usualmente é de fácil identificação, e o tratamento começa por sua eliminação e observação da resposta tecidual. Quando detectadas precocemente, algumas lesões podem até regredir após a cessação do estímulo causador, no entanto, o mais comum é apenas a parada do crescimento ou, no máximo, uma discreta redução no volume. A maioria das hiperplasias reacionais não regride completamente, necessitando frequentemente de um procedimento cirúrgico complementar.

Na boca, as principais lesões hiperplásicas reacionais são as hiperplasias fibrosas focais (também chamadas de fibromas traumáticos), as hiperplasias fibrosas inflamatórias (dentre as quais incluem-se as epúlides fissuradas e outras hiperplasias associadas ao uso de próteses mal adaptadas), os granulomas piogênicos, as lesões periféricas de células gigantes, os fibromas ossificantes periféricos e as lesões hiperplásicas associadas à infecção pelo papilomavírus humano (HPV). Muitas vezes, o aspecto clínico dessas condições é semelhante e, como podem apresentar potenciais distintos de recidiva, sua análise microscópica, após o tratamento cirúrgico, é essencial. Destacaremos neste tópico aquelas que são mais frequentes em pacientes adultos e idosos, em especial as associadas à utilização de próteses (removíveis e fixas) e implantes osteointegrados.

As hiperplasias fibrosas são condições caracterizadas pela proliferação de um tecido conjuntivo fibroso denso em resposta à irritação tecidual local, em especial por irritação física constante, como: trauma por dentes ou restaurações com arestas cortantes; dentes mal posicionados, grampos de próteses parciais removíveis; margens mal adaptadas de próteses removíveis; trauma por aparelhos ortodônticos fixos ou removíveis; implantes osteointegrados; ou hábitos parafuncionais de mordedura e de sucção da mucosa. Dependendo da intensidade do hábito e de episódios agudos de trauma mais intenso, as lesões podem apresentar microscopicamente quantidades variáveis de infiltrado inflamatório, as quais determinam, muitas vezes, variações da coloração das lesões, que podem variar do róseo habitual da mucosa oral ao vermelho intenso. Eventualmente, podem ser observadas ainda, áreas de ulceração superficial nas lesões, e, mais raramente, sangramento espontâneo ou estimulado.

Quando ocorrendo isoladamente, de forma localizada, e estando associadas aos hábitos de mordedura e sucção da mucosa, essas lesões são chamadas hiperplasias fibrosas focais (ou também, e mais, comumente, fibromas traumáticos). O aspecto clínico dessas lesões é o de um nódulo exofítico regular e bem delimitado, ovoide ou arredondado, de consistência firme e de medida entre 0,5 e 2,0 cm em seu maior diâmetro (Fig. 3.1). A superfície normalmente é semelhante à da mucosa normal adjacente. Tais lesões são habitualmente indolores, possuem longo tempo de evolução, mas podem apresentar surtos de crescimento e sintomatologia dolorosa, especialmente quando traumatizadas de forma aguda. Suas localizações preferenciais incluem a mucosa jugal ao longo da linha de oclusão, a mucosa labial e a borda lateral da língua, mas qualquer área da mucosa pode ser acometida na dependência direta do fator traumático associado. Ocasionalmente, o epitélio que as recobre também responde ao estímulo por um processo de hiperceratinização e, nesses casos, as lesões apresentam a superfície esbranquiçada, sendo, por vezes, chamadas hiperplasias fibroepiteliais. O tratamento das hiperplasias fibrosas focais inclui a remoção cirúrgica conservadora por meio de biópsia excisional associada ao controle do estímulo causador.

As próteses dentárias removíveis acrílicas parciais ou totais são frequentemente causa de hiperplasias reacionais na cavidade oral. Muito embora próteses de qualidade, bem adaptadas e bem higienizadas possam ser utilizadas por anos sem causarem danos à mucosa oral, próteses antigas, mal adaptadas e mal conservadas podem irritar os tecidos moles da boca, causando reações teciduais hiperplásicas, ulcerações traumáticas ou, ainda, podem favorecer a colonização fúngica e bacteriana nas regiões com as quais as próteses têm contato. As hiperplasias fibrosas inflamatórias são frequentes nesses pacientes e podem manifestar-se clinicamente de diversas formas, na dependência direta do fator etiológico associado.

A forma mais comum de hiperplasia fibrosa inflamatória associada a próteses removíveis é a que se associa ao trauma local ocasionado pela borda acrílica da prótese nos tecidos moles, conhecida como epúlide fissurada. Essa condição, também conhecida por hiperplasia fibrosa inflamatória associada à borda de prótese, localiza-se preferencialmente na região de fundo de vestíbulo e rebordo alveolar, muito embora em casos exuberantes possa se estender à mucosa jugal, à mucosa labial e ao assoalho de boca. As próteses removíveis inferiores são mais associadas ao surgimento dessas hiperplasias, visto que, em virtude da atrofia do rebordo alveolar inferior e da maior mobilidade dessas próteses pela ação da língua, o trauma é mais frequente no rebordo alveolar inferior e nas regiões adjacentes. Clinicamente, as lesões manifestam-se como hiperplasias dos tecidos moles da região, habitualmente com a forma de pregas ou roletes normocrômicos ou avermelhados, mostrando em sua porção central uma depressão onde a borda da prótese se encaixa (Fig. 3.2). Embora as lesões sejam usualmente indolores, alguns pacientes

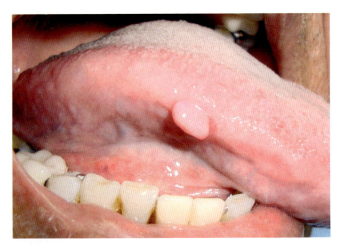

Fig. 3.1: Hiperplasia fibrosa focal. Lesão nodular exofítica pediculada normocrômica na borda lateral direita da língua. (Imagem gentilmente cedida pela Dra. Águida Aguiar Miranda e pelo Dr. Fábio Ramôa Pires).

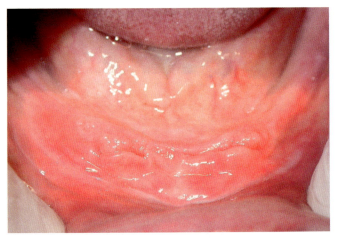

Fig. 3.2: Epúlide fissurada. Pregas hiperplásicas ligeiramente avermelhadas com depressão central no fundo de vestíbulo e rebordo alveolar anteroinferior. (Imagem gentilmente cedida pela Dra. Águida Aguiar Miranda e pelo Dr. Fábio Ramôa Pires).

podem se queixar de dor e sangramento local, em especial quando há ulceração superficial ou no fundo das depressões. O tamanho das lesões é variável, na dependência direta da extensão das áreas de trauma, podendo variar de alguns milímetros a vários centímetros, e alguns pacientes podem apresentar mais de uma lesão ao mesmo tempo. As mulheres, talvez em virtude da reabsorção alveolar mais rápida, são acometidas com maior frequência. Próteses que ocluem com dentes naturais apresentam risco maior de desenvolvimento da lesão, em virtude da força mastigatória mais intensa.

Outra forma de hiperplasia associada ao uso de próteses inadequadas é a chamada hiperplasia fibrosa inflamatória por câmara de sucção (ou somente hiperplasia por câmara de sucção). Essa condição, embora mostre patogênese semelhante à da epúlide fissurada, tem localização anatômica específica, associada à câmara de sucção existente em próteses removíveis acrílicas superiores. Embora existam poucos atualmente, no passado, algumas próteses removíveis acrílicas superiores eram confeccionadas com uma cavidade em sua face interna na região central, que tinha como objetivo funcionar como uma câmara de sucção que criaria uma pressão negativa, buscando aumentar sua capacidade retentiva e de fixação. Na realidade, em pouco tempo produzia-se uma lesão por hiperplasia reacional na mucosa do palato duro, que apresentava exatamente a forma daquelas cavidades, usualmente triangulares ou trapezoidais (Fig. 3.3).

Atualmente as próteses não mais usam esse artefato, de forma que as hiperplasias por câmara de sucção vistas nos dias atuais usualmente estão associadas a próteses com longo tempo de uso. Seu tratamento inclui a remoção cirúrgica da hiperplasia, seguida pela confecção de novas próteses. Lesões pequenas e com superfície plana podem ser tratadas com sucesso somente com preenchimento progressivo da cavidade antes da confecção das novas próteses.

Existem ainda outras formas de hiperplasias fibrosas inflamatórias associadas ao uso de próteses removíveis, dentre as quais destacamos a hiperplasia papilar inflamatória do palato e a hiperplasia fibrosa "em forma de folha". A hiperplasia papilar inflamatória do palato é uma condição caracterizada clinicamente pela presença de múltiplas projeções papilares normocrômicas ou avermelhadas, localizadas na mucosa do palato duro em contato com a face interna de uma prótese removível acrílica superior (Fig. 3.4). Essa forma clínica se associa à deficiência de adaptação da prótese ou à porosidades em sua face interna. Pode também ser observada em pacientes não usuários de próteses, habitualmente respiradores bucais e, possivelmente, a candidose crônica eritematosa esteja também associada a sua etiologia. A hiperplasia fibrosa "em forma de folha" pode surgir no palato duro, sob a face interna de uma prótese removível acrílica superior, e recebe essa designação em virtude de sua conformação clínica. Habitualmente apresenta formato achatado, mostrando largura e comprimento

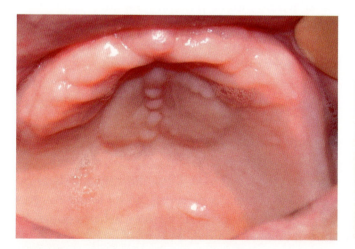

Fig. 3.3: Hiperplasia por câmara de sucção. Aumento de volume de formato triangular localizado na porção mediana do palato duro. (Imagem gentilmente cedida pela Dra. Águida Aguiar Miranda e pelo Dr. Fábio Ramôa Pires).

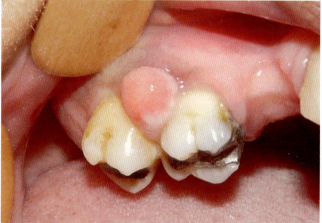

Fig. 3.4: Fibroma ossificante periférico. Aumento de volume nodular hiperplásico de coloração levemente eritematosa localizado na gengiva marginal e inserida vestibular superior do lado direito. (Imagem gentilmente cedida pela Dra. Águida Aguiar Miranda e pelo Dr. Fábio Ramôa Pires).

semelhantes, mas altura diminuta, sendo frequentemente pediculada.

O diagnóstico das hiperplasias fibrosas inflamatórias associadas a próteses removíveis mal adaptadas é eminentemente clínico, associado à observação da relação de causa e efeito pelo uso das próteses. O tratamento inclui obrigatoriamente a eliminação do fator etiológico, com a correção das inadequações das próteses envolvidas, podendo incluir seu reembasamento ou a confecção de novas próteses. Na maioria dos casos, mesmo eliminando o fator causal, não há remissão completa das lesões e, portanto, existe a necessidade de um procedimento cirúrgico para sua remoção. Vale ressaltar que a remoção cirúrgica da lesão realizada de forma independente da correção do fator causal incorre invariavelmente em recidiva do quadro.

Histologicamente, as hiperplasias fibrosas inflamatórias apresentam epitélio de revestimento pavimentoso estratificado podendo mostrar áreas de acantose e paraqueratose reacionais. O tecido conjuntivo subjacente mostra aumento da quantidade de fibras colágenas, as quais podem ser permeadas por variável quantidade de células inflamatórias predominantemente crônicas, as quais frequentemente dispõem-se na proximidade do tecido epitelial.

Além das hiperplasias fibrosas (inflamatórias ou não), outras lesões hiperplásicas que podem acometer pacientes idosos, especialmente nos tecidos gengivais e no rebordo alveolar edêntulo, são o granuloma piogênico, a lesão periférica de células gigantes e o fibroma ossificante periférico. Embora sejam habitualmente diagnosticados em pacientes mais jovens, podem acometer pacientes adultos e idosos nos quais existam fatores de irritação gengival ou alveolar, tais como acúmulo de biofilme, cálculo supra e subgengival e a presença de defeitos periodontais. Clinicamente, essas lesões apresentam-se como aumentos de volume hiperplásicos exofíticos, normocrômicos ou de coloração variável (variando do vermelho-vivo ao arroxeado), podendo ou não apresentar sangramento (espontâneo ou estimulado) (Fig. 3.6). Ocasionalmente observa-se presença de um pedículo e pode haver reabsorção superficial da crista óssea alveolar na região envolvida. O tratamento dessas condições localizadas na gengiva e no rebordo alveolar é semelhante e inclui a remoção cirúrgica associada à eliminação dos fatores causais. É fundamental a avaliação microscópica para o correto diagnóstico, visto que algumas apresentam maior potencial de recidiva.

PÊNFIGO VULGAR

O pênfigo vulgar é uma doença autoimune mucocutânea causada pela produção de autoanticorpos dirigidos contra moléculas de adesão das células epiteliais das camadas basal e suprabasal dos epitélios pavimentosos estratificados, especificamente as desmogleínas 1 e 3. Tais proteínas fazem parte da estrutura dos desmossomos, estrutura responsável pela adesão intercelular. O pênfigo vulgar representa a forma mais comum das condições conhecidas como *pênfigos* (as quais incluem outras três formas principais: o pênfigo vegetante, o pênfigo eritematoso e o pênfigo foliáceo) e, portanto, será a variante abordada neste tópico.

Essa condição habitualmente acomete a mucosa bucal de pacientes adultos, com média de idade de 50 anos, sem predileção por sexo. Os primeiros sinais da doença aparecem na mucosa bucal em aproximadamente 60% dos casos e podem preceder as lesões cutâneas em até um ano. As lesões bucais se formam no estágio inicial da doença, sendo, muitas vezes, sua primeira manifestação clínica. As bolhas são frágeis e rapidamente se rompem, formando úlceras e erosões. As lesões podem estar presentes em qualquer localização da mucosa bucal, sendo o palato, a mucosa labial, a mucosa jugal, o ventre da língua e a gengiva os locais acometidos com maior frequência (Figs. 3.5 e 3.6). Por responderem mais lentamente ao tratamento, as lesões bucais são descritas como as primeiras a surgirem e as últimas a desaparecerem.

As lesões cutâneas caracterizam-se por vesículas e bolhas flácidas que também se rompem rapidamente, deixando uma superfície eritematosa. Sem o tratamento adequado, tanto as lesões bucais quanto as cutâneas persistem e podem progressivamente envolver áreas mais extensas. Uma das características do pênfigo é a indução da formação de bolha em área de pele íntegra através de pressão, achado que é conhecido como "Sinal de Nikolsky".

A ação dos autoanticorpos dirigidos contra moléculas de adesão entre as células epiteliais resulta na perda de aderência celular e consequente formação de bolhas e fendas intraepiteliais. Histologicamente

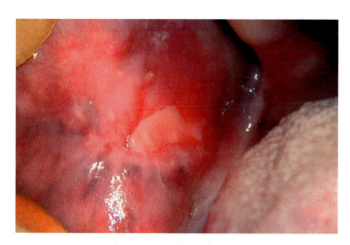

Fig. 3.5: Pênfigo vulgar. Área ulcerada difusa circundada por áreas eritematosas acometendo a mucosa jugal do lado direito. (Imagem gentilmente cedida pela Dra. Águida Aguiar Miranda e pelo Dr. Fábio Ramôa Pires).

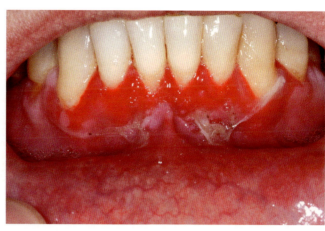

Fig. 3.6: Pênfigo vulgar. Área ulcerada descamativa na gengiva anterior inferior. (Imagem gentilmente cedida pelo Dr. Abel Silveira Cardoso).

observa-se separação intraepitelial logo acima da camada basal do epitélio. As células basais que permanecem aderidas ao tecido conjuntivo subjacente apresentam-se dispostas enfileiradas, sendo descritas como "fileiras de lápides", em virtude de sua separação lateral. Com a perda de ligação intercelular, as células da camada espinhosa apresentam-se separadas do restante do epitélio (acantólise), ficam soltas e tendem a assumir formato arredondado, sendo denominadas "células de Tzanck" ou "células acantolíticas". O tecido conjuntivo subjacente geralmente apresenta moderado infiltrado inflamatório crônico. O diagnóstico deve ser confirmado por biópsia de bolha íntegra, quando possível, ou de área perilesional e por reações de imunofluorescência direta do tecido perilesional.

Quando o diagnóstico da doença é realizado em sua fase inicial, o controle é, em geral, mais facilmente obtido. O tratamento consiste no uso de corticosteroides sistêmicos, podendo ser realizadas associações com outros imunossupressores. Corticosteroides tópicos podem ser utilizados em lesões intraorais como adjuvantes ao tratamento. Pode ser alcançada a completa remissão da doença, apesar de recidivas serem comuns.

PENFIGOIDE DAS MEMBRANAS MUCOSAS

Também conhecido como penfigoide cicatricial e penfigoide benigno das membranas mucosas, o penfigoide das membranas mucosas representa um grupo de doenças bolhosas mucocutâneas crônicas, de origem autoimune, no qual autoanticorpos são dirigidos contra um ou mais componentes da membrana basal. O termo penfigoide (-*oide* = semelhança) remete à sua semelhança clínica com o pênfigo, no entanto as duas doenças diferem quanto às suas características histopatológicas e ao prognóstico. O termo "cicatricial" refere-se à característica da doença de produzir cicatrizes, em especial quando a mucosa conjuntival é afetada, podendo resultar em cegueira. No entanto, tal característica não é marcante nas lesões bucais.

A doença afeta adultos entre 50 e 60 anos de idade, com predileção pelo sexo feminino. A maioria dos pacientes apresenta lesões na mucosa bucal, mas outras mucosas, como a conjuntival, a nasal, a esofágica, a laríngea e a vaginal, também podem ser acometidas. O envolvimento cutâneo também pode ser observado. As lesões bucais são inicialmente representadas por vesículas ou bolhas que se rompem revelando extensas áreas de ulceração superficial, que em geral são dolorosas e, caso não sejam tratadas, podem persistir por longos períodos de tempo (Fig. 3.7). As lesões podem ocorrer de forma difusa e generalizada na boca, com predileção pelo palato mole, gengiva e língua, ou limitada a uma região anatômica específica. Quando há o acometimento gengival, o quadro tem sido descrito como gengivite descamativa, muito embora esta apresentação clínica não seja exclusiva do penfigoide das membranas mucosas.

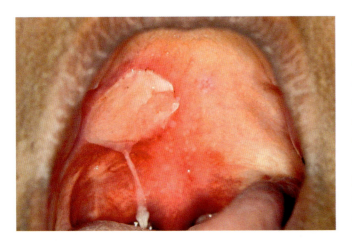

Fig. 3.7: Penfigoide das membranas mucosas. Área ulcerada descamativa no palato. (Imagem gentilmente cedida pelo Dr. Wladimir Cortezzi e pela Dra. Ellen Brilhante de A. Cortezzi).

O envolvimento ocular representa a complicação mais significativa da doença, já que uma fibrose subconjutival inicial progride para inflamação e erosão da conjuntiva, que culmina com a formação de cicatriz entre a conjuntiva bulbar (que reveste o globo ocular) e a conjuntiva palpebral (que reveste a superfície interna da pálpebra), resultando em aderências ditas simbléfaros. Sem tratamento, as lesões se agravam e, por fim, a cicatrização pode fazer com que a pálpebra se volte para a face interna do olho (entrópio), promovendo o contato dos cílios com a córnea e o globo ocular (triquíase). A produção de queratina reacional pela córnea pode resultar em cegueira. Por fim, pode haver aderência entre as pálpebras superior e inferior.

Histologicamente, observa-se separação total entre o epitélio e o tecido conjuntivo subjacente, na região da membrana basal, com a formação de fendas subepiteliais. Discreto infiltrado inflamatório crônico na submucosa superficial pode também ser observado. A biópsia realizada em bolhas intactas ou no tecido perilesional, além da imunofluorescência direta, também são também utilizadas para a confirmação do diagnóstico, assim como no pênfigo.

O tratamento do penfigoide é realizado com corticosteroides e, em casos graves, pode ser estabelecida associação com outros imunossupressores. A investigação de lesões oculares é essencial, já que nestes casos o tratamento precoce será essencial para que as complicações decorrentes das lesões oculares sejam evitadas.

Embora o penfigoide das membranas mucosas tenha comportamento relativamente benigno, pode ocorrer debilitação significativa e morbidade ao longo dos anos. A evolução é imprevisível, podendo ocorrer tanto melhora espontânea em alguns casos quanto evolução prolongada em outros, com períodos alternados de remissão e exacerbação. É importante ressaltar que tanto o penfigoide quanto o pênfigo podem ter sua etiologia ligada a alterações no sistema imune deflagradas pela presença de uma neoplasia maligna concomitante. Nessas situações, as doenças são chamadas "paraneoplásicas" e seu tratamento inclui obrigatoriamente atenção à neoplasia maligna subjacente.

HERPES ZOSTER

O herpes zoster, também chamado "zona" ou "cobreiro", é causado pela manifestação recorrente da infecção pelo vírus varicela-zoster (VZV ou HHV3), que faz parte da família herpesvírus humano, conhecida como *Herpetoviridae*. Após a infecção primária, conhecida como varicela ou catapora, o vírus se estabelece em latência especialmente em gânglios da espinha dorsal. Sua reativação, o herpes zoster, acomete a distribuição do nervo sensitivo afetado.

Ocorre durante a vida adulta em 10 a 20% dos indivíduos, havendo uma elevação da prevalência com o aumento da idade dos pacientes e apenas uma recidiva é esperada. Fatores predisponentes incluem a imunossupressão, infecção pelo HIV, tratamento com drogas citotóxicas ou imunossupressoras, radiação, presença de neoplasias malignas, senilidade, uso abusivo de álcool e estresse (físico ou emocional).

Clinicamente três fases podem ser identificadas: pródromo, aguda e crônica. Os sintomas prodrômicos de dor intensa resultam da replicação viral inicial, o que leva a inflamação dos gânglios, resultando em necrose e neuralgia grave. Por conseguinte, ocorre intensificação da dor, descrita como queimação, formigamento, coceira e incômodo pontiagudo na área de epitélio inervado pelo nervo sensitivo afetado (dermátomo). Um ou mais dermátomos podem ser acometidos. Febre, mal-estar e cefaleia podem ainda ser observados um a quatro dias antes do aparecimento das lesões cutâneas ou mucosas. Aproximadamente 10% dos indivíduos não apresentam dor prodrômica, podendo haver recidiva na ausência clínica de vesículas, quadro este denominado *zoster sine herpete* (zoster sem erupção cutânea). Nessa situação, os pacientes apresentam dor de início abrupto e hiperestesia sobre o dermátomo acometido, além de febre, cefaleia, mialgia e linfadenopatia. A fase aguda se inicia quando se desenvolvem grupos de vesículas dispostos sobre uma base eritematosa. Dentro de 3 a 4 dias as vesículas tornam-se pústulas e se ulceram, formando crostas após 7 a 10 dias. As lesões tendem a seguir o trajeto do nervo, respeitando a linha média, e regridem em 2 a 3 semanas.

As lesões orais ocorrem quando há envolvimento do nervo trigêmeo e frequentemente se estendem até a linha média, ocorrendo de forma simultânea com as lesões cutâneas no quadrante afetado (Fig. 3.8). Pequenas vesículas brancas opacas que se rompem formando ulcerações rasas são observadas. Pode haver perda de vitalidade nos dentes da área afetada e, também, necrose óssea secundária à osteomielite viral. A paralisia facial pode ser observada em associação com o herpes zoster da face ou do canal auditivo. A combinação de lesões cutâneas do canal auditivo e o envolvimento ipsilateral da face e nervos auditivos caracterizam a *síndrome de Ramsay Hunt*, que causa paralisia facial, deficiência auditiva, vertigem e diversos sintomas auditivos vestibulares.

Cerca de 15% dos pacientes progridem para a fase crônica da doença, caracterizada por dor persistente por mais de 3 meses (neuralgia pós-herpética), descrita como queimação pulsátil, contínua, prurítica ou lancinante. A maioria regride em um ano e metade apresenta resolução em 2 meses. Em pacientes com quadros de dor muito intensa e excepcionalmente longos (anos de duração) já foram relatados inclusive suicídios.

A infecção pelo VZV causa acantólise nas células epiteliais e histologicamente observam-se células acantolíticas de Tzanck com núcleo claro e aumentado (degeneração balonizante). As células epiteliais infectadas com vírus apresentam núcleo homogêneo, com marginação da cromatina ao longo da membrana nuclear. As células infectadas apresentam também multinucleação típica. Pode ainda ser observado infiltrado inflamatório secundário no tecido conjuntivo subjacente e membrana fibrinopurulenta na superfície.

O diagnóstico é baseado nas manifestações clínicas, mas em casos atípicos podem ser necessários procedimentos específicos como a cultura viral, imunofluorescência direta, hibridização e PCR. Exames por esfregaços (citologia esfoliativa) mostram efeitos citopatológicos virais comuns ao herpes zoster, à varicela e ao herpes simples, sendo necessária a associação com dados clínicos.

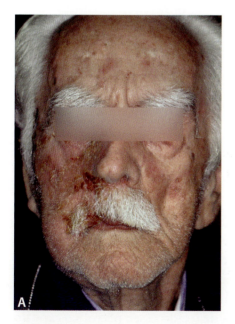
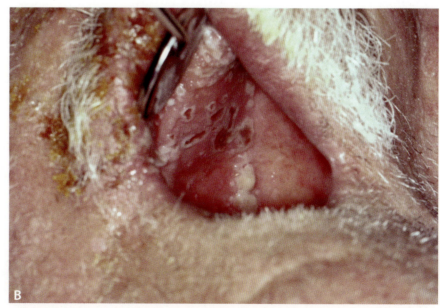

Fig. 3.8: Herpes zoster. (A) Lesões na hemiface direita, seguindo o trajeto do nervo trigêmeo. (B) Lesões orais acometendo língua e mucosas jugal e labial do lado direito. (Imagens gentilmente cedidas pelo Dr. Wladmir Cortezzi e pela Dra Ellen Brilhante de A. Cortezzi).

O tratamento com medicações antivirais como aciclovir, o valaciclovir e o fanciclovir tem acelerado o processo de cicatrização das lesões cutâneas e mucosas, reduzindo a dor aguda e a duração da neuralgia pós-herpética. Tais medicamentos são mais eficazes quando administrados nas primeiras 72 horas após o aparecimento da primeira vesícula.

OSTEONECROSE DOS MAXILARES RELACIONADA AO USO DE BISFOSFONATOS

Bisfosfonatos são drogas inibidoras da função osteoclástica e do metabolismo ósseo como um todo, as quais vêm sendo largamente empregadas na Medicina ao longo dos últimos anos. Evidências atuais indicam que essas substâncias são incorporadas pelos osteoclastos e determinam apoptose dessas células, interferindo diretamente com o processo de reabsorção óssea. Como a osteogênese é um processo associado à reabsorção óssea, essa inibição também interfere com a estimulação osteoblástica e com a deposição da matriz osteoide e de novo tecido ósseo, alterando o processo de remodelação óssea como um todo. Suas principais utilizações na Medicina incluem a inibição da reabsorção óssea associada ao processo de osteoporose e, o controle da dor óssea e a inibição da reabsorção óssea associados à disseminação de neoplasias malignas no tecido ósseo. A estrutura molecular distinta e a forma de utilização oral ou intravenosa das diferentes substâncias que compõem esse grupo determinam sua efetividade, a intensidade de sua ação e, consequentemente, seu potencial de efeitos colaterais.

No ano de 2002 surgiram os primeiros relatos na literatura sugerindo uma possível relação entre o uso dos bisfosfonatos e o desenvolvimento de necroses ósseas associadas à alteração no processo de remodelação óssea vinculada a essas substâncias. A partir dos relatos iniciais, uma verdadeira avalanche de novos relatos e de séries de casos foi publicada na literatura nos anos subsequentes, estabelecendo uma relação de causa e efeito entre o uso dessas drogas e o risco de osteonecrose dos maxilares. Algumas das bulas que acompanham essas substâncias têm inclusive incluído a possibilidade dessa sequela dentre os possíveis efeitos deletérios a elas associados. Atualmente, diversos estudos têm sido desenvolvidos, buscando compreender melhor seu mecanismo de patogênese e as possíveis influências ambientais, assim como determinar os fatores envolvidos na progressão e na resposta ao tratamento dessa condição. Entretanto, muito do conhecimento atual sobre essa situação clínica deve-se a observações clínicas derivadas da evolução natural da doença, assim como das tentativas de manejo e controle de sua extensão.

Como essas substâncias interferem com o mecanismo de remodelação óssea, em especial a reabsorção, situações clínicas nas quais há necessidade de incremento nesses processos são de especial risco no desenvolvimento das osteonecroses. Exodontias, cirurgias periodontais e outras cirurgias no complexo maxilomadibular são de especial risco para o desenvolvimento do quadro, mas até mesmo doença periodontal, doenças inflamatórias perirradiculares e traumas no rebordo alveolar ou em sua proximidade, como aqueles determinados pelo uso de próteses mal adaptadas podem participar na gênese da condição.

Além dos fatores locais de risco, o tempo de uso e a forma de utilização dos bisfosfonatos modulam os riscos de desenvolvimento da osteonecrose, assim como sua evolução. Bisfosfonatos utilizados por via oral para tratamento da osteoporose (como alendronato, risedronato e ibandronato) conferem risco menor de desenvolvimento da doença do que bisfosfonatos utilizados por via intravenosa (pamidronato e zolendronato) para controle da dor e da reabsorção óssea associadas à disseminação de neoplasias malignas no tecido ósseo (em especial mieloma múltiplo e cânceres metastáticos de mama, próstata e pulmão). O tempo de uso dessas substâncias é outro fator preditivo importante no risco de desenvolvimento das osteonecroses. E estima-se que o tempo de uso mínimo para início do quadro situe-se próximo dos 6 e 36 meses para bisfosfonatos intravenosos e orais, respectivamente.

Clinicamente, as áreas acometidas pela osteonecrose iniciam com sintomatologia dolorosa, muitas vezes associada à discreta drenagem de secreção purulenta, e um quadro de eritema na mucosa oral adjacente. Muito embora o quadro típico seja caracterizado pela presença de tecido ósseo necrótico exposto na cavidade oral (Fig. 3.9), nos estágios iniciais, a presença de osso exposto pode ser muito discreta ou

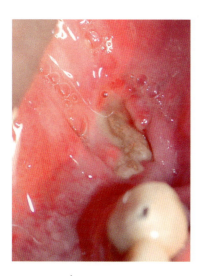

Fig. 3.9: Osteonecrose. Área de exposição óssea no rebordo alveolar inferior do lado esquerdo. (Imagem gentilmente cedida pelo Dr. Fábio Ramôa Pires).

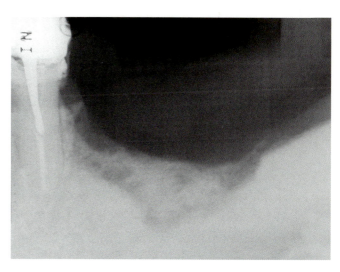

Fig. 3.10: Osteonecrose. Radiografia periapical mostrando áreas de rarefação e neoformação óssea. (Imagem gentilmente cedida pelo Dr. Fábio Ramôa Pires).

mesmo ausente. Essa sutileza clínica deve fazer parte do arsenal de conhecimentos do cirurgião-dentista clínico, para que se consiga o diagnóstico precoce da osteonecrose e para que se possa evitar a manipulação cirúrgica desnecessária de áreas já envolvidas pela condição.

Exames por imagens são importantes no diagnóstico, no tratamento e no acompanhamento dessas osteonecroses e habitualmente incluem radiografias panorâmicas e periapicais convencionais. Estas podem apresentar nas fases iniciais do processo, áreas focais de espessamento do espaço correspondente ao ligamento periodontal e de condensação óssea na lâmina dura do osso alveolar, posteriormente seguidas de áreas irregulares de rarefação e condensação óssea em quantidades variáveis (Fig. 3.10). Com a evolução do quadro, sequestros ósseos podem ser formados, revelando uma tentativa de limitação do processo e de separação do osso desvitalizado do osso normal adjacente. Exames por tomografia computadorizada e por ressonância nuclear magnética são úteis em casos mais extensos e de evolução mais longa, especialmente quando se planeja manejo cirúrgico para as áreas acometidas.

No processo de diagnóstico dessa condição, é sempre importante descartar a possibilidade clínica de metástases ósseas (em especial nos casos acometendo pacientes portadores de câncer) e de osteomielites associadas a outras causas. Uma vez confirmado o diagnóstico, é essencial obter uma detalhada história médica do paciente, do tempo de uso dos bisfosfonatos e dos benefícios obtidos com seu uso, assim como detalhar clínica e radiograficamente a sintomatologia envolvida com o quadro e sua extensão. Extensos procedimentos cirúrgicos na tentativa de remover todo o osso envolvido não parecem mostrar benefícios a longo prazo e, ao contrário, podem induzir outras áreas de osteonecrose. Manobras clínicas envolvendo, especialmente, cuidados locais, remoção de fatores traumáticos, orientações e a antibioticoterapia, quando indicada, parecem ser eficazes no controle e na estabilização da doença, podendo ser complementadas com pequenos procedimentos de sequestrectomia quando fragmentos de osso necrótico separarem-se do osso normal adjacente.

Atualmente, é de extremo valor, tanto para o paciente quanto para os profissionais envolvidos em seu tratamento e na sua prevenção, que seja realizada uma avaliação odontológica prévia ao início da terapia com bisfosfonatos, especialmente por via intravenosa. Essa avaliação permite a observação e o detalhamento dos possíveis fatores de risco para o desenvolvimento da osteonecrose e seu controle e/ou eliminação previamente ao início da terapia, reduzindo os riscos de desenvolvimento do quadro. Vale sempre ressaltar que essas drogas permanecem incorporadas ao tecido ósseo por longos períodos de tempo, e a atitude preventiva permite criar um ambiente de equilíbrio que reduz a possibilidade de efeitos deletérios associados a elas, potencializando seus benefícios.

CÂNCER DE BOCA E DESORDENS POTENCIALMENTE MALIGNAS DA MUCOSA ORAL

O câncer de boca é considerado a 11ª neoplasia maligna mais comum no mundo, com o maior número de casos sendo relatado na Índia, no Sudeste Asiático, nos Estados Unidos, na França, na Europa Central e Oriental, no Norte da Itália, na Austrália, na África do Sul e no Brasil. No nosso país, o câncer de boca é a 5ª neoplasia maligna mais frequente no sexo masculino e a 7ª no sexo feminino. Mais de 95% das neoplasias malignas da boca são classificadas, histologicamente, como carcinomas. Os carcinomas de boca são originários do epitélio de revestimento, eles podem ocorrer na mucosa jugal, na gengiva, no palato duro, na língua, no assoalho de boca e nos lábios. A doença ocorre, principalmente, em pacientes do sexo masculino, leucodermas e acima dos 40 anos de idade. Grande parte dos casos de câncer de boca é de diagnóstico tardio contribuindo significativamente para o alto índice de morbimortalidade e para a sobrevida de cerca de 50% em 5 anos. Os principais fatores que têm influenciado o quadro desfavorável são a dificuldade de diagnóstico precoce das lesões pelos cirurgiões-dentistas e demais profissionais da saúde, o desconhecimento da população sobre a doença e a limitação ao acesso aos serviços de saúde oral. Somam-se a essas dificuldades o crescente aumento da expectativa de vida da população e a exposição aumentada dos indivíduos aos fatores ambientais associados ao desenvolvimento do câncer.

DESORDENS POTENCIALMENTE MALIGNAS DA MUCOSA ORAL

Muitas das alterações genéticas, cromossômicas e moleculares identificadas nos carcinomas invasivos já podem ser encontradas, precocemente, em tecidos bucais clinicamente alterados. Histologicamente essas áreas exibem anomalias morfológicas e citológicas ainda restritas ao tecido epitelial, não havendo evidências de invasão do tecido conjuntivo subjacente. O acompanhamento de pacientes mostrou que algumas lesões podem evoluir para o câncer, sendo denominadas coletivamente "desordens potencialmente malignas da mucosa oral". Outras denominações frequentes para esse grupo de alterações incluem pré-câncer, lesões precursoras, lesões pré-malignas e neoplasias intraepiteliais.

As desordens potencialmente malignas da mucosa oral, de acordo com a Organização Mundial da Saúde (OMS), têm sido separadas em lesões e condições pré-malignas. Segundo a OMS, lesão pré-maligna é uma área de tecido morfologicamente alterada com maior probabilidade de sofrer transformação maligna, em comparação a uma área clinicamente normal. Condição pré-maligna é uma doença ou estado geral do paciente associado com risco significativamente maior de desenvolvimento de câncer, podendo, inclusive, haver o aparecimento de malignidade em sítios anatômicos, exibindo mucosa oral clinicamente normal. A tendência, no entanto, é estudá-las juntas, como desordens potencialmente malignas da mucosa oral, sendo que as mais comuns e importantes são a leucoplasia, a eritroplasia e a queilite actínica. Outras doenças desse grupo são o líquen plano oral, o lupus eritematoso discoide, a fibrose submucosa oral e as lesões de palato associadas ao hábito de fumo invertido.

LEUCOPLASIA

Segundo a OMS, leucoplasia é definida como uma placa ou mancha branca não destacável que não pode ser caracterizada clínica ou patologicamente como qualquer outra doença. O termo é considerado de teor essencialmente clínico, não havendo uma caracterização histopatológica definida. Desse modo, faz-se necessário excluir outras doenças da boca que podem se apresentar como placas brancas e constituem entidades clínico-patológicas específicas. As leucoplasias são consideradas a forma mais comum das desordens potencialmente malignas da mucosa oral e ocorrem mais frequentemente em pacientes do sexo masculino e na faixa etária acima dos 40 anos de idade. Os principais fatores etiológicos são o tabaco, o álcool e a ação de microrganismos. A ação carcinogênica do tabaco é atribuída ao fumo de cigarros, cachimbo ou charutos. Nesse processo, a mucosa oral é exposta ao calor da fumaça e a toxinas, como os hidrocarbonetos policíclicos e as nitrosaminas. Atualmente, é bastante difundido em alguns países o hábito do uso do tabaco sem fumaça, no qual o tabaco em folhas (tabaco de mascar) ou o tabaco triturado ou em pó (rapé) são colocados na cavidade oral em contato direto com os tecidos da gengiva e mucosa jugal. Na Ásia, o hábito do tabaco sem fumaça inclui uma mistura de folhas de tabaco com noz de areca ou betel, hidrato de cálcio e condimentos. O consumo de álcool, frequentemente implicado na carcinogênese bucal, parece atuar tanto isoladamente quanto de modo sinérgico com o tabaco. A participação de determinados microrganismos também pode ser de relevância no desenvolvimento de leucoplasias, como papilomavírus humano (HPV) e fungos do gênero *Candida*. O HPV (principalmente os subtipos 16 e 18) está frequentemente associado aos carcinomas de orofaringe, entretanto, nas desordens potencialmente malignas da mucosa oral, o HPV tem sido identificado menos comumente. A associação de *Candida* com leucoplasias ocorre frequentemente e pode ser decorrente de infecção fúngica secundária em lesões pré-existentes ou contribuir, de fato, para as alterações morfológicas presentes.

As leucoplasias se manifestam clinicamente como placas brancas ou branco-acinzentadas, de superfície translúcida, lisas ou fissuradas e de bordas bem demarcadas (Figs. 3.11 e 3.12). As lesões ocorrem mais frequentemente na mucosa jugal, na gengiva, na língua e no assoalho de boca. A ceratose do tabaco sem fumaça está associada, especificamente, ao desenvolvimento de lesões na gengiva e na mucosa de bochecha, áreas que entram em contato constantemente com o tabaco mascado. As leucoplasias podem exibir áreas vermelhas concomitantes, sendo denominadas de leucoeritroplasias ou leucoplasias mosqueadas (Fig. 3.13). Lesões leucoeritroplásicas exibem maior potencial de transformação maligna quando comparadas às lesões essencialmente brancas.

Histologicamente, a grande maioria das leucoplasias apresenta aumento da camada de ceratina e do número de células da camada de espinhosa do tecido epitelial. Menos frequentemente pode ser observada uma alteração denominada displasia epitelial, caracterizada pela presença de células epiteliais atípicas e alterações na diferenciação do tecido epitelial. No exame histopatológico, a intensidade da displasia epitelial é avaliada e subdividida em discreta, moderada ou intensa, de acordo com a extensão da atipia celular presente. Leucoplasias com displasia epitelial discreta exibem atipia celular restrita às células da camada basal do epitélio. Nas leucoplasias com displasia epitelial moderada, a atipia celular pode ser observada até o terço médio do tecido epitelial. Na displasia epitelial grave, a atipia celular envolve todas as camadas do tecido epitelial podendo ser observadas mitoses atípicas, perda da estratificação normal do epitélio e presença

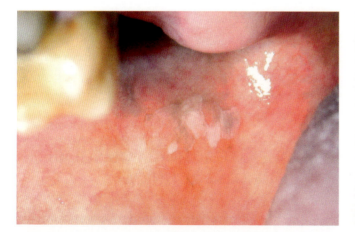

Fig. 3.11: Leucoplasia. Placa branca discreta com pequena espessura localizada na mucosa jugal do lado direito. (Imagem gentilmente cedida pela Dra. Águida Aguiar Miranda e pelo Dr. Fábio Ramôa Pires).

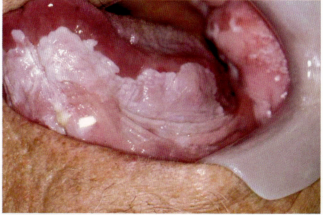

Fig. 3.12: Leucoplasia. Placa branca extensa localizada no ventre lingual e borda de língua do lado direito. (Imagem gentilmente cedida pelo Dr. Abel Silveira Cardoso).

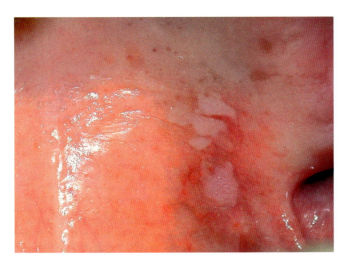

Fig. 3.13: Leucoeritroplasia. Placa branca associada a áreas vermelhas, de contorno difuso, localizada no limite entre palato duro e palato mole à esquerda. (Imagem gentilmente cedida pela Dra. Águida Aguiar Miranda e pelo Dr. Fábio Ramôa Pires).

de células pleomórficas com núcleos hipercorados. O risco de transformação maligna das leucoplasias é de aproximadamente 4%, e está associado ao grau de displasia epitelial detectado. As leucoplasias com displasia epitelial intensa exibem maior possibilidade de transformação maligna quando comparadas às leucoplasias com displasia epitelial discreta.

Toda lesão leucoplásica deve ser submetida à biópsia incisional para avaliação de suas características histopatológicas, permitindo ao cirurgião-dentista adequar o tratamento do paciente ao resultado histopatológico. Um exame comumente usado para auxiliar na escolha da área de biópsia é o teste do azul de toluidina (TAT). Esse procedimento é baseado na aplicação do corante básico azul de toluidina em lesões com suspeita de representarem desordens potencialmente malignas. Após a aplicação do corante, as áreas da lesão com alteração displásica tendem a se corar mais fortemente em comparação às áreas sem displasia. A explicação para isso é que o azul de toluidina tem a propriedade de se incorporar aos ácidos nucleicos presentes no núcleo das células do tecido epitelial. Áreas com displasia epitelial exibem maior potencial proliferativo e maior número de células e, portanto, maior tendência a captar o corante.

Leucoplasias decorrentes de espessamento epitelial, sem a presença de displasia, bem como lesões com displasia epitelial discreta, podem ser tratadas com a supressão dos fatores etiológicos, como o fumo e o álcool, ou com a orientação para o uso de protetor solar para lesões de lábio inferior. Adicionalmente, deve ser realizado o acompanhamento clínico periódico das lesões. Leucoplasias classificadas histologicamente como tendo displasia epitelial moderada ou intensa deverão ser removidas cirurgicamente, e o paciente igualmente avaliado periodicamente para a identificação de recidivas, bem como o desenvolvimento de novas leucoplasias ou mesmo carcinoma.

ERITROPLASIA

A eritroplasia é descrita pela OMS como uma placa ou mancha vermelha que não pode ser caracterizada clínica ou patologicamente como qualquer outra doença. As eritroplasias são incomuns e tendem a afetar pacientes acima dos 60 anos de idade sem haver predileção por sexo. Clinicamente são caracterizadas por placas avermelhadas, de superfície aveludada e bem delimitadas, e ocorrem, principalmente, no assoalho bucal, na língua e no palato mole (Figs. 3.14 e 3.15). Os fatores etiológicos são os mesmos descritos para as leucoplasias. Histologicamente, as eritroplasias exibem atrofia do tecido epitelial, e 90% apresentam displasia epitelial intensa, ou evidências de carcinoma *in situ* ou carcinoma invasivo. Em função disso, verifica-se que as desordens potencialmente malignas da mucosa oral com áreas eritroplásicas devem receber atenção redobrada no manejo do paciente. Lesões eritroplásicas devem ser submetidas à biópsia incisional para avaliação das suas características histopatológicas. Havendo confirmação da presença de displasia epitelial intensa, as lesões devem ser removidas cirurgicamente e os pacientes periodicamente acompanhados. Na presença de carcinoma, os pacientes devem ser encaminhados ao tratamento oncológico apropriado.

QUEILITE ACTÍNICA OU SOLAR (QUEILOSE ACTÍNICA)

A queilite actínica é uma desordem potencialmente maligna da mucosa dos lábios (especialmente do lábio inferior) decorrente da exposição prolongada à radiação ultravioleta da luz solar. Em geral, ocorre mais comumente em indivíduos do sexo masculi-

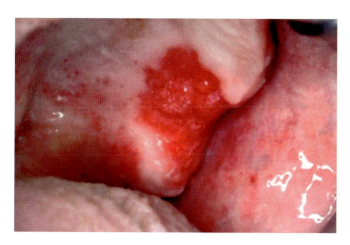

Fig. 3.14: Eritroplasia. Placa avermelhada no rebordo alveolar superior do lado esquerdo. (Imagem gentilmente cedida pelo Dr. Abel Silveira Cardoso).

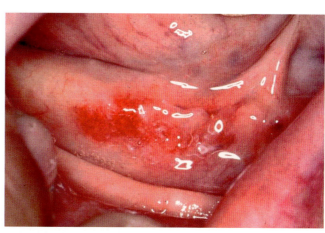

Fig. 3.15: Eritroplasia. Área avermelhada no assoalho de boca. (Imagem gentilmente cedida pelo Dr. Abel Silveira Cardoso).

no, podendo ser observada tanto em pacientes idosos quanto em adultos jovens com menos de 45 anos de idade. Caracteristicamente, os pacientes apresentam pele clara e sensível ao sol, com histórico de exercerem atividades comumente associadas a exposição crônica à luz solar, como trabalhadores rurais, marinheiros, pescadores, jardineiros ou praticantes do *surf*. As lesões são caracterizadas por áreas atróficas pálidas especialmente no vermelhão do lábio inferior, podendo exibir fissuras, descamação, ulceração e formação de crostas (Fig. 3.16). Lesões mais antigas podem exibir apagamento ou perda de definição dos limites entre vermelhão e pele do lábio. Tipicamente, as lesões apresentam desenvolvimento lento e eventualmente sofrem transformação maligna.

Histologicamente, as queilites actínicas são caracterizadas pela presença de um epitélio de revestimento atrófico, mas com tendência a hiperceratinização. A displasia epitelial pode estar ou não presente. O tecido conjuntivo tipicamente exibe áreas acelulares basofílicas amorfas, com alteração das fibras colágenas e elásticas. Em geral, a transformação maligna é rara e tardia, e, quando ocorre, normalmente os carcinomas são considerados bem diferenciados, de evolução lenta e com bom prognóstico. É necessário acompanhar o paciente periodicamente para avaliação do surgimento de mudanças no aspecto da lesão, como o aparecimento de áreas ulceradas, endurecidas ou espessamentos. Lesões suspeitas devem ser submetidas à biópsia para avaliar a presença de displasia.

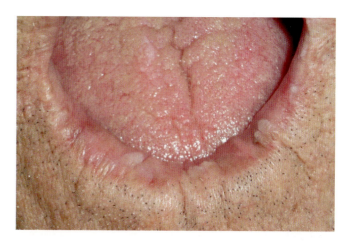

Fig. 3.16: Queilite actínica. Áreas atróficas e hiperceratóticas difusas localizadas no vermelhão do lábio inferior. (Imagem gentilmente cedida pela Dra. Águida Aguiar Miranda e pelo Dr. Fábio Ramôa Pires).

Pacientes com queilite actínica devem ser orientados a utilizar bloqueadores solares.

CARCINOMA DE CÉLULAS ESCAMOSAS (CARCINOMA ESPINOCELULAR, CARCINOMA EPIDERMÓIDE)

A principal forma de câncer de boca é o carcinoma de células escamosas (CCE), responsável por mais de 95% dos casos de lesões malignas que afetam a cavidade oral. O CCE ocorre mais comumente no sexo masculino e em indivíduos acima dos 40 anos de idade, havendo maior número de casos em idades mais avançadas. Com o aumento do hábito do tabagismo entre as mulheres, a diferença da incidência de CCE no sexo masculino, em relação ao sexo feminino, vem diminuindo ao longo dos anos. As principais localizações do CCE de boca são a língua, o assoalho de boca e o vermelhão do lábio inferior. Outras áreas acometidas são o lábio inferior, o palato mole, a gengiva, a mucosa jugal, a mucosa labial e o palato duro. O CCE na sua fase inicial pode se manifestar clinicamente como uma lesão macular ou papular leucoplásica, eritroplásica, ou leucoeritroplásica. Lesões em estágios mais avançados exibem crescimento exofítico com superfíce vegetante ou papilar, ou crescimento endofítico, apresentando uma ulceração central delimitada por bordas elevadas em rolete (Figs. 3.17 a 3.20). Nos CCE de gengiva, rebordo alveolar ou palato duro, devido à proximidade com tecido ósseo, pode haver invasão e destruição do osso subjacente. Nesses casos, os exames radiográficos irão mostrar uma imagem radiolúcida irregular e de limites mal definidos, na área invadida pela lesão maligna. Em geral, os pacientes portadores de CCE da boca relatam a percepção do desenvolvimento da lesão durante um período aproximado de 3 a 12 meses anterior ao diagnóstico. O tumor pode estar associado à disfagia, dificuldade de abertura da boca e dor. Muitos pacientes exibem, ainda, odor fétido na cavidade oral devido, principalmente, à ulceração e à infecção secundária da lesão. Os fatores etiológicos associados ao desenvolvimento do CCE de boca são semelhantes aos das desordens potencialmente ma-

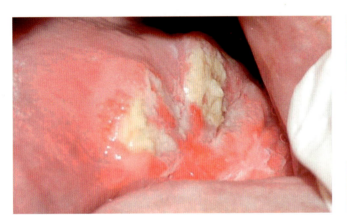

Fig. 3.17: Carcinoma de células escamosas. Lesão ulcerada na borda de língua do lado esquerdo. (Imagem gentilmente cedida pela Dra. Águida Aguiar Miranda e pelo Dr. Fábio Ramôa Pires).

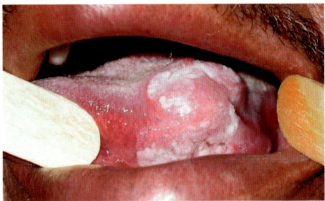

Fig. 3.18: Carcinoma de células escamosas. Extensa lesão ulcerada com bordas elevadas na borda de língua do lado esquerdo. (Imagem gentilmente cedidas pela Dra Ellen Brilhante de A. Cortezzi).

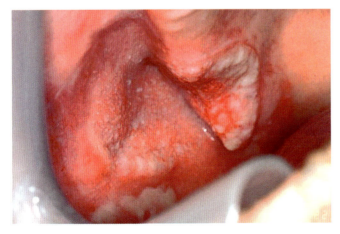

Fig. 3.19: Carcinoma de células escamosas. Lesão ulcerada no rebordo alveolar superior e mucosa jugal do lado direito. (Imagem gentilmente cedida pelo Dr. Abel Silveira Cardoso).

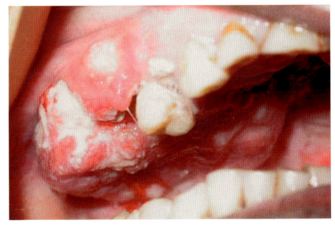

Fig. 3.20: Carcinoma de células escamosas. Lesão ulcerada no rebordo alveolar superior e palato do lado direito. (Imagem gentilmente cedida pela Dra Sandra Regina Torres).

lignas da mucosa oral, mais especificamente o tabagismo e o etilismo para todas as localizações da cavidade oral, e a radiação ultravioleta para os tumores de vermelhão de lábio inferior. Outros fatores que podem estar envolvidos no desenvolvimento do CCE de boca são os vírus oncocoênicos (como o HPV 16 e 18), a infecção por *Candida*, deficiências nutricionais e a imunosupressão.

Histopatologicamente, os CCE são caracterizados pela proliferação de células epiteliais grosseiramente atípicas (anaplásicas) ou displásicas que romperam a membrana basal e invadiram o tecido conjuntivo subjacente. No tecido conjuntivo, as células epiteliais atípicas se dispõem em ilhas e cordões e apresentam alterações celulares e nucleares, com maior número de mitoses em relação ao tecido normal de origem. As células epiteliais atípicas podem, ainda, produzir uma ceratinização excessiva e concêntrica localizada no centro das ilhas e cordões, criando um aspecto denominado de pérolas de ceratina.

Umas das principais complicações associadas ao CCE é a disseminação metastática da lesão, através de vasos sanguíneos ou linfáticos, para linfonodos regionais ou, menos frequentemente, para sítios à distância, como pulmões, fígado e ossos. A disseminação da doença pode contribuir para a diminuição da taxa de sobrevida do paciente. No exame físico de pacientes com lesões suspeitas de CCE de boca, é fundamental a investigação palpatória das cadeias de linfonodos submentonianos, submandibulares e cervicais. Linfonodos com infiltração de células neoplásicas malignas são caracterizados por serem indolores e por apresentar perda de mobilidade, tornando-se fixos e de consistência pétrea.

Lesões suspeitas de CCE de boca devem ser sempre submetidas à biópsia incisional. Uma vez confirmado o diagnóstico histopatológico de CCE, o paciente deve ser encaminhado para um centro oncológico especializado para tratamento. O tratamento de escolha é a ressecção cirúrgica radical podendo ser acompanhada da necessidade da dissecção da cadeia de linfonodos regionais e, de radioterapia e/ou quimioterapia complementar. A indicação do tratamento mais adequado para cada paciente é baseada no chamado estadiamento clínico do tumor, denominado de sistema TNM (T = tamanho do tumor; N = presença de metástases para linfonodos regionais; M = presença de mestástases à distância), que classifica os casos em quatro estádios de classificação (estádio I, II, III e IV). Pacientes com tumores classificados nos estádios tardios da doença (estádios III ou IV) tendem a apresentar pior sobrevida.

CARCINOMA VERRUCOSO

O carcinoma verrucoso é considerado uma variante de baixo grau do CCE oral. Clinicamente, apresenta-se como uma placa espessa esbranquiçada ou rósea e com superfície papilar, localizada especialmente no fundo de vestíbulo, gengiva, mucosa jugal, língua e palato duro (Fig. 3.21). Os pacientes mais acometidos são do sexo masculino, com idades acima dos 60 anos de idade. Os fatores etiológicos associados ao carcinoma verrucoso incluem o tabaco, sendo frequente o hábito do uso do tabaco sem fumaça. Nos casos associados ao tabaco sem fumaça, o desenvolvimento da lesão normalmente encontra-se na área correspondente à deposição do tabaco de mascar ou rapé. Outro fator etiológico por vezes implicado é a infecção pelo HPV (subtipos 16 e 18).

Histopatologicamente, o carcinoma verrucoso exibe extensa ceratinização papilar na superfície epitelial e formação de cristas epiteliais largas e alongadas, que crescem em direção ao tecido conjuntivo subjacente. O crescimento das cristas epiteliais ocorre de forma coesa, empurrando mais do que invadindo o tecido conjuntivo subjacente. A displasia epitelial encontrada no CCE convencional não é um aspecto comum no carcinoma verrucoso. A pouca tendência a displasia epitelial, extensa produção de ceratina e forma coesa de crescimento em direção ao tecido conjuntivo fazem com que o carcinoma verrucoso tenha um prognóstico favorável, raramente desenvolvendo metástases. Uma lesão clinicamente suspeita de ser um carcinoma verrucoso deve ser sempre submetida à biópsia incisional e, após a confirmação diagnóstica, o paciente deve ser encaminhado a um centro oncológico especializado para tratamento. Devido ao seu comportamento pouco agressivo, o tratamento indicado é a remoção cirúrgica, usualmente sem a necessidade de remoção dos linfonodos regionais ou de radioterapia ou quimioterapia. A sobrevida desses pacientes é considerada boa, e 90% dos pacientes encontram-se livres de doença em um período de cinco anos.

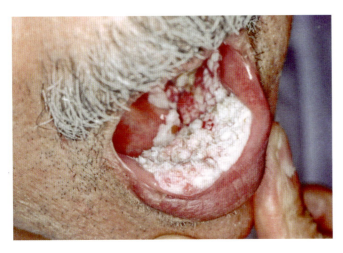

Fig. 3.21: Carcinoma verrucoso. Lesão exofítica esbranquiçada no rebordo alveolar anterior inferior. (Imagem gentilmente cedida pelo Dr. Abel Silveira Cardoso).

REFERÊNCIAS

1. Instituto Nacional do Câncer em: www.inca.gov.br
2. Neville BW, Damm DD, Allen CM, Bouquot JE. Patologia Oral e Maxilofacial. 3ª ed., Elsevier, Rio de Janeiro, 2009.
3. Regezi JA, Sciubba JJ, Jordan RC. Patologia Oral: correlações clinicopatológicas. 5ª ed., Elsevier, Rio de Janeiro, 2008.
4. Cancer EM, Celenk P, Kayipmaz S. Denture-related hyperplasia: a clinical study of a Turkish population group. Braz Dent J 20(3): 243-8, 2009.
5. Freitas JB, Gomez RS, De Abreu MH, Ferreira E, Ferreira E. Relationship between the use of full dentures and mucosal alterations among elderly Brazilians. J Oral Rehabil 35 (5): 370-4, may 2008.
6. Zhang W, Chen Y, An Z, Geng N, Bao D. Reactive gingival lesions: a retrospective study of 2439 cases. Quintessence Int 38(2): 103-10, February 2007.
7. Pires FR, Miranda AA, Cardoso ES, Cardoso AS, Alves FA, Gil RA. Osteonecrose de mandíbula e maxila associada ao uso de bisfosfonatos. Rev Bras Odontol 64(1-2): 42-8, 2007.
8. Ruggiero SL, Dodson TB, Assael LA, Landesberg R, Marx RE, Mehrotra B: American Association of Oral and Maxillofacial Surgeons. American Association of Oral and Maxillofacial Surgeons position paper on bisphosphonate-related osteonecrosis of the jaws – 2009 update. J Oral Maxillofac Surg 67(5 Suppl): 2-12, may 2009.
9. Ruggiero SL, Woo SB. Bisphosphonate-related osteonecrosis of the jaws. Dent Clin North Am 52(1): 111-28, january 2008.
10. Groves RW. Pemphigus: a brief review. Clin Med 9(4): 371-5, august 2009.
11. Scully C, Challacombe SJ. Pemphigus vulgaris: update on etiopathogenesis, oral manifestations, and management. Crit Rev Oral Biol Med 13(5): 397-408, 2002.
12. Scully C, Mignogna M. Oral mucosal disease: pemphigus. Br J Oral Maxillofac Surg 46(4): 272-7, june 2008.
13. Bruch-Gerharz D, Hertl M, Ruzicka T. Mucous membrane pemphigoid: clinical aspects, immunopathological features and therapy. Eur J Dermatol 17(3): 191-200, may-june 2007.
14. Lo Russo L, Fedele S, Guiglia R, Ciavarella D, Lo Muzio L, Gallo P et al. Diagnostic pathways and clinical significance of desquamative gingivitis. J Periodontol 79(1): 4-24, january 2008.
15. Scully C, Lo Muzio L. Oral mucosal diseases: mucous membrane pemphigoid. Br J Oral Maxillofac Surg 46(5): 358-66, july 2008.
16. Johnson RW. Herpes zoster and postherpetic neuralgia. Expert Rev Vaccines 9(3 Suppl): 21-6, march 2010.
17. Mustafa MB, Arduino PG, Porter SR. Varicella zoster virus: review of its management. J Oral Pathol Med 38(9): 673-88, october 2009.
18. Whitley RJ, Volpi A, McKendrick M, Wijck A, Oaklander AL. Management of herpes zoster and post-herpetic neuralgia now and in the future. J Clin Virol 48(Suppl 1): S20-8, may 2010.
19. Barnes L, Eveson JW, Reichert P, Sidransky D. World Health Organization of Tumours. Pathology and Genetics of Head and Neck Tumours. Lyon: IARC Press, 2005.
20. Goldenberg D, Lee J, Koch WM, Kim MM, Trink B, Sdransky D, Moon CS. Habitual risk factors for head and neck cancer. Otolaryngol Head and Neck Surg. 2004. Dec; 131(6): 986-93.
21. Kumar V, Abbas AK, Fausto N. Robbins e Cotran- Patologia: Bases Patológicas das Doenças (7ª edição). Elsevier, 2005.
22. Scully, C. Oncogenes, onco-supressors, carcinogenesis and oral cancer. Br Dent J.173(2): 53-59,1992.
23. Warnakulasuriya S. Global epidemiology of oral and oropharyngeal cancer. Oral Oncol. 2009 Apr-May; 45(4-5):309-16. Epub 2008 Sep 18. Review.
24. Warnakulasuriya S, Johnson NW, van der Waal I. Nomenclature and classification of potentially malignant disorders of the oral mucosa. J Oral Pathol Med. 2007 Nov; 36(10):575-80.
25. Rubin E, Gorstein F, Rubin R, Schwarting R, Strayer D. Rubin Patologia Bases Clinicopatológicas da Medicina. Guanabara-Koogan 4ª edição.

Capítulo 4

Doenças de Interesse Odontológico na Terceira Idade

Arley Silva Junior, Cesar Werneck Noce dos Santos

SÍNDROME DE SJÖGREN

INTRODUÇÃO

A Síndrome de Sjögren (SS) é uma doença inflamatória autoimune crônica que afeta glândulas exócrinas, em especial as glândulas lacrimais e salivares. Essa doença caracteriza-se por uma destruição do parênquima das glândulas salivares e lacrimais, mediada por linfócitos, afetando muitos órgãos e sistemas do corpo e acarretando diversos sinais e sintomas.

A SS pode ser classificada como primária ou secundária, de acordo com a presença de outra doença autoimune associada. Dessa forma, considera-se como SS primária aquela que não está associada a outra doença autoimune. Por sua vez, a SS secundária é aquela que ocorre em paciente já diagnosticado com outra doença autoimune, mais comumente artrite reumatoide. Outras doenças autoimunes associadas à SS são o lúpus eritematoso e a esclerodermia.

A importância do estudo da SS no contexto da odontologia provém de diversos aspectos. Em primeiro lugar, é uma doença comum na população, com pico de incidência aos 50 anos de idade. Além disso, o cirurgião-dentista pode contribuir para a detecção precoce e para o diagnóstico da SS. Por fim, essa síndrome acarreta consequências para o plano de tratamento dentário, tendo em vista as complicações orais decorrentes dessa síndrome.

Neste capítulo, portanto, serão abordados os diversos aspectos da SS, desde sua etiopatogenia até suas consequências para o tratamento dentário.

INCIDÊNCIA E PREVALÊNCIA

A SS é uma das doenças autoimunes mais comuns na população mundial. Estima-se que sua incidência esteja em torno de 0,3% a 0,6% da população. Outros estudos relataram resultados variados para a prevalência de SS, de 0,2% a 4,8%. É difícil obter valores precisos para estimativas epidemiológicas de SS, o que ocorre, principalmente, devido aos vários critérios de diagnósticos já propostos para a SS. Dessa forma, torna-se difícil analisar e comparar tais estudos epidemiológicos, de modo a obter uma estimativa segura da incidência e prevalência da SS na população.

A SS apresenta uma clara predileção pelo sexo feminino, da ordem de 9:1, com pico de incidência na 4ª e 5ª décadas de vida. Estima-se ainda que sua prevalência seja 7 vezes maior em indivíduos com mais de 71 anos de idade do que na população em geral. Não se observa predileção por grupos étnicos ou raciais.

ETIOPATOGENIA

Embora sua etiologia ainda não seja completamente compreendida, atribui-se à SS uma etiologia multifatorial. Acredita-se que seja o resultado da interação de fatores ambientais e uma predisposição genética. Mecanismos associados a vírus, estresse e hormônios sexuais já foram propostos como possíveis fatores etiológicos para essa síndrome.

De maneira geral, a SS caracteriza-se por uma ativação policlonal de células B, seguida de hipergamaglobulinemia crônica, aumento nos níveis de ß2 microglobulina, e presença concomitante de vários autoanticorpos. Foi proposta uma série de 4 eventos na etiopatogenia da SS: (1) início do processo patológico por um fator etiológico; (2) rompimento das células epiteliais do tecido glandular; (3) migração de linfócitos T e infiltrado linfocítico em glândulas exógenas; e (4) hiper-reatividade de linfócitos B e produção de fator reumatoide e dos autoanticorpos anti-Ro (SS-A) e anti-La (SS-B).

Os autoanticorpos anti-Ro e anti-La são antinucleares, uma vez que são direcionados a partículas ribonucleicas. Ambos podem ser encontrados em pacientes com SS primária ou secundária. Sua presença tem sido associada ao início precoce, maior severidade, maior duração da SS, aumento de volume recorrente em glândulas parótidas e manifestações extraglandulares.

CARACTERÍSTICAS CLÍNICAS

Os sintomas associados à SS em geral são discretos e podem ser erroneamente atribuídos a outras doenças ou medicações em uso pelo paciente. Esses sintomas tendem a ser mais evidentes em casos precoces de SS, ou seja, diagnosticados antes dos 35 anos de idade. Dentre as principais características clínicas da SS, destaca-se a chamada síndrome sicca, caracterizada por ceratoconjuntivite sicca, xeroftalmia, hipossalivação e xerostomia.

Por ceratoconjuntivite sicca, entende-se a presença de uma redução na produção de lágrimas pelas glândulas lacrimais. Tal redução acarreta em inflamação na superfície ocular e redução na camada aquosa do filme da lágrima. Os pacientes costumam queixar-se de incômodo nos olhos, com sensação de presença de corpo estranho. A visão pode se tornar embaçada, com eventual sensação dolorosa.

Vale também deixar claro, neste momento, a diferença entre os conceitos de hipossalivação e xerostomia. Define-se xerostomia como o sintoma de secura na boca, o qual pode ou não estar associado à hipossalivação, ou seja, a uma efetiva redução no fluxo salivar, medido em mL/min. Pode ser necessária uma redução de 40% a 50% no fluxo salivar até que o paciente apresente um quadro de xerostomia.

O sinal mais evidente da SS é o aumento de volume em glândulas salivares. Tal manifestação pode ser uni ou bilateral, em episódios recorrentes. Ocorre em 20% a 30% dos casos, acometendo as glândulas submandibular e, principalmente, a parótida.

Outros sinais e sintomas SS são: linfadenopatia, desconforto e inflamação ocular, disfagia, pele seca, artralgias, secura de vias aéreas, hipertensão pulmonar, fibrose pulmonar intersticial, gastrite crônica atrófica, cirrose biliar primária, meningite, mielopatias, neuropatia periférica, dentre outras. Pacientes com SS podem apresentar ainda o chamado fenômeno de Raynaud, uma desordem de vasconstrição que causa descoloração dos dedos de mãos, pés e, ocasionalmente, de outras extremidades.

A SS primária foi associada a manifestações extraglandulares mais frequentes, dentre as quais tireoidite autoimune, hepatite autoimune, doença pulmonar intersticial e nefrite intersticial. Por sua vez, pacientes com SS secundária apresentam sintomas referentes à doença autoimune associada, em especial artrite reumatoide ou lúpus sistêmico eritematoso.

A complicação mais grave da SS é o aumento na incidência de linfomas, o que ocorre em 6% a 7% dos casos. Alguns estudos observaram que, em comparação com a população em geral, pacientes com SS apresentam um risco até 44 vezes maior de desenvolverem um linfoma. Tais linfomas são, em geral, do tipo não Hodgkin, de baixo grau, e sua presença tem sido associada a uma maior mortalidade para esses pacientes.

CRITÉRIOS DIAGNÓSTICOS

Desde 1975, diversas classificações têm sido propostas como critério diagnóstico para a SS. Entretanto, não há, até este momento, um sistema diagnóstico para a SS que tenha sido amplamente aceito pela comunidade científica.

Em virtude desta dificuldade em estabelecer critérios diagnósticos para a SS, estima-se que o tempo decorrido entre os sintomas iniciais e o diagnóstico de SS seja de 6 a 10 anos. A referência para o diagnóstico da SS, aquela considerada como "padrão-ouro", continua sendo o diagnóstico clínico, realizado por um profissional experiente.

Ainda que já tenha sido objeto de críticas, um dos sistemas de classificação mais utilizados atualmente foi proposto pelo *American-European Consensus Group*. Esse sistema utiliza um questionário e regras de classificação, conforme apresentado nas tabelas abaixo (Tabelas 4.1 e 4.2).

Neste contexto de testes diagnósticos para a SS, ressalta-se o papel do cirurgião-dentista, tendo em vista a relevância das alterações bucais para se estabelecer um diagnóstico de SS. Dentre os principais testes diagnósticos para SS estão a biópsia de glândulas salivares menores, a sialometria e a sialografia. Outros testes são a sialoquímica, ressonância magnética, cintilografia e ultrassonografia de glândulas salivares.

A biópsia de glândulas salivares menores é um procedimento invasivo, no qual são coletadas 5 ou mais glândulas salivares menores através de uma incisão em mucosa labial inferior. É considerado o teste diagnóstico mais preciso para avaliar o envolvimento oral pela SS.

Por sua vez, a sialometria tem por objetivo quantificar o fluxo salivar do paciente, em mL/min. Tal aferição pode ser realizada através de diferentes técnicas, sendo a mais simples e fácil a sialometria não estimulada. Nessa técnica, é feita a coleta da saliva total em um recipiente graduado, durante 5 a 15 min, com o paciente em repouso. Valores inferiores a 0,1 mL/min são considerados anormais.

Tabela 4.1: Classificação de critério internacional revisado para o diagnóstico da SS, de acordo com o *American-European Consensus Group* (2002).

I. Sintomas Oculares: Resposta positiva a pelo menos uma das perguntas abaixo:
1. Você teve secura ocular incômoda, persistente e diária por mais de 3 meses?
2. Você tem a sensação recorrente de areia ou fragmentos nos olhos?
3. Você usa lágrima artificial mais de 3 vezes ao dia?

II. Sintomas Bucais: Resposta positiva a pelo menos uma das perguntas abaixo:
1. Você teve sensação diária de secura bucal por mais de 3 meses?
2. Você teve aumento recorrente ou persistente das glândulas salivares na idade adulta?
3. Você bebe líquidos com frequência para ajudar a engolir alimentos secos?

III. Sinais Oculares: Ou seja, evidência objetiva de envolvimento ocular, sendo definido como um resultado positivo para pelo menos um dos seguintes testes:
1. Teste de Schirmer I, realizado sem anestesia (≤ 5 mm em 5 minutos).
2. Índice de Rosa de Bengala ou de outro teste para secura ocular (≥ 4, segundo o sistema de gradação de van Bijsterveld).

IV. Histopatologia: Em glândulas salivares menores (obtidas de uma região de mucosa clinicamente normal), sialoadenite linfocítica focal, avaliada por um patologista experiente, com uma gradação focal ≥ 1, definida como número de focos de linfócitos (adjacentes a ácinos mucosos de aspecto normal e contendo mais de 50 linfócitos) por 4 mm^2 de tecido glandular.

V. Envolvimento de Glândulas Salivares: Evidência objetiva de envolvimento de glândulas salivares, sendo definido como um resultado positivo para pelo menos um dos seguintes testes diagnósticos:
1. Sialometria não estimulada (≤ 1,5 ml em 15 minutos).
2. Sialografia de parótida mostrando a presença de sialectasias difusas (padrão pontual, cavitário ou destrutivo), sem evidência de obstrução dos ductos maiores.
3. Cintilografia salivar mostrando retardo na captação, concentração reduzida e/ou retardo na excreção do marcador.

VI. Autoanticorpos: Presença no soro dos seguintes autoanticorpos:
1. Anticorpos para antígenos Ro (SS-A) ou La (SS-B), ou ambos.

Tabela 4.2: Regras para a classificação, segundo critérios de 2002 do *American-European Consensus Group*.

Para SS primária
Em pacientes sem qualquer doença possivelmente associada, SS primária é definida como: a. Presença de quaisquer 4 dos 6 itens é indicativa de SS primária, desde que os itens IV (Histopatologia) ou VI (Sorologia) sejam positivos. b. A presença de quaisquer 3 dos 4 itens com critérios objetivos (ou seja, itens III, IV, V e VI).
Para SS secundária
Em pacientes com uma doença possivelmente associada (por exemplo, outra reconhecida doença de tecido conjuntivo), a presença dos itens I e II, associado a quaisquer 2 dos itens III, IV e V, é considerada indicativa de SS secundária.
Critérios de exclusão
• História de radioterapia de cabeça e pescoço; • Infecção pelo vírus da hepatite C; • Síndrome da Imunodeficiência Adquirida (AIDS); • Linfoma pré-existente; • Sarcoidose; • Doença do enxerto-contra-o-hospedeiro; • Uso de medicamentos anticolinérgicos.

A sialografia é um método radiográfico no qual há a injeção de contraste na glândula através do ducto secretor, permitindo avaliar a estrutura e arquitetura dos ductos da glândula. Este é o segundo teste mais preciso para o diagnóstico da SS, atrás somente da biópsia de glândulas salivares menores. Resultados alterados são observados em 72% a 86% dos casos de SS, cuja manifestação típica mostra sialectasias pontuais e perda da arborização normal do sistema ductal, num aspecto descrito como "árvore carregada de frutos".

TRATAMENTO

Em geral, o tratamento convencional para SS é sintomático, ou seja, alívio dos sintomas da síndrome sicca e prevenção de complicações. A eficácia de drogas antirreumáticas tradicionais é limitada nesses casos, levando ainda a aumento na incidência de infecções. É essencial o acompanhamento do paciente por uma equipe multiprofissional, contendo cirurgião-dentista, oftalmologista, reumatologista, dentre outros.

Corticoides e agentes imunossupressores são, em geral, reservados para casos com manifestações extraglandulares. Dentre os medicamentos já estudados para tais casos de SS, estão azatioprina, hidroxicloroquina, ciclofosfamida, ciclosporina, dentre outros.

Em relação à síndrome sicca, as manifestações oculares são controladas com o uso de lágrima artificial e, por sua ação anti-inflamatória, corticoides tópicos. O controle de quadros de hipossalivação e xerostomia, bem como de complicações orais, serão abordados nos tópicos seguintes.

ENVOLVIMENTO ORAL POR SS

A saliva é um importante componente na manutenção da saúde bucal, ao proteger o esmalte, lubrificar a mucosa oral e atuar de forma antimicrobiana através de proteínas e imunoglobulinas em sua composição. Sendo assim, é de se esperar que uma redução no fluxo salivar acarrete em complicações orais.

De fato, pacientes com SS apresentam lábios ressecados e mucosa oral pálida, atrófica, também ressecada. Há ainda uma maior incidência de cáries, em especial em margens gengivais, bordos incisais e pontas de cúspides. Casos de doença periodontal são mais agressivos, acelerados.

Observa-se ainda, nesses pacientes, um aumento na incidência de candidíase, em especial na apresentação clínica de candidíase atrófica e queilite angular. A redução no fluxo salivar acarreta também em risco de sialoadenite bacteriana retrógrada. Por vezes, podem-se identificar ainda dificuldades relacionadas à fala, mastigação e deglutição.

ATENDIMENTO ODONTOLÓGICO DO PACIENTE COM SS

Para o paciente com SS, recomendam-se consultas odontológicas mais frequentes, com raspagem e profilaxia periodontal a cada 4 a 6 meses. A cada consulta, deve-se ressaltar a importância de uma adequada higiene oral na manutenção da saúde bucal.

Além disso, a adoção de uma terapia diária com flúor tópico é essencial na redução da incidência de cáries nesses pacientes. Sem os cuidados preventivos adequados, cáries em pacientes com SS podem destruir rapidamente a estrutura dentária sadia. A terapia com flúor deve ser prescrita não apenas para uso domiciliar, mas pode também ser realizada em ambiente profissional, pelo uso de flúor em gel, verniz ou bochechos.

Quadros de candidíase devem ser tratados com antifúngicos tópicos, como a nistatina ou o miconazol. Caso haja próteses dentárias removíveis associadas ao quadro de candidíase, deve-se dedicar especial atenção a instruir o paciente quanto à adequada higienização da prótese. Por sua vez, pacientes com sialoadenite bacteriana retrógrada devem ser tratados com adequada antiobioticoterapia, associada a reidratação e estimulação salivar.

Também é importante instruir o paciente a ingerir líquidos com frequência, de modo a: (1) auxiliar na lubrificação da mucosa oral; (2) aumentar o fluxo salivar; e (3) ajudar a equilibrar o pH bucal, reduzindo assim o risco de cáries. Nesse contexto, mascar gomas de mascar sem açúcar também pode contribuir a controlar um quadro de hipossalivação/xerostomia.

A estimulação salivar também pode ser obtida através de medicamentos sistêmicos, em especial a pilocarpina e a cevimelina. Ambos estes medicamentos são agonistas muscarínicos, com bons resultados no aumento do fluxo salivar.

A pilocarpina é um medicamento parassimpaticomimético, capaz de mimetizar a acetilcolina, a qual age como mediador entre neurônios e outros órgãos, como as glândulas salivares. Como resultado, há aumento da secreção de glândulas salivares e lacrimais. A dose recomendada de pilocarpina é 5 mg, 3 vezes ao dia, por via oral.

Os efeitos colaterais da pilocarpina incluem sudorese, rinite e alterações urinárias, pulmonares, gastrointestinais e cardiovasculares. Seu uso é contraindicado em pacientes com úlcera gástrica, asma descontrolada, hipertensos ou em uso de medicamentos beta-bloqueadores.

Por sua vez, a cevimelina é um medicamento mais recente, também análoga da acetilcolina. Sua meia-vida é maior que a da pilocarpina, com maior afinidade e ligação mais forte aos receptores M3. Em virtude disto, espera-se também um efeito clínico mais prolongado e efeitos colaterais menos intensos. A dose recomendada de cevimelina é 30 mg, 3 vezes ao dia, por via oral.

Os efeitos colaterais da cevimelina são similares aos da pilocarpina. Seu uso é contraindicado em pacientes com asma descontrolada, irite aguda ou glaucoma de ângulo fechado.

Vale ressaltar as precauções de tratamentos medicamentosos para a hipossalivação. O uso desses medicamentos pode interferir com medicações de uso crônico ou com doenças sistêmicas. Nesses casos, deve-se dar atenção especial às medidas de estimulação salivar, citadas anteriormente.

Em alguns casos, não será possível obter um aumento significativo do fluxo salivar através da estimulação salivar, medicamentosa ou não. Isto ocorre porque, conforme visto anteriormente, a SS provoca destruição do parênquima das glândulas salivares. Assim sendo, fica simples compreender que, em casos onde já houve extensa destruição do parênquima glandular, não serão observados resultados expressivos através da estimulação salivar.

Nesses casos, evidencia-se a importância da utilização de substitutos salivares (saliva artificial), tais como o Oral Balance (Biotene®) ou o Salivan (Apsen®). O benefício obtido desses fármacos é de curta duração, enquanto que seus resultados a longo prazo são controversos na literatura. Alguns autores sugerem que casos leves devem inicialmente ser controlados com substitutos salivares, reservando terapias medicamentosas com pilocarpina, por exemplo, para casos moderados a severos.

CONCLUSÕES

É importante uma abordagem multiprofissional ao paciente com SS, tendo em vista o grande espectro de manifestações e complicações que esses pacientes podem apresentar. O diagnóstico dessa síndrome é ainda controverso, com diferentes critérios propostos na literatura. De toda forma, o envolvimento oral é uma das características mais importantes dessa síndrome, o que evidencia a relevância da presença do cirurgião-dentista inserido na equipe multiprofissional de atendimento ao paciente com SS.

Nesse contexto, cabe ao cirurgião-dentista estar atento às possíveis manifestações bucais relacionadas à referida síndrome, bem como realizar planejamento do tratamento odontológico de forma individualizada para o paciente com SS. Assim sendo, o cirurgião-dentista estará contribuindo não apenas para o diagnóstico e tratamento da síndrome, mas, em última instância, para melhorar a qualidade de vida desse paciente.

REFERÊNCIAS

1. Al-Hashimi I. The management of Sjogren's syndrome in dental practice. J Am Dent Assoc. 2001 Oct; 132(10): 1409-1417.
2. Al-Hashimi I. Xerostomia secondary to Sjogren's syndrome in the elderly: recognition and management. Drugs Aging 2005; 22: 887–899.
3. Älpoz E, et al. The efficacy of Xialine® in patients with Sjögren's syndrome: a single-blind, cross-over study. Clin Oral Invest. 2008 Jun; 12(2): 165-172.
4. Bayetto K, Logan RM. Sjögren's syndrome: a review of aetiology, pathogenesis, diagnosis and treatment. Aust Dent J. 2010 Jun; 55(Suppl 1): 39-47.
5. Becker H, Pavenstaedt H, Willeke P. Emerging treatment strategies and potential therapeutic targets in primary Sögren's syndrome. Inflamm Allergy Drug Targets. 2010 Mar; 9(1): 10-19.
6. Dawes C. Physiological factors affecting salivary flow rate, oral sugar clearance, and the sensation of dry mouth in man. J Dent Res. 1987 Feb; 66 Spec: 648-53.
7. Fauchais AL et al. Immunological profile in primary Sjögren syndrome – clinical significance, prognosis and long-term evolution to other auto-immune disease. Autoimmun Rev. 2010 Jul; 9(9): 595-599.
8. Fox RI, et al. Sjögren's syndrome: proposed criteria for classification. Arthritis Rheum. 1986; 29: 577-585.
9. Gabriel SE, Michaud K. Epidemiological studies in incidence, prevalence, mortality and comorbidity of the rheumatic diseases. Arthritis Res Ther. 2009 May; 11(3): 229.
10. Gálvez J, et al. Diagnostic evaluation and classification criteria in Sjögren's syndrome. Joint Bone Spine. 2009 Jan; 76(1): 44-49.
11. Hara AT, Zero DT. The caries environment: saliva, pellicle, dient and hard tissue ultrastructure. Dent Clin North Am. 2010 Jul; 54(3): 455-467.
12. Hida A et al. Prevalence of Sjögren syndrome among Nagasaki atomic bomb survivors. Ann Rheum Dis. 2008 May; 67(5): 689-695.
13. Homma M et al. Criteria for Sjögren's syndrome in Japan. Scand J Rheumatol. 1986(Suppl 61): 26-27.
14. Joseph A, et al. Imunologic rheumatic disorders. J Allergy Clin Immunol. 2010 Feb; 125(2 Suppl 2): S204-S215.
15. Mariette X, Gottenberg JE. Pathogenesis of Sjögren's syndrome and therapeutic consequences. Curr Opin Rheumatol. 2010 Sep; 22(5): 471-477.
16. Manthorpe R, et al. The Copenhagen criteria for Sjögren's syndrome. Scand J Rheumatol. 1986(Suppl 61): 19-21.
17. Mavragani CP, Moutsopoulos HM. The geoepidemiology of Sjögren's syndrome. Autoimmun Rev. 2010 Mar; 9(5): A305-A310.
18. Navazesh M, Kumar SK. Xerostomia: prevalence, diagnosis, and management. Compend Contin Educ Dent. 2009 Jul; 30(6): 326-8, 331-2; quiz 333-334.
19. Neville BW et al. Patologia Oral e Maxilofacial. 3ª ed. Rio de Janeiro: Elsevier, 2009. 972 p.
20. Peters MC. Strategies for noninvasive demineralized tissue repair. Dent Clin North Am. 2010 Jul; 54(3): 507-525.
21. Ramos-Casal M, Tzioufas AG, Stone JH. Treatment approaches in primary Sjögren syndrome – reply. J Am Med Assoc. 2010 Nov 10; 304(18): 2016.
22. Regezi JA et al. Patologia Oral: correlações clínico-patológicas. 5ª ed. Rio de Janeiro: Elsevier, 2008. 417 p.
23. Skopouli FN, et al. Preliminary diagnostic criteria for Sjögren's syndrome. Scand J Rheumatol. 1986(Suppl 61): 22-25.
24. Soto-Rojas AE, Kraus A. The oral side of Sjögren syndrome. Diagnosis and Treatment. A review. Arch Med Res. 2002 Mar-Apr; 33(2): 95-106.
25. Stewart CM et al. Salivary dysfunction and quality of life in Sjögren syndrome: a critical oral-systemic connection. J Am Dent Assoc. 2008 Mar; 139(3): 291-299
26. Vitali C, et al. Preliminary criteria for the classification of Sjögren's syndrome. Results of a prospective concerted action supported by the European community. Arthritis Rheum. 1993; 36: 340-347.
27. Vissink A, Kallenberg CGM, Bootsma H. Treatment approaches in primary Sjögren syndrome. J Am Med Assoc. 2010 Nov 10; 304(18): 2015-2016.
28. Vitali C et al. The European classification criteria for Sjögren's syndrome (SS): a revised version of the Europe-

an criteria proposed by the American-European Consensus Group. Ann Rheum Dis. 2002 Jun; 61(6): 554-558.
29. Vitali C et al. Sensitivity and specificity of tests for ocular and oral involvement in Sjögren's syndrome. Ann Rheum Dis. 1994; 53: 637-647.
30. Von Bültzingslöwen I, et al. Salivary dysfunction associated with systemic diseases: systematic review and clinical management recommendations. Oral Surg Oral Med Oral Pathol Oral Radiol Endod. 2007 Mar; 107(Suppl 1): S57.e1-S57.e15.

Síndrome da Ardência Bucal (SAB)

Arley Silva Junior, Cesar Werneck Noce dos Santos

Capítulo 5

INTRODUÇÃO

A síndrome da ardência bucal (SAB) é também conhecida como glossopirose, glossodinia, disastesia bucal ou estomatodinia. Esse termo é utilizado quando os sintomas, frequentemente descritos como o de uma sensação de queimação, existem na ausência da identificação de fatores etiológicos orgânicos; é um sintoma inexplicável. A Associação Internacional de Estudos da Dor define a SAB como: "Uma entidade nosological distinta caracterizada por queimação bucal persistente ou sensação semelhante na ausência de alterações identificáveis na mucosa".

A SAB é uma queixa relativamente comum a qual afeta cerca de 5 indivíduos em cada 100.000. É mais observado em indivíduos de meia idade ou idosos e é particularmente mais comum em mulheres, com uma relação de 3:1.

FATORES PREDISPONENTES E PATOGÊNESE

Em mais de 50% dos pacientes não existe uma causa a qual precipite a SAB, porém, em alguns indivíduos, fatores locais ou sistêmicos podem ser identificados. Causas psicogênicas, tais como ansiedade, depressão ou cancerofobia, podem ser verificadas em cerca de 20% dos casos. Em alguns casos parece que a SAB surge após uma intervenção odontológica, infecção do trato respiratório superior, utilização de drogas (inibidoras citotóxicas – conversora da enzima angiotensina, inibidores da protease), ou exposição a diferentes substâncias (Tabela 5.1).

Não existe uma relação específica no que diz respeito a alterações hormonais, apesar do fato da SAB ser frequente em indivíduos de meia idade, idosos e mulheres pós-menopausa.

Algumas condições clínicas devem ser excluídas, considerando que podem estar presentes causando a ardência, como a língua geográfica, liquem plano, boca seca, candidíase, glossite como as associadas a deficiências hematológicas (ferro, ácido fólico, vitamina B), diabetes e problemas orgânicos sem lesões clínicas identificáveis, as quais podem causar sintomas semelhantes à SAB (deficiência hematológica – ferro, ácido fólico ou vitamina B; dentaduras mal confeccionadas restringindo a movimentação da língua; parafunção – bruxismo, projeção da língua; neuropatia como danos do nervo da corda do tímpano; hipofunção da tireoide e drogas).

Na doença de Parkinson a frequência da SAB é aumentada e tem sido sugerido que ela é uma desordem da dimuição do limiar da dor. Os pacientes com frequência possuem um "superpaladar", eles possuem um aumento na sensação do paladar. A hipótese é a de

Tabela 5.1: Substâncias associadas à causa da sensação de queimação bucal.

Alimentos e Aditivos
• Ácido benzoico
• Castanha
• Canela aldeído
• Café instatâneo
• Ácido nicotínico
• Amendoim
• Metabisulfito de sódio
• Ácido sórbico
Metais
• Cádimo
• Cloreto de cobalto
• Mercúrio
• Níquel
• Paládium
Plástico
• Peróxido de benzoil
• Bisfenol A
• Resina epoxi
• Metil metacrilato
• Octil galato
• Propileno glicol

que a SAB seja devido a: neuropatia bucal e/ou uma interrupção na transdução neurológica induzida pela alteração na composição da saliva, ou pela alteração no sistema nigrostriatal dopaminérgico, o qual leva à excitabilidade do trigêmio, ou pela perda da inibição central pelo dano no paladar pelo nervo glossofaríngeo e/ou corda do tímpano, ou a uma atividade simpática mediada por uma desordem neuropática induzida por uma injúria traumática do nervo trigêmio ou infecção pelo vírus varicela zoster.

CARACTERÍSTICAS CLÍNICAS

Na maior parte das vezes, a SAB acomete a língua, algumas vezes o palato e, menos comumente, os lábios e o rebordo alveolar inferior também podem estar envolvidos. Três tipos de SAB têm sido descritos de acordo com o padrão da sensação dos sintomas de queimação. Estas queixas são: variáveis (queimação, escaldante ou formigamento), moderadamente severos, frequentemente bilateral, não piora durante a alimentação, na verdade, ocorre um alívio durante, a alimentação ou na ingestão de líquidos, ao contrário da dor causada por lesões orgânicas, a qual é tipicamente agravada durante a alimentação. O álcool pode reduzir os sintomas persistente porém não incomoda ao dormir, prolongada (acima de 4 meses) e raramente os sintomas dimunem.

Também podem ser observadas com frequência diversas queixas bucais e/ou psicogênicas, tais como: boca seca, paladar ruim ou alterado, sede, dores de cabeça, dores nas costas crônicas, síndrome do intestino irritado e disminorreia.

Pode ocorrer alterações no sono e no humor, e, com frequência, diversas tentativas de tratamento já ocorreram. Alguns pacientes, menos comumente, utilizam analgésicos na tentativa de controlar os sintomas.

DIAGNÓSTICO

É importante o exame bucal para que se exclua causas orgânicas com desconforto semelhante, tais como: alergias, bruxismo, projeção da língua, candidíase, doenças dermatológicas (liquen plano), boca seca, inibidores da enzima conversora da angiotensina e inibidores da protease, língua geográfica, língua fissurada, glossites como as causadas pelas deficiências hematológicas e problemas hormonais (diabetes e hipotireoidismo).

É recomendado também a investigação psicológica, como, por exemplo, para depressão e ansiedade, bem como laboratorial para se excluir anemia (deficiência vitamínica ou de ferro), diabetes (análise sanguínea e da urina), disfunção da tireoide (análise sanguínea), xerostomia (fluxo salivar) e candidíase.

TRATAMENTO

A SAB é diagnosticada quando todas as causas orgânicas tiverem sido excluídas, todas as investigações possíveis forem negativas e o exame não demonstrar: sinais clínicos de doença da mucosa, sensibilidade ou edema da língua ou da área afetada e sinais neurológicos ou outros sinais objetivos.

Cerca de 50% dos pacientes com SAB apresentam remissão espontânea no período de 6 a 7 anos, porém poucos apresentam remissão espontânea em um período mais curto, dessa forma um tratamento é frequentemente necessário. O paciente deve evitar qualquer coisa que piore os sintomas, tais como vinhos, bebidas gasosas, bebida cítrica e apimentadas. A informação ao paciente é um importante aspecto no tratamento. É recomendada a atenção e confirmação de fatores como próteses e deficiências hematológicas. Deve ser evitado tratamento dentário ou cirurgia oral, bem como reposição hormonal quando na ausência de qualquer indicação específica.

Pode ser indicado o encaminhamento e a terapia cognitiva. A técnica denominada "reatribuição" ajuda no tratamento desses pacientes. Ela envolve o entendimento das queixas por meio da obtenção da história dos fatores relacionados a parte física, do humor e social, e também fazer com que o paciente se sinta compreendido e apoiado, bem como a associação entre os sintomas e os problemas psicológicos. É importante conhecer claramente a realidade dos sintomas e angústias do paciente e nunca desconsiderá-los ou considerá-los insignificantes.

Tente explicar a base psicossomática do problema, atribuindo os sintomas às causas pelas quais o paciente não deve ser responsabilizado. Estabeleça objetivos, os quais incluem o auxílio na luta do paciente em relação aos sintomas em vez de tentar qualquer cura impossível. Não repita exames ou investigações em consultas subsequentes, considerando que esta postura pode apenas servir para tornar mais forte um comportamento doentio e pavores na saúde.

Explique que os antidepressivos, caso prescritos, são utilizados para tratar os sintomas da SAB e não a depressão, e que tem sido demonstrado que os antidepressivos em estudos controlados são eficazes para esse tipo de problema, independente do paciente ser depressivo. As medicações utilizadas incluem: amitriptilina, clonazepan, dosulepina, doxepina, fluoxetina, gabapentina, nortriptilina e trazodone. Alguns pacientes respodem a outras medicações como: bochechos ou *spray* de benzidamida, capsaicina tópica creme a 0,025% ou 0,075%, pastilhas de clonazepan para dissolver na boca, ou ácido α-lipoico utilizado sistemicamente.

REFERÊNCIAS

1. Minguez-Sanz MP, Salort Llorca C, Silvestre-Donat FJ. Etiology of burning mouth syndrome: A review and update. Med Oral Patol Oral Cir Bucal. 2011 Jan 10. [Epub ahead of print].
2. Takenoshita M, Sato T, Kato Y, Katagiri A, Yoshikawa T, Sato Y, Matsushima E, Sasaki Y, Toyofuku A. Psychiatric diagnoses in patients with burning mouth syndrome and atypical odontalgia referred from psychiatric to dental facilities. Neuropsychiatr Dis Treat. 2010 Oct 13;6:699-705.
3. López-D'alessandro E, Escovich L. Combination of alpha lipoic acid and gabapentin, its efficacy in the treatment of Burning Mouth Syndrome: A randomized, double-blind, placebo controlled trial. Med Oral Patol Oral Cir Bucal. 2010 Aug 15. [Epub ahead of print].
4. Mock D, Chugh D. Burning mouth syndrome. Int J Oral Sci. 2010 Mar;2(1):1-4. Review.
5. Cho GS, Han MW, Lee B, Roh JL, Choi SH, Cho KJ, Nam SY, Kim SY. Zinc deficiency may be a cause of burning mouth syndrome as zinc replacement therapy has therapeutic effects. J Oral Pathol Med. 2010 Oct;39(9):722-7. Epub 2010 Jul 2.
6. Beneng K, Renton T, Yilmaz Z, Yiangou Y, Anand P. Sodium channel Na v 1.7 immunoreactivity in painful human dental pulp and burning mouth syndrome. BMC Neurosci. 2010 Jun 8;11:71.
7. Boras VV, Savage NW, Brailo V, Lukac J, Lukac M, Alajbeg IZ. Salivary and serum levels of substance P, neurokinin A and calcitonin gene related peptide in burning mouth syndrome. Med Oral Patol Oral Cir Bucal. 2010 May 1;15(3):e427-31.
8. Dias Fernandes CS, Salum FG, Bandeira D, Pawlowski J, Luz C, Cherubini K. Salivary dehydroepiandrosterone (DHEA) levels in patients with the complaint of burning mouth: a case-control study. Oral Surg Oral Med Oral Pathol Oral Radiol Endod. 2009 Oct;108(4):537-43.
9. Pigatto PD, Brambilla L, Ferrucci SM, Guzzi G. Risk factors for burning mouth syndrome. J Oral Pathol Med. 2009 Sep;38(8):672.
10. Pigatto PD, Spadari F, Guzzi G. Letter to the editor: Burning mouth syndrome and risk of allergy.Med Oral Patol Oral Cir Bucal. 2009 Apr 1;14(4):E158.
11. Cavalcanti DR, da Silveira FR. Alpha lipoic acid in burning mouth syndrome--a randomized double-blind placebo-controlled trial. J Oral Pathol Med. 2009 Mar;38(3):254-61. Epub 2009 Jan 23.
12. Gao J, Chen L, Zhou J, Peng J. A case-control study on etiological factors involved in patients with burning mouth syndrome. J Oral Pathol Med. 2009 Jan;38(1):24-8.
13. Pekiner FN, Gümrü B, Demirel GY, Ozbayrak S. Burning mouth syndrome and saliva: detection of salivary trace elements and cytokines. J Oral Pathol Med. 2009 Mar;38(3):269-75. Epub 2008 Dec 31.
14. Yamazaki Y, Hata H, Kitamori S, Onodera M, Kitagawa Y. An open-label, noncomparative, dose escalation pilot study

of the effect of paroxetine in treatment of burning mouth syndrome. Oral Surg Oral Med Oral Pathol Oral Radiol Endod. 2009 Jan;107(1):e6-11. Epub 2008 Nov 8.
15. Femiano F, Lanza A, Buonaiuto C, Gombos F, Cirillo N. Burning mouth disorder (BMD) and taste: a hypothesis. Med Oral Patol Oral Cir Bucal. 2008 Aug 1; 13(8):E470-4.
16. López-Jornet P. Need for multicenter studies in burning mouth syndrome.J Oral Pathol Med. 2008 Aug; 37(7):445-6.
17. López-Jornet P, Camacho-Alonso F, Lucero-Berdugo M. Quality of life in patients with burning mouth syndrome.J Oral Pathol Med. 2008 Aug;37(7):389-94. Epub 2008 Jul 9.
18. Cavalcanti DR, Birman EG, Migliari DA, da Silveira FR. Burning mouth syndrome: clinical profile of Brazilian patients and oral carriage of Candida species.Braz Dent J. 2007;18(4):341-5.
19. Mínguez Serra MP, Salort Llorca C, Silvestre Donat FJ. Pharmacological treatment of burning mouth syndrome: A review and update.Med Oral Patol Oral Cir Bucal. 2007 Aug 1;12(4):E299-304. Review.
20. Sardella A. An up-to-date view on burning mouth syndrome.Minerva Stomatol. 2007 Jun;56(6):327-40. Review.

Capítulo 6

Cárie, Abfração, Erosão e Abrasão são Comuns nos Idosos?

Maria José Santos de Alencar, Dayane Oliveira, Natalia Guedes

INTRODUÇÃO

O envelhecimento é um processo natural, formado por um conjunto de reações e caracterizado por alterações que levam a uma diminuição da capacidade de adaptação do ser humano ao meio ambiente. Essas alterações são de ordem morfológica, fisiológica, bioquímica e psicológica.[21]

Os progressos tecnológicos e os avanços dos estudos no campo da saúde levaram a um aumento na expectativa de vida do homem.[13] O decréscimo das taxas de mortalidade associado à melhoria nas condições de saneamento básico também é fator que resulta em uma participação cada vez mais significativa dos idosos na população, resultando num processo de envelhecimento populacional rápido e intenso.[9,23,29,33,37]

De fato, o envelhecimento populacional é uma tendência mundial e que traz consigo problemas específicos dessa faixa etária. Pacientes idosos geralmente requerem cuidados continuados e, em determinadas situações, necessitam mudanças de comportamento do profissional. Quando comparados com pacientes de idade intermediária, os pacientes idosos encontram-se na fase de declínio fisiológico e biológico e podem apresentar alterações na pele, na mucosa, menor acuidade visual, maior perda da memória, maior

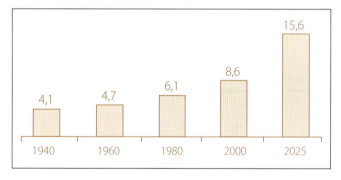

Fig. 6.1: Porcentagem de idosos na população brasileira de 1940 a 2000 e previsão para 2025. Fonte: IBGE, 2002.

número de doenças sistêmicas e, frequentemente, fazem a ingestão diária de vários medicamentos que por vezes alteram o meio oral.[17] Esses pacientes também necessitam mais atenção do profissional em relação a fatores emocionais.

Apesar de não existirem doenças bucais relacionadas diretamente à velhice, na literatura odontológica especializada,[11,32,36] relatam-se os seguintes problemas de saúde bucal como sendo os mais prevalentes nos idosos: cáries coronária e radicular, periodontopatias, edentulismo, desgastes dentais (atrições, abrasões e erosões), lesões de tecidos moles (ulcerações, hiperplasias inflamatórias traumáticas e medicamentosas, infecções etc.), xerostomia, dores orofaciais, desordens temporomandibulares, problemas de oclusão e câncer bucal (não estão citados em ordem de prevalência ou de relevância clínica).

A incorporação de hábitos e de modo de vida mais saudáveis por essa parcela da população tem conduzido a uma menor perda de dentes. Em contrapartida, esses pacientes possuem um aumento da prevalência de cáries radiculares e lesões cervicais não cariosas, as quais requerem tratamento.[7] Dessa forma, neste capítulo serão discutidas questões a respeito do comportamento, da etiologia e das possíveis abordagens e tratamentos da doença cárie e dos desgastes dentários.

CÁRIE

A cárie é uma doença infectocontagiosa, no qual os ácidos orgânicos provenientes da fermentação microbiana dos açúcares da dieta promovem a redução do pH e, por conseguinte, causam a desmineralização dos tecidos duros do dente.[31]

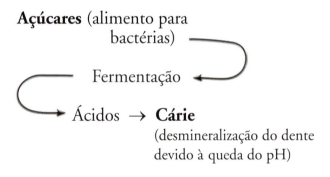

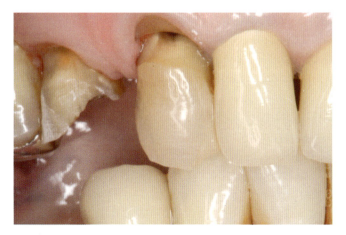

Fig. 6.2: Paciente do sexo masculino, 77 anos. Fonte: Steven Lepowsky, DDS, *University of Connecticut School of Dental Medicine*.

Doença essa descrita como desequilíbrio entre os processos de desmineralização e remineralização dentária, no qual a desmineralização promovida pela redução do pH ocorre em maior grau do que a capacidade de "remineralização" pela ação da saliva. Por isso, apesar de ser uma doença crônica de progressão lenta, na ausência de tratamento, pode promover a destruição total da estrutura dental.

A redução do pH da cavidade bucal ocorre em virtude da proliferação bacteriana sacarolítica acidogênica, ou seja, em presença do substrato "sacarose", essas bactérias se reproduzem em larga escala e liberam, como subprodutos de seu metabolismo, ácidos, que promovem a redução do pH e, consequentemente, levam à desmineralização dentária.

A função erroneamente descrita como "remineralizadora" da saliva se dá por meio de proteínas salivares ricas em prolina e outros inibidores salivares, como a estaterina,[10] que previnem a precipitação espontânea e seletiva de fosfato de cálcio ou o crescimento de cristais de sais diretamente sobre a superfície do esmalte, tendendo a inibir a desmineralização do esmalte. Entretanto, essa função só se dá a nível superficial, uma vez que se trata de macromoléculas que não conseguem penetrar nas porções mais profundas do esmalte.

A saliva possui também substâncias de tamponamento que reequilibram o pH da boca após a ingestão de açúcares, evitando a desmineralização dos dentes. Os tampões salivares de maior importância são o sistema ácido carbônico/bicarbonato e o sistema fosfato. As proteínas salivares possuem capacidade de tamponar, mas somente em pH muito baixo. A capacidade tampão corrige as mudanças de pH ocorridas com a formação de ácidos orgânicos resultantes da fermentação dos açúcares da dieta pelos microrganismos. Se os ataques de ácidos tornam-se muito frequentes ou têm duração demasiadamente longa em comparação com os períodos de remineralização, o produto final é uma lesão cariosa, assim sendo, é o equilíbrio entre desmineralização e remineralização que garante uma situação de saúde.

Embora a participação dos microrganismos seja inquestionável e indispensável para a instalação da doença cárie, deve-se considerar o microrganismo como um fator participativo na etiologia da cárie e não determinante, já que a doença cárie é multifatorial e depende da interação de vários outros fatores. Ao contrário, a microbiota residente muitas vezes contribui para o funcionamento normal do organismo, além de contribuir como defesa inata contra a colonização externa. As populações microbianas em uma situação saudável se encontram em um grau de estabilidade ideal, denominado "homeostase microbiana",[16] na qual ocorre um equilíbrio altamente dinâmico entre a microbiota residente e as condições ambientais locais.

Para entendermos a etiologia da doença cárie, precisamos compreender que todas as superfícies do corpo são colonizadas por microrganismos denominados microbiota residente, que contribuem para o funcionamento fisiológico normal do organismo, além de contribuírem como defesa inata contra colonização externa (infecções). Dessa forma, a existência de uma microbiota bucal é natural e importante para a saúde do hospedeiro.

Outros fatores, como a diminuição da imunidade, a utilização de próteses e alguns tipos de medicações, podem levar a um aumento de microrganismos não orais. A redução do fluxo salivar, provocada por medicamentos ou doenças pré-existentes, também é uma condição que predispõe a instalação da doença, uma vez que ocorre com maior facilidade a precipitação de fosfato de cálcio dos prismas do esmalte.[4]

Numa importante revisão internacional, Ettinger[6] afirmou que a cárie pode ser considerada o principal problema de saúde bucal das pessoas com mais de 60 anos. O percentual de idosos edêntulos vem sofrendo uma considerável redução, porém, os dentes remanescentes acabam aumentando o risco do desenvolvimento de novas lesões de cárie, principalmente na superfície radicular. De fato, Vilstrup et al.[44] encontraram uma proporção considerável de indivíduos idosos que ainda retinham dentes naturais, mas que também possuíam cáries ativas. Segundo os autores, a manutenção de elementos da dentição natural na boca nessa idade pode ser um indício de uma boa qualidade de saúde oral através da vida; no entanto, este bom comportamento de higiene pode ser alterado, por exemplo, devido a um declínio da cognição, da habilidade funcional e outros efeitos da idade relacionados com enfermidades.

Nos idosos, o risco de desenvolver cárie aumenta devido a diversas situações que são mais comuns nesta fase da vida: problemas motores causados por artrose, doença de Parkinson e sequelas de Acidente Vascular Encefálico, que dificultam ou mesmo impossibilitam a higiene bucal; problemas psiquiátricos e/ou psicológicos, como os decorrentes da doença de Alzheimer e da depressão, que levam o paciente a não se "importar" com a própria saúde, inclusive a bucal.

Em se tratando de cárie na terceira idade, torna-se mais frequente nos idosos, a chamada **cárie de raiz**, uma vez que, com o envelhecimento, há chances da gengiva começar a retrair, expondo a raiz, deixando, então, essa região, que é mais suscetível ao desenvolvimento da cárie, exposta ao meio oral. O desenvolvimento da cárie em superfície radicular é semelhante ao da lesão coronária, tendo como fatores etiológicos: exposição da superfície radicular ao ambiente bucal (hospedeiro), controle mecânico de placa deficiente (microbiota específica) e dieta cariogênica (substrato), que, interagindo em função do tempo, implicam na formação e progressão da doença cárie; porém, a cárie de raiz tem um avanço mais rápido, um dos motivos é que a raiz, agora exposta ao meio bucal, não possui esmalte, a camada protetora que existe na coroa dental.

Um dos pontos importantes para se evitar a instalação e/ou progressão da doença cárie é a higienização. Além da escovação e uso do fio dental, a própria fisiologia oral promove uma auto-higienização das superfícies dentárias por meio da mastigação pela atrição entre as superfícies oclusais.

Outras duas questões que devem ser discutidas são a alimentação e a redução do fluxo salivar na terceira idade. No que se diz respeito à nutrição, a literatura mostra que a predileção do idoso por alimentos fáceis de mastigar e de valor nutricional duvidoso é a grande responsável pelo desenvolvimento das lesões de cárie, como revelam Brunetti & Montenegro.[1] Em 2001, Steele et al.,[42] ponderaram o hábito que o idoso possui de chupar balas, na tentativa de aliviar o desconforto proporcionado pela sensação de boca seca causada pela hiposalivação, muito comum nessa faixa etária. Vale ainda citar Curzon & Preston,[5] que afirmam que a depressão também estimula um consumo de alimentos mais fáceis de encontrar, cozinhar e carregar; e normalmente esses alimentos são mais cariogênicos e menos nutritivos.

No passado, as queixas de boca seca nos pacientes idosos eram geralmente atribuídas às consequências previsíveis do envelhecimento. Entretanto, hoje já é amplamente aceito que qualquer redução na função salivar associada à idade é moderada e, provavelmente, não está associada à redução da função salivar significante. De fato, alterações estruturais nas glândulas salivares ocorrem com o decorrer da idade. Células acinosas responsáveis pela produção de saliva são substituídas por gorduras ou tecido conjuntivo.[38] Porém, essas alterações não causam diminuição do fluxo de saliva funcional.[28,43] Ao contrário, a redução da produção de saliva em idosos parece estar mais relacionada a fatores como doenças sistêmicas e uso contínuo de medicamentos do que com o envelhecimento.

A redução do fluxo salivar ocorre fisiologicamente e, também, associada ao uso de alguns medicamentos xerogênicos, como diuréticos, laxantes, antiácidos, anti-hipertensivos, antidepressivos, antipsicóticos, sedativos, anti-histamínicos, anticolinérgicos, antiparkisonianos.[26] Por outro lado, condições sistêmicas, como artrite reumatoide, síndrome de Sjögren, tratamento quimioterápico, radioterapia em região de cabeça e pescoço, infecção pelo vírus da imunodeficiência humana (HIV), hepatite C, diabetes mellitus, hipotireoidismo e nefrite, podem reduzir o fluxo salivar, que varia de acordo com a gravidade da doença e a intensidade do tratamento, respectivamente. A saliva tem um importante papel na regulação do crescimento e atividade metabólica da microbiota bucal, uma vez que ajuda na manutenção do pH ideal para microbiota residente, como descrito anteriormente, além de liberar fatores inatos e específicos de defesa imunológica. Dessa forma, a alteração do fluxo salivar torna as superfícies dentárias mais susceptíveis à desmineralização.

O índice CPO-D, que indica o número de dentes permanentes cariados, perdidos (extraídos e com extração indicada) e restaurados, ainda que apresente pouca sensibilidade na estimativa do ataque de cárie em idosos, continua sendo o índice mais utilizado nos estudos desta população. Na literatura internacional há uma grande variedade de estudos, com os mais diversos delineamentos, que vêm sendo conduzidos em populações idosas. Os resultados desses estudos têm demonstrado melhores condições de saúde bucal do que aquelas encontradas no Brasil. Slade et al.,[41] realizaram um estudo com 178 pessoas acima de 60 anos no sul da Austrália e encontraram um índice CPO-D médio de 24.3 e um valor percentual de edêntulos de 47,1%. Em um estudo recente realizado por Irigoyen et al.,[12] na Espanha, com 3.460 pessoas de 65 anos ou mais, foi encontrado um índice CPO-D médio de 21.8, sendo que os edêntulos representaram 31% da população estudada. No Brasil, Ferreira et al.,[8] realizaram um estudo em Belo Horizonte, Minas Gerais, com uma amostra de 335 idosos, sendo 225 em 10 instituições filantrópicas e 110 em 13 privadas, com uma média de idade de 79 anos. O índice CPO-D foi de 30.8, com o componente perdido representando 94,2%. Houve um aumento significativo do índice com o aumento da faixa etária de 60 a 69 anos para 80 anos ou mais; resultado do aumento significativo do componente "perdido" e redução significativa dos componentes "cariado" e "restaurado". O edentulismo foi observado em 251 idosos (74,9%) e 59 (17,6%) apresentaram pelo menos um dente cariado na cavidade bucal.

Como podemos perceber, os principais pontos influentes na instalação e progressão da doença cárie passíveis de influência do dentista são: a alimentação, a higienização e a conscientização.

A higienização é o principal ponto de partida para um bom controle do desequilíbrio entre saúde e doença. A inabilidade de empunhadura para escovação pode ser resolvida pelo auxílio de um parente ou pelo estímulo do uso de escovas elétricas, em caso de idosos que neguem a necessidade de ajuda. Junto a essa solução deve-se enfatizar a conscientização do problema e sua importância na resolução do problema.

Indubitavelmente, a higiene oral apropriada é de alta eficácia na prevenção da cárie também na terceira idade. Como frequentemente o paciente geriátrico apresenta alteração nos padrões de higiene, redução de habilidade manual, diminuição da capacidade cognitiva, desinteresse em cuidar da própria saúde por depressão, dentre outros fatores, a higiene oral se torna deficiente e, por conseguinte, a saúde oral é afetada.

Uma intervenção interdisciplinar entre o cirurgião-dentista, os cuidadores (que, por vezes, não estão apropriadamente capacitados a identificar, tratar e prevenir problemas como esses) e outros profissionais de saúde é imprescindível, no sentido de evitar as cáries, como afirmam Padilha et al.[24]

No que se refere à nutrição, acreditamos que uma dieta cariogênica deva ser diminuída ao máximo no paciente idoso. O consumo de carboidratos complexos e fibras é preciso nessa fase da vida, em detrimento do uso do açúcar refinado; além disso, à medida que a idade avança, nosso organismo fica menos tolerante à glicose. A reabilitação protética permite restabelecer a função, possibilitando uma alimentação saudável e variada. Obviamente, deve-se conscientizar o paciente quanto à frequência do consumo de alimentos ricos em açúcares/carboidratos. A quantidade desses alimentos não influencia em seu potencial cariogênico, mas sim a frequência de consumo em relação à frequência de higienização. Isso se dá devido à formação de uma placa bacteriana, onde se torna capaz o crescimento de bactérias sacarolíticas acidogênicas com potencial para gerar um grau de desmineralização maior que o tamponamento da saliva.

O ideal é indicar o consumo de açúcares logo após as refeições e não entre estas, diminuindo, dessa forma, a frequência de exposição do substrato (açúcares) à placa previamente estabelecida. A placa bacteriana deve ter cerca de dois dias de existência antes da formação de ácido em resposta do desafio cariogênico, entretanto, a maioria dos indivíduos, principalmente os idosos, não são capazes de limpar perfeitamente seus dentes cada vez que os escovam, e as baterias persistentes podem contribuir para o crescimento contínuo da placa e, consequentemente, para o desenvolvimento de processo carioso nessas localizações específicas.

De qualquer forma, essas orientações devem ser dadas de forma constante e assídua com cobrança para restabelecimento da saúde bucal do paciente. A troca de restaurações infiltradas ou a realização de restauração em dentes cariados sem a cooperação do paciente quanto ao fator etiológico da doença não promoverá melhoras significativas ao longo prazo e sim, a curto prazo.

LESÕES CERVICAIS DE ORIGEM NÃO CARIOSA

As patologias cervicais caracterizadas por perdas irreversíveis de estrutura dentária na região cervical de um dente podem ser divididas em dois grupos, segundo a sua etiologia: lesões cariosas e não cariosas.

As lesões cariosas são processos bacterianos, enquanto que as lesões cervicais não cariosas (LCNCs) possuem causa etiológica não bacteriana e são classificadas em: abrasão, erosão e abfração.

Atualmente, a média de idade das pessoas está aumentando, e esse fato combinado com a administração de flúor sistêmico, qualidade de alimentação e melhor acesso aos serviços dentários, têm conduzido a população à menor perda de dentes, ou seja, a população está envelhecendo e ao mesmo tempo está mantendo mais dentes naturais ao longo da vida. O fato dos dentes dos idosos permanecerem por mais tempo na cavidade oral faz com que, consequentemente, permaneçam também por mais tempo expostos aos fatores etiológicos. E, assim sendo, tem-se observado um aumento da prevalência de cáries radiculares e lesões cervicais não cariosas nos pacientes idosos, as quais requerem tratamento.[7]

Existe certa confusão entre os processos destrutivos cervicais de abrasão, erosão e abfração (LCNCs). Isso se deve à variabilidade morfológica das lesões, à falta de uma classificação clínica diferencial e, principalmente, ao desconhecimento de sua etiologia.

ABFRAÇÃO

A abfração na verdade é como se denomina o fenômeno de ruptura dos cristais do esmalte localizados na região cervical, frente a um estresse oclusal gerado, promovendo a formação de uma lesão cervical de origem não cariosa. Essa ruptura se dá na região cervical devido ao alinhamento e término dos cristais de esmalte nessa região, na qual todo estresse oclusal aplicado ao dente é transmitido para essa pequena e frágil região.

O estresse oclusal causador da abfração do esmalte pode advir de diversos fatores como: contatos prematuros causados por erro odontológico ou mau posicionamento dentário, no qual ocorre a sobrecarga de um ou alguns dentes que se tocam antes dos demais durante o fechamento; o apertamento dentário, também denominado de briquismo ou bruxismo cêntrico, que promove um estresse oclusal constante; e, principalmente, da falta de guia durante os movimentos de lateralidade pelo canino, que gera uma sobrecarga nos demais dentes que promovem essa função. Neste caso, normalmente nota-se o desgaste das pontas dos caninos e abfrações nos pré-molares subsequentes.

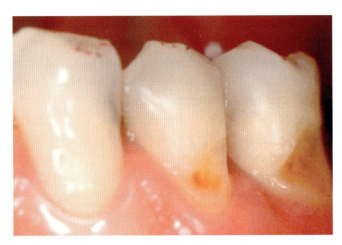

Fig. 6.3: Paciente sexo masculino 62 anos – imagem gentilmente cedida pelo prof. Elson Braga.

Com o tempo, os dentes sofrem naturalmente um desgaste fisiológico, logo as pontas de caninos são normalmente planificadas, assim como as demais superfícies dentárias de contato, que são acometidas devido à sua intensa utilização durante a mastigação. Nos idosos, essas características são geralmente observadas e associadas à perda de guia considerada causa principal de abfrações em pré-molares, como descrito anteriormente.

Dentre outros fatores, as restaurações que necessitam de ajustes devido a contatos prematuros são outro fator extremamente comum em associação às lesões cervicais de origem não cariosa, devido ao estresse gerado naquele dente específico. Entretanto, com a abfração e consequente exposição dentinária, aquela região torna-se susceptível ao desenvolvimento de processo carioso, por ser uma superfície menos lisa quando comparada ao esmalte, logo mais receptiva à placa bacteriana. Dessa forma, muitas vezes essas lesões não cariosas tornam-se, posteriormente, lesões cariosas e mascara sua real etiologia. Na presença de dentes com lesões cervicais, independente da presença ou ausência de processo carioso, que possuem restaurações oclusais, deve-se checar a existência de prematuridade.

O bruxismo é um hábito parafuncional descrito como o ranger ou apertar dos dentes que, por sua vez, gera um estresse oclusal intenso, principalmente durante a noite, quando o paciente não possui controle dos movimentos. Normalmente se diferencia a abfração causada pelo bruxismo causada pela ausência de guia canina pela avaliação de se esses dentes estão envolvidos no movimento de lateralidade. O bruxismo cêntrico não promove desgaste planificado das superfícies de contato.

O desgaste fisiológico das superfícies dentárias de contato é um processo natural, porém pode gerar problemas, dessa forma, o restabelecimento dessas superfícies, principalmente no caso dos caninos como descrito anteriormente, é fundamental para correta função sem sobrecarga dos demais dentes.

A palavra chave no caso de abfrações é evitar sobrecarga. No caso de prematuridades em restaurações, elas devem ser ajustadas, já no caso de mau posicionamento dentário, indica-se o ajuste oclusal seletivo, uma vez que o tratamento ortodôntico é muitas vezes inviável, devido à resposta óssea mais lenta em idosos e ainda questionada por eles. No caso do bruxismo cêntrico, o uso do JIG à noite evita o estresse oclusal gerado, entretanto, esse método trata apenas a sintomatologia e expressão do distúrbio.

EROSÃO

O processo de erosão é definido como resultante da dissolução química dos tecidos dentais mineralizados (podendo envolver esmalte e/ou dentina), onde a ação de soluções ácidas e/ou quelante sem a presença de microrganismos causa esta perda tecidual. A erosão é classificada conforme a sua etiologia em: extrínseca (quando a solução erosiva vem do meio externo para dentro), intrínseca (quando a solução erosiva vai de dentro para fora) e até mesmo idiopática (quando não se identifica a origem da solução erosiva). O padrão de perda de estrutura dental é muito importante para determinação da origem da destruição ácida como extrínseca ou intrínseca. Quando as superfícies palatinas e linguais dos dentes apresentam-se com perdas de estrutura dentária, provavelmente o fator etiológico é intrínseco (acidez gástrica). Já, quando as superfícies vestibulares dos dentes são as mais afetadas, provavelmente o fator etiológico é extrínseco (p. ex., acidez de frutas, bebidas). Se as superfícies oclusais estiverem desgastadas, a origem da acidez pode ser tanto de fator extrínseco como intrínseco.

Dentre as característica da erosão dentária, podemos observar a escavação das cúspides e restaurações que sobressaem da estrutura dentária, o que ocorre

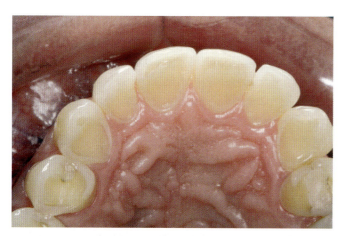

Fig. 6.4: Paciente do sexo feminino, 60 anos. Fonte: Steven Lepowsky, DDS, *University of Connecticut School of Dental Medicine.*

devido à estrutura do dente dissolver em maior grau em comparação com o material restaurador.

Devido às mudanças no estilo de vida e nos hábitos alimentares que ocorreram nas últimas décadas, a prevalência da erosão vem aumentando gradualmente (Stafne; Lovested, 1947; Smith; Knight, 1984, Imfield 1996). O estilo de vida contemporâneo aumenta a incidência de problemas gástricos, refluxos esofágicos, esofagites etc. O consumo de bebidas carbonadas, sucos cítricos, bebidas alcoólicas, alimentos dietéticos, exercícios vigorosos etc. contribuem cada vez mais para o aumento da acidez bucal e queda prolongada da capacidade tampão do pH bucal, de acordo com as pesquisas de Edward et al. (1999) e Watson & Burke (2000). Os idosos, além de acompanharem todas essas mudanças, são também acometidos por doenças sistêmicas e fazem uso contínuo de medicamentos, que por sua vez podem acarretar em redução do fluxo salivar; o que o torna ainda mais suscetível à erosão, uma vez que a saliva tem capacidade tampão, ajudando na remineralização.

Curiosamente, esse tipo de patologia também é pode ser observada em pacientes idosos, geralmente mulheres praticantes de hidroginástica, devido ao pH da água da piscina.

Na terceira idade, a erosão de origem intrínseca é de menor incidência, entretanto, pode ser causada pela doença do refluxo gastroesofágico (DRGE), mais comum no sexo masculino.

No caso de suspeita de erosão de causa extrínseca, uma análise da dieta deve ser realizada para avaliação e modificação da alimentação com auxílio de um nutricionista. No caso de erosão de causa intrínseca, pacientes com DRGE podem ou não estar cientes de seu problema e podem necessitar de tratamento a partir de um gastroenterologista.

Uma forma de prevenção que pode ser utilizada pelo cirurgião-dentista é a melhora do índice do fluxo salivar desses pacientes. A saliva é uma substância protetora que funciona através da diluição dos ácidos na cavidade bucal (tamponamento), além de fornecer quantidade necessária de cálcio e fósforo, o que possibilita a remineralização dentária. Para melhora dos índices de fluxo salivar, pode-se indicar: o uso de antiácidos sem açúcar, o Xilitol como goma de mascar e o uso de fluoretos. A utilização de fluoretos facilitam a remineralização dentária, entretanto, o fluxo salivar também é de suma importância. O xilitol tem sido recomendado na literatura por causa de suas características, as quais possibilitam proteção contra a cárie e erosão.[20] Além dessas qualidades, a formulação em goma de mascar estimula as glândulas salivares e, por consequência, o aumento do fluxo salivar.

ABRASÃO

A palavra abrasão é derivada do latim *abradere* e descreve a perda de substância por um processo mecânico repetitivo que envolve objetos ou substâncias, podendo ser difusa ou localizada. A abrasão caracteriza-se por uma perda patológica de estrutura dentária ou de restauração pela ação mecânica de um agente externo. A abrasão ocorre quando uma superfície áspera e dura desliza ao longo de uma superfície mais mole.

A causa mais comum da abrasão é a escovação traumática associada ao uso de pastas abrasivas e escovação horizontal intensa.[14,15,18] Atualmente, as cerdas das escovas dentais são mais macias e as pastas dentais, em sua maioria, apresentam-se na forma de gel, com maior ação detergente e menor quantidade de agentes abrasivos em sua composição. Outros itens associados à abrasão dentária incluem hábitos como a interposição entre os dentes de lápis, palitos, cabos de cachimbo e grampos de cabelo. Mascar fumo, quebrar nozes, roer unha, cortar linha e o uso impróprio do fio dental também podem causar abrasão clinicamente significativa.

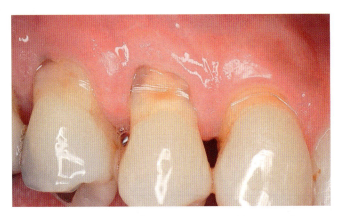

Fig. 6.5: Paciente sexo feminino 60 anos. Foto gentilmente cedida pleo Prof. Teremitsu Sekito.

Clinicamente, essa patologia apresenta-se sob várias formas, dependendo da sua etiologia. A abrasão por escovação dentária traumática aparece caracteristicamente como entalhes cervicais horizontais na superfície vestibular com cemento e dentina radicular expostos. Os defeitos comumente têm margens definidas e superfície dura e lisa. Quando ocorre a presença de ácidos, lesões mais arredondadas e superficiais são vistas. O grau de perda é maior em dentes proeminentes (caninos, pré-molares e dentes adjacentes a áreas edêntulas) e no lado do arco oposto à mão dominante que sustenta a escova dentária. Cortar linha, usar cachimbo e abrir grampo para cabelo comumente produzem entalhes com forma arredondada ou em V na superfície incisal dos dentes anteriores.[22]

É comprovado por meio de experimentos que os retentores (grampos) das próteses removíveis não promovem abrasão no esmalte, embora apresentem maior dureza. A aparente abrasão ou erosão sob os retentores pode ser atribuída a outras causas, como as condições não higiênicas dos grampos e dos dentes (placa bacteriana), áreas de descalcificação do esmalte e possível dissolução do esmalte em virtude de correntes galvânicas.[30]

O grau de abrasão é variável de pessoa para pessoa. Nas lesões iniciais, não há perda de estrutura dentária visível a olho nu; geralmente, a primeira superfície a mostrar-se clinicamente afetada pela abrasão é a gengiva (tecido mole) próxima da junção amelocementária, por ser menos resistente à abrasão em relação ao esmalte, culminando quase sempre numa exposição radicular. Se há sensibilidade, o fato é que a dentina da região lesionada sofreu a ação de algum agente abrasivo e perdeu sua camada protetora, o cemento. As lesões podem estabilizar-se ou progredir acentuadamente. Em caso de progresso, podem caminhar no sentido apical ou no sentido axial, expondo cada vez mais a dentina. Em ambas as situações, a evolução da perda dentinária coronária ou radicular pode ocorrer pela ação de agente tanto abrasivo quanto erosivo. O esmalte é a estrutura mais dura e mais mineralizada do corpo humano (parte inorgânica de 96 a 98%). A escova (náilon ou cerdas naturais) não tem efeito no esmalte. Através de experimentos *in vitro* com escovas não se consegue reproduzir lesões em cunha, nem sequer consegue-se danificar o esmalte.[30]

REFERÊNCIAS

1. Brunetti Rf, Montenegro Flb. Odontogeriatria: noções de interesse clínico. São Paulo: Artes Médicas; 2002.
2. Colussi CF & Freitas SFT. Aspectos epidemiológicos da saúde bucal do idoso no Brasil. Caderno de Saúde Pública. Rio de Janeiro. 2002; 18(5):1313-1320.
3. Colussi CF, Freitas SFT & Calvo MCM. Perfil epidemiológico da cárie e do uso e necessidade de prótese na população idosa de Biguaçu, Santa Catarina. Rev Bras Epidemiol. 2004; 7(1):88-97.
4. Cury & Tenuta. Evidências para o uso de fluoretos em Odontologia. Odontologia baseada em evidências. Colgate/ABO. 2010; 2(2):5-7.
5. Curzon Me, Preston Aj. Risk groups: nursing bottle caries/caries in the elderly. Caries Res 2004; 38 Suppl 1:24-33.
6. Ettinger RL. Oral health needs of the elderly – an international review. Int Dental Journal. 1993; 43(4): 348-54.
7. Fedele Dj, Sheets Cg. Issues in the treatment of root caries in older adults. J Esthet Dent 1998; 10(5):243-52.
8. Ferreira RC, Magalhães CS & Rocha ES, Schwambach CW & Moreira AN .Saúde bucal de idosos residentes em instituições de longa permanência de Belo Horizonte, Minas Gerais. Caderno de Saúde Pública. Rio de Janeiro. 2009; 25(11):2375-2385.
9. Frare SM, Limas PA, Albarello FJ, Pedot G & Régio RA. Terceira idade: Quais os problemas bucais existentes? Rev APCD. 1997; 51:573-576.
10. Hay DI. Specific functional salivary protein in: Guggenheim B. Ed Cariology Tay.Basel: Karger. 1984; 98-108.
11. Holm-Pedersen, P. & Löe, H., 1996. Textbook ofGeriatric Dentistry. Copenhagen: Munksgaard.
12. Irigoyen ME, Velazquez C, Zepeda MA & Mejia A. Caries dental y enfermedad periodontal en un grupo de personas

de 60 o más ānos de edad de la Ciudad de México. Revista de la Asociación Dental Mexicana, 1999; 56:64-69.
13. Kina S, Conrado CA, Brenner AJ & Kurihara E. O ensino da estomatogeriatria no Brasil: A experiência de Maringá. Rev de Odontol UNESP. 1996; 10:69-73.
14. Lambert RL, Lindenmuth JS. Abfraction: a new name for an old entity. J. of the CDA v.72, n.1, p. 31-33, Janeiro 1994.
15. Leinfelder KF. Restoration of abfracted lesions. Compend. Contin. Educ. Dent., v.15, n.11, p. 1396-1400, Nov. 1994.
16. Marsh PD. Host defences and microbial homeostasis: role of microbial interactions. J. Dental Res. 1989; 68:1567-1575.
17. Melo JMHP, Gotlieb SLD & Laurenti R. A saúde no Brasil: Análise do período de 1996 a 1999. Brasília: Organização Pan-Americana da saúde, 2001. 244p.
18. Mccoy G. On the longevity of teeth. J. of Oral Implantol. 11:p. 248-67. 1983.
19. Moimaz SAS, Garbin CAS, Aguiar AAA & Silva MB. Capacidade Tampão da Saliva Frente a diversos estímulos Gustativos. Rev Fac Odontol Lins. 2002; 14(1):19-23.
20. Mussatto SI & Roberto IC. Xilitol: edulcorante com efeitos benéficos para a saúde humana. Rev Bras Cienc Farmac. 2002; 38(4).
21. Netto FLM. Aspéctos biológicos e fisiológicos do envelhecimento humano e suas implicações na saúde do idoso. Pensar a prática. 2004; 7:75-84.
22. Neville BW, Damm DD, Allen CM & Bouquot JE. Patologia oral e maxilo-facial. 3º Edição. Ed Elsevier. Rio de Janeiro. 2009.
23. Padilha, D. M. P.; Baldisserotto, J.; Soll, L.; Bercht, S. & Petry, P., 1998. Odontogeriatria na universidade: Para não perder tempo. Revista da Faculdade de Odontologia de Porto Alegre, 39:14-16.
24. Padilha D, Hilgert Jb, Hugo F. Saúde Bucal. In: Freitas Ev, Et Al. Tratado de Geriatria e Gerontologia. 2ª.ed. Rio de Janeiro: Guanabara-Koogan: 2006, cap. 125, p.1189-96.
25. Pedrini RDA, França FZ & Kreuger MRO. Índice de salivação correlacionado à idade e à presença de patologias sistêmicas em idosos frequentadores do Centro de Convivência do Idoso, no município de Itajaí – SC. Rev Odontol UNESP. 2009; 38(1):53-58.
26. Pedrozas CHS, Azevedo MNL, Torres SR. Manejo do paciente com hipossalivação. Rev PerioNews. 2007; 1(4):369-373.
27. Peixoto SF & Montenegro FLB. Cáries radiculares na terceira idade: contribuição ao estudo. (Dissertação). Associação Brasileira de Odontologia de São Paulo. São Paulo. 2008.
28. Percival RS, Challacombe SJ, Marsh PD. Flow rates of resting whole and stimulated parotid saliva in relation to age and gender. J Dent Res, v.73, n.8, p.1416-1420, 1994.

29. Pereira AC, Silva FRB & Meneguim MC, 1999. Prevalência de cárie e necessidade de prótese em uma população geriátrica institucionalizada da cidade de Piracicaba-SP. Revista Robrac, 8:17-21.
30. Phillips, RW. Materiais Dentários. 10 ed. Rio de Janeiro: Guanabara Koogan, 1996. 412p.
31. Porto CLA, Pereira JC & Netto CA. Conceitos Preventivos da Doença Cárie. In: Cariologia. Divisão Odontológica. Ed Artes Médicas. 2008; 15-66.
32. Pucca Jr., GA, 1996. Saúde bucal do idoso: Aspectos socais e preventivos. In: Gerontologia (M. Papaléo Neto, org.), pp. 297-310, São Paulo: Editora Atheneu.
33. Ramos, L. R.; Veras, R. P. & Kalache, A., 1987. Envelhecimento populacional: Uma realidade brasileira. Revista de Saúde Pública, 21:211-224.
34. Raquel Conceição Ferreirai II, Cláudia Silami De Magalhães; Enia Salles Rocha; Carolina Wolff Schwambach; Allyson Nogueira Moreira. Saúde bucal de idosos residentes em instituições de longa permanência de Belo Horizonte, Minas Gerais, Brasil.
35. Rihs LB, Souza MLR & Wada RS. Prevalência de cárie radicular em adultos e idosos na região sudeste do Estado de São Paulo, Brasil. Caderno de Saúde Pública. Rio de Janeiro. 2005; 21(1):311-316.
36. Rutkauskas JS, 1997. The Dental Clinics of North America. Clinical Decision-Making in Geriatric Dentistry. Philadelphia: W.B. Saunders Company.
37. Saliba CA, Saliba NA, Marcelino G. & Moimaz SAS, 1999. Saúde bucal dos idosos: Uma realidade ignorada. Revista da Associação Paulista de Cirurgiões-Dentistas, 53:279-282.
38. Scott J. Degenerative changes in the histology of the human submandibular gland occurring with age. J Biol Buccale, v.5, n.4, p.311-319, 1977.
39. Shinkai RSA & Cury AADB. O papel da odontologia na equipe interdisciplinar: contribuindo para a atenção integral ao idoso. Caderno de Saúde Pública. Rio de Janeiro. 2000; 16(4):831-847.
40. Silva Pedrazas C, Azevedo M, Torres S. Manejo do paciente com hipossalivação. Management of hyposalivation patients. Revista PerioNews 2007; 1(4):369-73.
41. Slade GD, Spencer AJ, Gorkic E & Andrews G. Oral health status and treatment needs of non-institutionalized persons aged 60+ in Adelaide, South Australia. Aust Dent Journal 1993; 38(5):373-80.
42. Steele JG, Sheiham A, Marcenes W, Fay N, Walls Awg. Clinical and behavioural risk indicators for root caries in older people. Gerodontology 2001; 18(2): 95-101.
43. Torres SVS. Saúde Bucal: alterações fisiológicas e patológicas do envelhecimento. In: Freitas EV et al. Tratado de Geriatria e Gerontologia. Rio de Janeiro: Guanabara Koogan, 2002. p.828-837.
44. Vilstrup L, Holm-Pedersen P, Mortensen EL & Avlund K. Dental status and dental caries in 65-year-old Danes. Gerodontology 2007; 24(1):3-13.

Capítulo 7

Dentes com Canais Atresiados: Como Tratar?

Marcos César Pimenta de Araujo, Heloisa Carla Dell Santo Gusman, Patrícia de Andrade Risso

INTRODUÇÃO

Nos últimos 30 anos, a população brasileira, praticamente dobrou em relação aos 90 milhões de habitantes de 1970. Contudo, o índice de envelhecimento aponta para mudanças na pirâmide etária e projeta-se que dos atuais 11%, as pessoas com mais de 60 anos representarão 28% da população, e nossa expectativa de vida, ao nascer, será de 81,3 anos.[24]

Assim, o aumento da longevidade da dentição torna-se uma realidade, não só pelos avanços em saúde pública, mas também pelo avanço técnico-científico da Odontologia. Dessa forma, a manutenção dos elementos dentários substitui a prática das perdas dentárias. Assim, a endodontia exerce papel fundamental nesse processo e permite agregar valor à saúde oral, física e mental do paciente idoso.

Neste capítulo é discutido o efeito do envelhecimento no diagnóstico da doença pulpar e periapical, bem como a possibilidade de se tratar com sucesso canais atresiados, bastante característicos da população idosa.

O COMPLEXO DENTINA-POLPA E SUAS ALTERAÇÕES

A polpa é um tecido conjuntivo inervado e vascularizado que ocupa a cavidade pulpar dos dentes. Seus constituintes básicos incluem células, fibras, nervos, vasos sanguíneos e linfáticos, embebidos numa matriz extracelular.[40] Na periferia desse tecido, encontram-se células altamente especializadas, os odontoblastos, cujos prolongamentos se estendem para dentina, mantendo assim, uma relação íntima entre os dois tecidos, caracterizando o chamado complexo dentina-polpa.

A dentina é composta de 70% de material inorgânico, que compreende principalmente hidroxiapatita. O material orgânico é constituído de colágeno tipo I (18%) e proteínas não colágenas, lactatos e lipídios (2%).[22] Para um melhor entendimento das alterações que ocorrem na dentina, é importante classificar os tipos de dentina existentes: dentina do manto, dentina primária, dentina secundária e dentina terciária. A dentina do manto é a primeira matriz dentinária formada durante a odontogênese.[5] A dentina primária é aquela que se forma antes do dente erupcionar. Em animais, a velocidade de formação é em torno de 4 µm por dia.[15] A dentina secundária, também chamada de dentina fisiológica ou dentina secundária regular, é aquela formada depois da erupção dentária. A diferença básica entre a dentina primária e secundária é que esta é secretada a uma velocidade inferior (em torno de 0,8 µm/dia). As dentinas do manto, primária e secundária caracterizam-se por serem secretadas por odontoblastos primários, células capazes de sobreviver durante toda a vida do dente,

67

garantindo a vitalidade do tecido pulpar e a habilidade do dente de responder a uma grande variedade de estímulos. A dentina terciária não é formada por odontoblastos primários, uma vez que se forma em resposta a injúrias que causam degeneração dos odontoblastos. Dessa forma, a dentina é amorfa, irregular e possui áreas tanto hipomineralizadas como hipermineralizadas.[52]

A pré-dentina é a matriz não mineralizada que se situa entre a camada de odontoblastos e a dentina mineralizada. Seus constituintes macromoleculares incluem os colágenos tipo I e II, diversos proteoglicanos, glicoproteínas, glicosaminoglicanos e fosforina, uma proteína específica que é exclusiva da dentina, estando envolvida na mineralização extracelular (Butler 1992).

A principal característica da dentina é a presença dos túbulos dentinários, que ocupam de 20 a 30% do volume total da dentina íntegra (Fig. 7.1). Eles se formam ao redor do prolongamento odontoblástico e atravessam toda a extensão da dentina, desde a junção dentina-esmalte (JDE) até a polpa. Devido à formação progressiva de dentina peritubular, os túbulos dentinários têm a forma ligeiramente cônica com a base maior voltada para polpa (diâmetro médio de 2,5 μm). São também mais numerosos próximos à junção dentina-polpa (JDP) (45.000/mm^2 de dentina).[21] No canal radicular, há um número menor de canalículos dentinários no terço médio e cervical (em torno de 25.000/mm^2 de dentina) quando comparados com a dentina encontrada na JDP. No terço apical, esse número é ainda menor (4.900/mm^2 de dentina) e os canalículos são menos calibrosos e tendem a se tornar mais fechados com o passar da idade.[14]

A polpa dental, assim como outros tecidos do corpo, sofre transformações relacionadas ao envelhecimento. Essas alterações são difíceis de serem diferenciadas das patológicas, que ocorrem em resposta a estímulos irritantes, e incluem: redução dos componentes celulares, diminuição do número e qualidade dos vasos sanguíneos e nervos, redução do tamanho e volume da polpa, aumento do número e espessura de fibras colágenas e aumento de calcificações e mineralizações distróficas. Com relação à dentina, as alterações mais comuns com a idade são a formação de dentina terciária e esclerose dentinária.[10,18,40,51]

A redução de tamanho e volume da polpa é certamente a característica mais marcante do envelhecimento pulpar, podendo ser observada por meio de radiografias periapicais (Fig. 7.2), e essa condição interfere diretamente no tratamento endodôntico, tornando-o mais difícil e complicado. Essa alteração se deve à deposição contínua de dentina secundária, que ocorre durante toda a vida do dente, bem como da formação de dentina terciária em resposta a estímulos nocivos, como cárie, erosão, atrição e agressores químicos e físicos (materiais restauradores, preparo dentário).[11] Embora não tenha sido comprovado, acredita-se que a redução do diâmetro da cavidade pulpar e um possível estreitamento do forame apical possam comprometer o suprimento vascular, linfático e nervoso da polpa, favorecendo alterações teciduais,

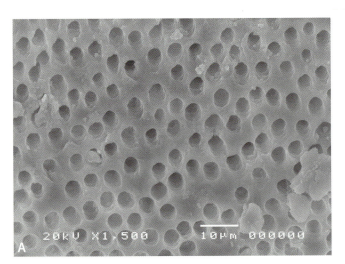
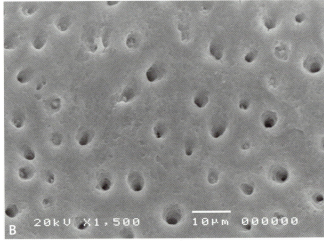

Fig. 7.1: Microscopia eletrônica de varredura de dentina radicular, demonstrando a densidade dos túbulos dentinários. (A) Maior número de túbulos dentinários e (B) diminuição do número de túbulos dentinários de acordo com a idade.

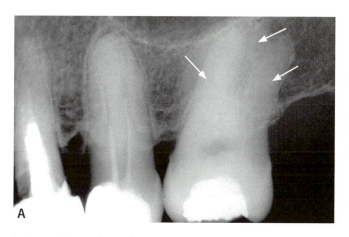 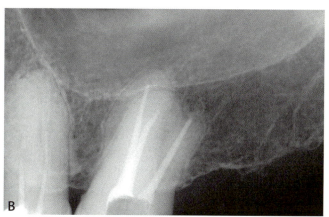

Fig. 7.2: Segundo molar superior com canais atrésicos. (A) Radiografia periapical inicial (dificuldade na identificação dos canais radiculares. Observar as setas). (B) Radiografia periapical após a execução do tratamento endodôntico.

como, por exemplo, degeneração dos odontoblastos, diminuição do tamanho e número dos fibroblastos e aumento das fibras colágenas.[11,18,40]

A deposição contínua de cemento também ocorre ao longo da raiz e no terço apical, podendo aumentar o comprimento radicular e desviar a abertura do forame em relação ao vértice apical.[45] Ikawa et al.[25] mediram o fluxo sanguíneo pulpar em pacientes de diferentes idades (8–75 anos) utilizando laser Doppler, encontraram uma redução significativa do fluxo sanguíneo pulpar com o aumento da idade.

A deposição de dentina segue um padrão que varia de acordo com o grupo dentário.[40] Nos molares, a dentina é formada principalmente no assoalho da câmara pulpar, com menor deposição observada nas paredes laterais e oclusais. Nos dentes anteriores, a maior deposição de dentina ocorre na parede lingual, como resultado das forças mastigatórias e, subsequentemente, nas paredes incisais e laterais. Dessa forma, há uma maior redução da câmara pulpar no sentido oclusorradicular do que no sentido mesiodistal. Essa dentina formada é altamente irregular, com poucos túbulos dentinários.

Outro fator irritante que tem sido apontado como causador de alterações pulpares é a doença periodontal. Como essa doença atinge muitos pacientes idosos, faremos uma breve discussão sobre o assunto. A presença de vias de comunicação entre a polpa e o periodonto, tais como o forame apical, as comunicações vasculares, que são ramificações do sistema de canais radiculares (SCR) (Fig. 7.3), e as áreas permeáveis da dentina e do cemento, permitem a propagação e perpetuação de lesões pulpares e vice-versa.[17]

Estudos demonstraram que dentes com doença periodontal grave podem apresentar alterações pulpares de natureza degenerativa, tais como, calcificações difusas, aumento do conteúdo de colágeno, diminuição do conteúdo celular e deposição aumentada de dentina secundária.[37,40] Evidências indicam que a degeneração total do tecido pulpar ocorre somente

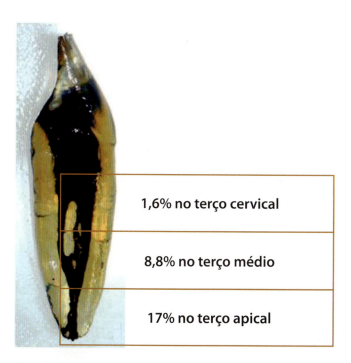

Fig. 7.3: Incisivo inferior diafanizado, visto no sentido mesiodistal, demonstrando a presença de ramificações do SCR e a distribuição dessas ramificações, segundo De Deus.[15]

quando a doença periodontal se estende ao ápice radicular e em algumas situações específicas[31,54]. Contudo, relatos na literatura apresentaram a doença periodontal como fator causal para a necrose pulpar, já que dentes hígidos (sem cáries, fraturas ou restaurações) com doença periodontal desenvolveram esse tipo de necrose pulpar.[27,28,40,53] Em contrapartida, estudos que avaliaram o efeito da doença periodontal na condição pulpar, utilizando-se de controles (dentes sadios sem doença periodontal) do mesmo paciente não encontram diferenças histológicas significativas na polpa de ambos os grupos.[33,50]

DIAGNÓSTICO PULPAR E PLANEJAMENTO

As informações sobre a história médica[7-9] e odontológica do paciente são de fundamental importância e devem ser sempre investigadas para o adequado planejamento do tratamento odontológico. Para a determinação do diagnóstico pulpar correto, destaca-se a avaliação dos sintomas subjetivos e objetivos.

Exame Subjetivo

O paciente deve ser questionado quanto à queixa principal, enfatizando as características (p.ex.: frio, calor, mastigação) dos estímulos e sua relação com a dor. Esse relato contribui para uma avaliação da origem do problema, se pulpar ou não, se é uma inflamação ou infecção que se estendeu aos tecidos periapicais; determinando, assim, a necessidade ou não de uma intervenção endodôntica. Ressalta-se que na maioria das vezes o paciente idoso apresenta sintomas crônicos, e que uma avaliação de outras fontes de dor orofacial, bem como da condição periodontal, devem ser investigadas.

Exame Objetivo

O somatório dos exames subjetivos e objetivos permitirá ao clínico uma avaliação mais provável do estado pulpar. Assim, objetiva-se promover uma avaliação integrada entre a observação clínica, os testes de sensibilidade e o exame radiográfico.

Os exames objetivos em dentes atresiados assumem características próprias, e o profissional deve estar atento.

Transiluminação

Este exame, considerado valioso na detecção de fissuras e fraturas, pode aqui perder a importância diante da ausência de queixas específicas, uma vez que dentes envelhecidos, em maioria, apresentam algum tipo de trinca ou fissura.

Testes de Sensibilidade Pulpar

A condição pulpar do dente atresiado, com a redução dos componentes neural e vascular, a redução de todo o volume pulpar e a mudança nas características da substância fundamental criam um ambiente que responde diferentemente, tanto aos estímulos quanto aos irritantes, quando comparado aos dentes mais jovens. Assim, a resposta do paciente aos testes de sensibilidade pulpar, seja frio ou calor, mostra-se alterada e de valor limitado. Por outro lado, os testes elétricos também não fornecem uma resposta definitiva e não são recomendados à pacientes em uso de marcapasso.

Por sua vez, os testes de cavidade devem ser evitados e usados em último caso, uma vez que, devido à grande formação de dentina reparadora na câmara pulpar, a resposta, muitas vezes, só ocorrerá mediante a completa exposição pulpar.

A alteração de cor da coroa dentária, que por vezes pode ser considerada um indício de necrose pulpar, aqui não se aplica, pois a formação de dentina induz naturalmente a alteração da cor.

Vale considerar, também, que há um aumento na incidência de cistos e tumores odontogênicos ou não, e esse fato deve ser pontuado, quando os resultados dos testes não apresentarem correlação com os dados radiográficos.[34]

Exame Radiográfico

As indicações radiográficas e técnicas não diferem muito entre os grupos etários. Contudo, algumas características que podem estar mais presentes em idosos podem alterar o exame radiográfico, como, por exemplo, a presença de toros ou exostoses que podem implicar na necessidade de se aumentar o tempo de exposição radiográfica para o correto diagnóstico, na dificuldade do posicionamento do filme e consequente avaliação do SCR. As radiografias periapicais devem sempre ser realizadas com posicionador de películas.

A realização de radiografia periapical com variação do ângulo horizontal é indicada para a complementação do diagnóstico e melhor avaliação da dificuldade endodôntica. Paralelamente, a realização de radiografias *bite-wings* contribui para a visualização mais precisa da dimensão da câmara pulpar.

O SCR deve ser avaliado da porção coronária para a apical observando-se a direção, forma, curvatura, bem como às áreas de calcificação. Vale ressaltar que, normalmente, por mais que radiograficamente o canal esteja invisível, ele simplesmente não desapareceu, não há uma comprovação histológica para esse fato.[30] Além disto, ao acompanhar visualmente a diminuição do espaço referente ao canal radicular, esta deve ser contínua, interrupções abruptas geralmente indicam bifurcações e, nem sempre, calcificações.

TRATAMENTO ENDODÔNTICO

As etapas do tratamento endodôntico serão apresentadas e discutidas, sucintamente, a seguir.

Anestesia

Os idosos não apresentam riscos maiores para a anestesia do que outros pacientes de diferentes faixas etárias, desde que observadas as condições sitêmicas.[7-9] A necessidade da anestesia advém do estado de vitalidade pulpar, da manipulação endodôntica e do posicionamento do isolamento absoluto. Pacientes idosos, em maioria, suportam melhor o tratamento odontológico e algumas vezes é até preciso convencê-los de que a anestesia é necessária para a terapia do canal radicular.

O volume reduzido da câmara pulpar dificulta a anestesia intrapulpar, assim, esta deve ser usada como último recurso anestésico.

Isolamento Absoluto

As características e métodos para o adequado isolamento absoluto não variam em função da idade do paciente. No entanto, em pacientes idosos, o isolamento pode em certos casos assumir condição especial, quer seja pela maior destruição da estrutura coronária, pela doença periodontal ou por condições sistêmicas especiais, tais como a doença respiratória obstrutiva crônica,[7] que induz falta de ar e, muitas vezes, a necessidade da respiração bucal. Assim, por ser um ponto essencial para o tratamento adequado, nesses pacientes pode ser exigido recursos alternativos para a sua execução e o bem estar do paciente.

Sempre que possível deve-se optar pelo isolamento absoluto de um único dente. Contudo, dentes extremamente destruídos podem não apresentar um ponto de apoio adequado para a colocação do grampo e, então, os dentes adjacentes podem ser utilizados como auxiliares ao isolamento, observando a necessidade de vedamento marginal (Fig. 7.4).

Nos canais muito atresiados, ou que pareçam imperceptíveis ao exame radiográfico, o isolamento absoluto deve ser, preferencialmente, realizado com auxílio de fio dental (Fig. 7.5) ou grampos nos dentes vizinhos, pois o grampo no dente em tratamento dificulta a visualização dos instrumentos na radiografia. Isso pode ser feito até a penetração do canal radicular, depois utiliza-se o isolamento rotineiro.

Acesso e Identificação dos Canais Radiculares

Em pacientes idosos, observamos a obliteração de canais radiculares pela formação progressiva de tecido duro em seu interior, denominada de calcificação. A calcificação é uma obliteração do espaço pulpar devido a uma resposta isquêmica, que restringe de forma variada o suprimento neurovascular pulpar, acarretando um aumento de tecido duro no canal.[55] Observamos maior incidência de calcificação em pacientes de faixa etária mais avançada, dentes com cárie ou que sofreram traumatismo dentário leve de longa duração. Essa condição resulta em grande dificuldade para o clínico e especialista, e o preparo destes canais constitui um grande desafio.[35]

Assim, o acesso e a identificação das entradas dos canais são, provavelmente, as etapas mais difíceis do tratamento em canais atresiados, tornando-se pontos de interesse e preocupação para os clínicos e especialistas. Dessa forma, algumas considerações e técnicas devem ser observadas. Embora haja a redução do volume da câmara e/ou do canal, esta ocorre normalmente de forma concêntrica e linear, assim, a posição vestibulolingual e mesiodistal do canal permanecem

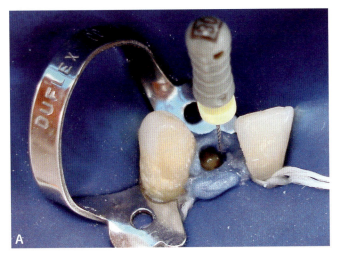
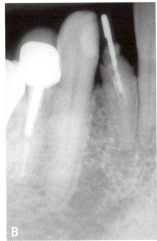
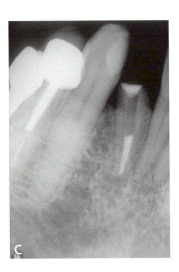

Fig. 7.4: (A) Isolamento de um incisivo lateral inferior (dente 42) sem coroa dentária. Foi necessário o isolamento de três elementos dentários (dentes 43, 42, e 41). O dique de borracha foi adaptado ao dente 43 com o auxílio de um grampo de isolamento, ao dente 41 pelo uso do fio dental e ao dente 42 pelo uso de superbonder® para promover a ligação do dente ao lençol, seguido pela colocação de resina Topdam® para o vedamento mais adequado. Radiografia periapical (B) inicial e (C) final após a obturação endodôntica, preparo de espaço intrarradicular para colocação de núcleo fundido e selamento temporário.

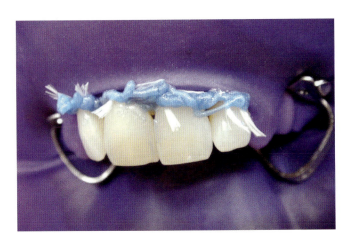

Fig. 7.5: (A) Exemplo de isolamento de um incisivo superior (dente 11). Foi necessário o isolamento de quatro elementos dentários e colocação do grampo à distância para dar apoio. Uso auxiliar de fio dental e barreira gengival com resina Topdam®.

as mesmas e podem ser previsíveis a partir da radiografia e da observação direta.

A visualização é extremamente facilitada por meio do uso de microscópio óptico, não só pela magnificação obtida, como pela iluminação, o que torna possível a distinção entre dentina normal e dentina calcificada (Fig. 7.6A). Assim, o uso do microscópio torna-se imprescindível em alguns casos, e o clínico que não disponha deste equipamento deve encaminhar o paciente.

Algumas diferenças clínicas e radiográficas podem contribuir para auxiliar no diagnóstico da dentina normal ou calcificada e são apresentadas no quadro 7.1.

Outro equipamento auxiliar é o ultrassom (Fig. 7.7A), que por meio de pontas finas próprias para a Endodontia (Fig. 7.7B) pode remover a parte final de dentina que encontra-se sobre a entrada dos canais (Fig. 7.6B), sem representar risco de erros de procedimento, tal como a perfuração do soalho da cavidade pulpar. O soalho da cavidade pulpar deve ser mantido íntegro, não só para garantir o aumento da resistência do elemento dentário, mas também para permitir que a condição anatômica do dente, por meio da linha *rastrun canalis*, possa auxiliar na localização dos canais.

O uso de um explorador com ponta bem afiada é imprescindível, sondando todo o soalho da câmara a fim de localizar as entradas dos canais (Fig. 7.7B). Nunca use brocas para este fim, pois são agressivas e causam além de acidentes indesejáveis (ex. perfurações) enfraquecimento da estrutura dentária.

Dentes com Canais Atresiados: Como Tratar? **73**

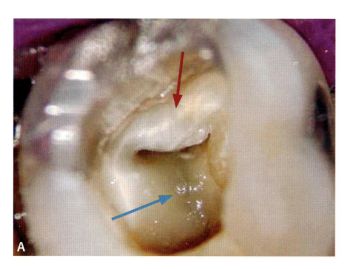 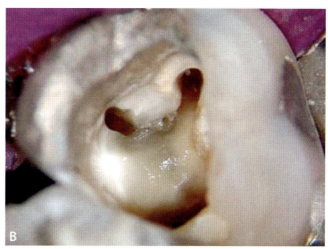

Fig. 7.6: Magnificação com microscópio ótico do acesso de um molar inferior. (A) Dentina calcificada sobre a entrada dos canais (seta vermelha) e dentina normal com aparência lisa (seta azul); (B) remoção da dentina calcificada (com pontas de ultrassom) adequando o acesso. (Cortesia Dr. Oswaldo Massi).

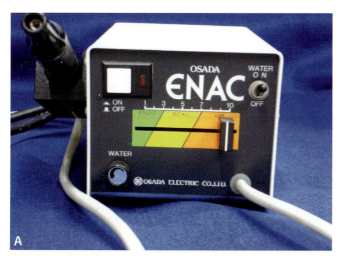 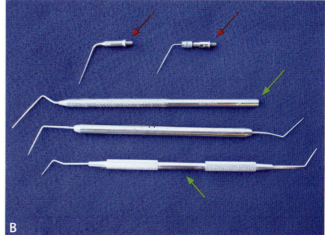

Fig. 7.7: (A) Exemplo de um dos aparelho de ultrassom disponíveis; (B) Pontas de ultrassom (seta vermelha) e sondas exploradoras com pontas finas (setas verdes).

Quadro 7.1: Diferenças clínicas e radiográficas entre dentina normal e calcificada.

Dentina Normal	Dentina Calcificada
Assoalho radicular com aparência lisa e regular	Assoalho radicular com aspecto rugoso e irregular
Ausência de nódulos pulpares ou nódulos isolados	Nódulos pulpares apresentam cor amarelada, mais translúcidos, com aparência vítrea
Coloração da dentina do assoalho e a dos canais são semelhantes	Coloração da dentina mais esbranquiçada preenchendo os espaços dos sulcos no assoalho, ou todo interior do canal
Câmara pulpar e canal radicular visíveis radiograficamente	Câmara pulpar e canal radicular pouco visíveis ou invisíveis radiograficamente

Além disto, o uso de corantes, como o azul de metileno, também pode auxiliar nesta localização. Esta solução é colocada na câmara pulpar, e deixada por 3 minutos e posteriormente irriga-se com hipoclorito de sódio para a sua remoção. Assim, o corante pode permanecer em pontos específicos que podem sugerir a entrada dos canais. Outrossim, a irrigação com o hipoclorito de sódio e sua permanência na câmara pulpar pode indicar a localização, pela formação de pequenas bolhas devido ao contato do hipoclorito com o tecido pulpar vivo.

A observação da posição das raízes radiculares de dentes multirradiculares com retração gengival pode também indicar a posição (direção parcial) dos canais radiculares correspondentes às áreas das raízes expostas. Deve-se também atentar para a posição do longo eixo do dente para que a direção do acesso seja pertinente.

Ao final, o acesso deve fornecer visibilidade e permitir a introdução dos instrumentos endodônticos no interior do SCR sem impedimentos.

Preparo Químico-Mecânico

O preparo químico-mecânico abrange a limpeza e a modelagem do SCR caracterizando-se como a fase mais importante do tratamento endodôntico.[36] Nesse sentido, apresentaremos pontos de interesse para o preparo de canais atresiados que devem ser observados pelo profissional.

Patência

A diminuição do volume pulpar torna o canal mais difícil de ser penetrado e de se chegar ao seu término, aumentando a possibilidade de erros de procedimento, tais como obstrução, degraus e desvios.[1] Outro sim, a formação contínua de dentina ao longo da vida do dente, promove a alteração da posição do forame apical, distanciando-o do ápice radiográfico.[29] Os canais calcificados diminuem a percepção táctil do operador, que, associada a uma menor sensibilidade periapical do paciente idoso, torna a percepção do forame apical difícil. Soma-se ainda que a hipercimentose ocorre com maior frequência nesses pacientes, o que torna o forame apical ainda mais distante do ápice. Essas características fazem com que a completa penetração do SCR, da entrada até o forame, ou seja, a patência, seja difícil e requeira paciência e habilidade do operador.

A patência não deve ser por si só o objetivo, contudo, em canais muito atrésicos, a definição do trajeto do mesmo, bem como sua penetração são de fundamental importância para que o procedimento seja executado minimizando os erros técnicos.

A manobra de penetração, também chamada cateterismo, é realizada com uma lima fina, de secção quadrangular (tipo Kerr #6, #8, #10) e que não precisa ser forçada, após a completa penetração do SCR, ela flui para o seu interior com o objetivo de manter a fluidez do preparo de cervical à apical, caracterizando a patência. O cateterismo é realizado da seguinte forma: insere-se a lima Kerr (exemplo, #10), sem forçar, diante de um obstáculo ou resistência, recua-se a lima gira-se no sentido horário e tenta penetrar, a seguir repete-se o mesmo movimento no sentido anti-horário e, então, vá executando repetidamente os movimentos, alternando com a irrigação com hipoclorito de sódio, até a patência (Fig. 7.8).

Destaca-se ainda a importância do acompanhamento radiográfico durante cada avanço do instrumento dentro do canal para controlar a manutenção do seu trajeto original, conforme pode ser observado na figura 7.9.

Limpeza e Modelagem

A limpeza e a modelagem do SCR são fornecidas conjuntamente pela associação da irrigação e do uso dos instrumentos endodônticos durante a modelagem.[12,13]

Irrigação

A utilização de substâncias irrigadoras durante o preparo químico-mecânico tem como finalidade a limpeza e desinfecção. Dentre as características ideais para soluções irrigadoras usadas em Endodontia pode-se destacar: o amplo espectro antimicrobiano; a alta eficácia contra microrganismos anaeróbios e facultativos organizados em biofilmes; a capacidade de dissolver tecidos pulpares remanescentes, exsudatos e pré-dentina; capacidade de inativar endotoxinas; prevenir a formação de *smear layer* durante a instrumentação ou dissolvê-la depois de formada; auxiliar na lubrificação do canal e não ser tóxico ou irritante aos tecidos.[54]

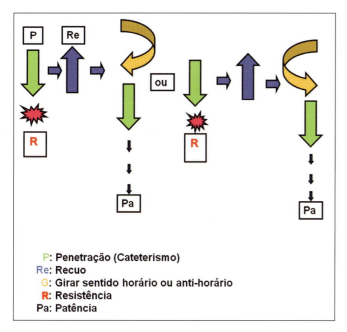

Fig. 7.8: Esquema representativo da manobra de cateterismo.

Neste contexto, o hipoclorito de sódio, embora não preencha todos os requisitos de solução ideal, em muito se aproxima, sendo considerado atualmente a solução mais eficiente e mais utilizada em Endodontia, com dotada atividade solvente de tecidos vitais e necróticos e amplo espectro antimicrobiano.[6,32] Suas propriedades antimicrobianas, solvente de matéria orgânica e sua penetração nos túbulos dentinários estão diretamente ligadas a concentração, temperatura, volume e tempo de contato com o canal radicular.[32,55] A concentração que tem se mostrado mais eficiente é a de 5,25%,[3,6] mostrando boa penetração e maior atividade antibacteriana dentro dos túbulos dentinários quando comparada a outras concentrações.

O hipoclorito de sódio possui alto poder irritante aos tecidos, por isso deve ser introduzido no canal através de um sistema eficiente de irrigação por todo o comprimento do dente, com adequados fluxo e volume, sem forçar a solução para os tecidos perirradiculares, pois as consequências da extrusão do irrigante além do forame apical podem ser graves, provocando dor intensa, equimose, inchaço da face, necrose tecidual, possível parestesia, sangramento intracanal profuso e infecção secundária.[23] Portanto, a irrigação deve ser eficiente, atingindo todo o comprimento do dente, principalmente as áreas inacessíveis à instrumentação mecânica, devendo ser realizada durante todo o preparo químico-mecânico, com seringa plástica descartável, contendo hipoclorito de sódio a 5,25%, exceto em casos de pacientes alérgicos, em que se faz uso da clorexidina a 2%. Diferentes tipos de agulha podem ser utilizadas: agulhas hipodérmicas, agulhas anestésicas tipo carpule ou agulhas especiais. Dentre as agulhas especiais destacam-se as denominadas NaviTip® (Ultradent), que apresentam haste rígida e ponta flexível, especialmente desenhada para a irrigação de canais atrésicos e com curvatura (Fig. 7.10).

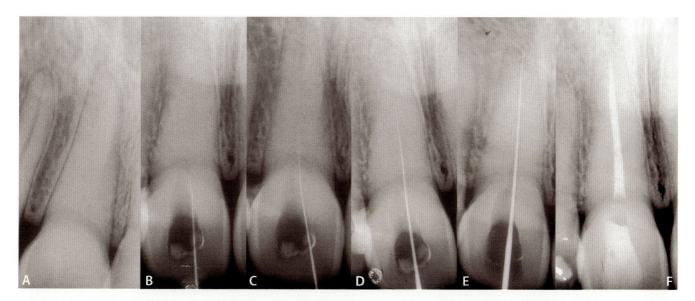

Fig. 7.9: Calcificação pulpar no dente 21, indicado tratamento endodôntico devido a necrose pulpar e sintomatologia dolorosa isolamento absoluto realizado sem grampo. Sequência de radiografias periapicais desde a (A) inicial; (B-D) manobra de cateterismo e penetração; (E) patência; (F) obturação endodôntica.

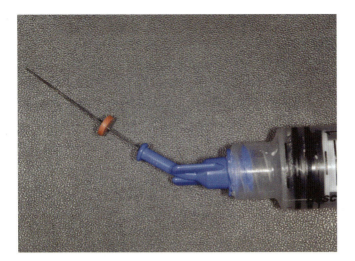

Fig. 7.10: Agulha especial para irrigação NaviTip® da Ultradent adaptada em seringa descartável comum. Esta apresenta 30 Gauge (0,30 mm) de diâmetro e 25 mm de comprimento. São comercializadas em 4 diferentes comprimentos e 2 diâmetros.

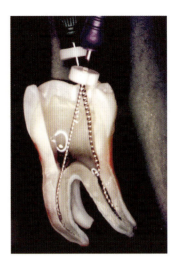

Fig. 7.11: A câmara pulpar deve servir como reservatório para a solução irrigadora que é carreada pelos instrumentos endodônticos por todo SCR.

A solução irrigadora é introduzida na câmara pulpar de maneira gentil e ao mesmo tempo é aspirada. Contudo, durante a modelagem a solução irrigadora deve permanecer na câmara pulpar, formando uma espécie de reservatório, de modo que permita ao instrumento endodôntico trabalhar sempre lubrificado e que as raspas de dentina fiquem suspensas (Fig. 7.11). A solução irrigadora deve ser trocada repetidamente; é um procedimento que deve ser copioso e repetitivo. Esse procedimento contribui para a dissolução e remoção de resíduos orgânicos do interior de ramificações secundárias e facilita um posterior escoamento do material obturador a estas zonas.

Sistemas modernos de irrigação têm proporcionado maior eficácia na irrigação, bem como segurança, evitando acidentes. O EndoVac® (Discuss Dental, EUA) é um exemplo de sistema de irrigação que realiza a introdução do irrigante através de pressão negativa (corrente líquida no sentido coroa-ápice) até o comprimento de trabalho (CT), eliminando o risco de extravasamento da solução durante a irrigação. É composto por três componentes: uma ponta master de entrega que permite irrigação e evacuação concomitantemente; a macrocânula (Fig. 7.12A), feita de plástico com uma abertura de 0,55 mm de diâmetro com a conicidade de 0,02 mm, remove os debris provenientes da instrumentação no segmento do terço médio do canal; e a microcânula feita de aço inoxidável (Fig. 7.12B). O diâmetro externo da microcânula é de 0,32 mm e ela deve ser levada até o CT para aspiração do irrigante e de debris. É possível, por meio desse sistema, utilizar grandes volumes de hipoclorito de sódio em pressão negativa apical, tornando a limpeza do canal mais efetiva e segura.

Modelagem

A modelagem do SCR seguirá os preceitos defendidos por Schilder, de um preparo cônico progressivo, em múltiplos planos, com a menor seção transversal em seu término apical, no qual o forame deve ser mantido em sua posição original e patente. Para tanto, o preparo será realizado com limas manuais e instrumentos rotatórios de aço inoxidável e a técnica de instrumentação, baseada na *Técnica do Pré-alargamento,* descrita por Rudlle e Scianamblo (Fig. 7.13).

Técnica do Pré-alargamento

- Avaliação da anatomia radiográfica do SCR, para o adequado planejamento.
- Medir o comprimento do dente na radiografia (CDR), para que se faça a programação do preparo. Observar a presença de curvaturas e bifurcações.
- A partir da medida do CDR, diminuir 04 a 05 mm para que seja feita a programação do pré-alargamento

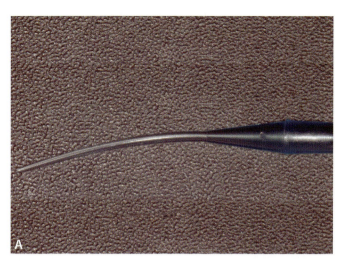
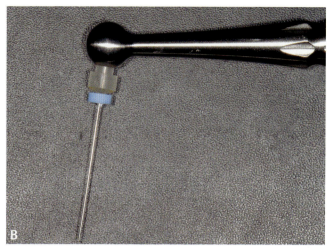

Fig. 7.12: Sistema de irrigação EndoVac® (Discuss Dental Products). (A) Macrocânula e (B) microcânula.

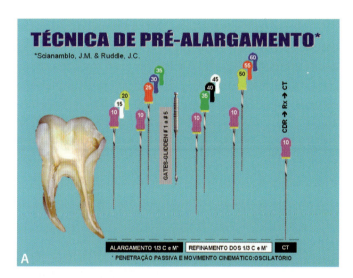
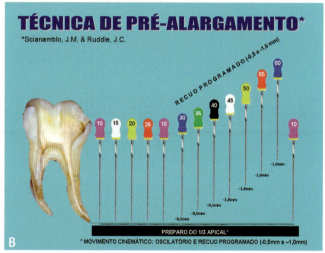

Fig. 7.13: Técnica do Pré-alargamento. (A) Preparo cervical (C) e médio (M) e mensuração do comprimento de trabalho (CT); (B) preparo apical e recuo escalonado.

inicial. O pré-alargamento inicial também pode ser programado em função da anatomia; primeiro realiza-se o pré-alargamento da área acima da curvatura ou bifurcação. O objetivo é que neste momento não seja introduzido instrumento no terço apical do SCR;

- Penetração inicial: A primeira lima (exemplo, K#10) deve ser inserida sem forçar, com movimentos oscilatórios de ¼ de volta; ou quando necessário, em canais muito atresiados, realizar a manobra de cateterismo, descrita anteriormente. A primeira lima será denominada lima de patência, pois será, futuramente, a primeira a atingir o forame apical e será sempre utilizada entre os demais instrumentos para manter o trajeto livre, sem obstruções de dentina.

- As limas posteriores são introduzidas da mesma forma, em sequência crescente (exemplo, #15, #20, #25, #30, #35, #40), de maneira que não avancem mais que a primeira lima. Não é objetivo da técnica que todos os instrumentos, em um primeiro momento, atinjam a mesma profundidade no canal; eles podem trabalhar formatando um cone progressivo. Entre as limas é importante passar a lima de patência e promover a irrigação. Paralelamente, ressalta-se que, em função da complexidade anatômica e do diâmetro do canal, pode ser necessário que se repita o pré-alargamento com limas manuais diversas vezes, até que realmente exista espaço para a execução da fase seguinte. As limas

manuais utilizadas terão, em maioria, secção quadrangular, exceto, quando necessário o uso de limas Hedstroen, para auxiliar na limpeza de canais ovais e istmos, bem como no alisamento final das paredes radiculares.
- Uso de Brocas Gates-Glidden em sequência crescente (#1, #2, #3, #4, #5), programadas de acordo com a anatomia. As brocas são utilizadas livres no canal, em movimento de pincelamento na parede contrária à furca. O importante é manter as brocas trabalhando em sequência crescente, de forma escalonada, isto é, a profundidade que uma broca atinge, a seguinte não pode chegar. Em casos muito atrésicos ou com uma anatomia mais complexa asssociada, pode ser necessário que mesmo depois do uso da Gates-Glidden se retome o uso de limas manuais no terço mediocervical, repetindo o pré-alargamento, para que se obtenha um preparo adequado antes da mensuação do dente.
- Mensuração do Comprimento de Trabalho (CT). Neste momento, uma lima fina (#10, #15) penetrará toda a extensão do canal radicular até o seu término e, então, o dente será radiografado para a confirmação. O localizador eletrônico é um meio auxiliar, que permite a localização mais acurada do forame apical, e deve ser, sempre que possível, usado em pacientes idosos.
- Preparo dos terços médio e apical: A partir da mensuração da CT determina-se o diâmetro apical inicial, ou seja a primeira lima Kerr que se adapta justa ao comprimento (exemplo: Lima #15). A partir daí, serão utilizadas duas limas em sequência crescente (Limas #20 e #25) no mesmo comprimento e então as limas em sequência crescente serão utilizadas de acordo com um recuo programado de 1 mm (Técnica de escalonamento) até que encontre com o comprimento inicial de pré-alargamento, para que promova um preparo uniforme e cônico. Contudo, em casos mais complexos pode ser necessário que se faça um pré-alargamento, também, do terço apical. Tal procedimento indica que as limas manuais devem chegar ao CT sem forçar, para que raspas de dentina não sejam projetadas ao periápice e para que o trajeto original não seja alterado.
- Utilizar irrigação copiosa com hipoclorito de sódio mantendo o canal sempre úmido.
- A cada duas limas utilizadas deve-se irrigar e passar a lima de patência.

O objetivo da técnica do princípio ao fim é que se use sempre um instrumento de diâmetro maior quando um de diâmetro menor não alcança o comprimento desejado, ou seja, faça cumprir a definição de pré-alargamento em qualquer etapa do preparo.

Medicação Intracanal

Em pacientes idosos, as consultas de tratamento devem ser preferencialmente curtas e se possível o dente deve ser obturado em sessão única. No entanto, em algumas situações (quando o preparo não foi terminado, persistência de exsudato no interior do canal após o completo preparo químico-mecânico, presença de fístula, presença de sintomatologia dolorosa associada à infecção, presença de periodontite apical) há a necessidade de se utilizar uma medicação intracanal que deve ser colocada no interior do canal radicular e permanecer ativa entre as consultas de tratamento, visando promover uma máxima redução dos microrganismos que sobreviveram ao preparo químico-mecânico, aumentando assim as chances de sucesso do tratamento.

O medicamento de escolha neste caso é o hidróxido de cálcio ($Ca(OH)_2$), devido às suas excelentes propriedades. Dentre suas propriedades físicas e biológicas, destacam-se atividade antimicrobiana, barreira física e química, capacidade de dissolver tecidos, inibição da reabsorção radicular e indução do reparo de tecidos duros.[43] As propriedades do $Ca(OH)_2$ derivam de sua dissociação iônica em íons cálcio e hidroxila, o que confere ao medicamento intracanal suas características antimicrobianas pelo aumento do pH no local. Por ser um pó insolúvel, deve ser associado a um veículo para ser colocado no interior do SCR. A associação do $Ca(OH)_2$ com veículos inertes, como o soro fisiológico, confere atividade antimicrobiana moderada, não sendo eficaz contra espécies associadas ao fracasso da terapia endodôntica.

Quando associado ao paramonoclorofenol canforado (PMCC) e glicerina, forma uma pasta denominada de HPG, que apresenta amplo espectro antimicrobiano, sendo eficaz contra a maior parte dos microrganismos envolvidos na infecção endodôntica primária, e contra espécies resistentes associadas ao fracasso da terapia endodôntica, como por exemplo, o *Enterococcus faecalis*.[42] A pasta de HPG deve ser utilizada quando o preparo químico-mecânico estiver completo e após a remoção da *smear-layer*. A pasta deve ser preparada numa placa de vidro estéril através da manipulação de uma gota de glicerina, uma gota de PMCC e Ca(OH)$_2$ em pó até que seja obtida uma mistura homogênea na consistência de pasta de dente. Esta deve ser levada ao interior do SCR por meio de uma lentulo compatível com o diâmetro do canal a 3 mm do CT.

Obturação Endodôntica

O objetivo da obturação é preencher de modo compacto e completo os portais de saída do SCR, de maneira que maximize o selamento apical, lateral e coronário, tornando-o mais impermeável possível a fluidos e irritantes.

A associação da guta-percha a um cimento endodôntico tem sido o principal meio para a obturação do SCR. Neste sentido, destaca-se a Técnica de Compactação Lateral, por ser amplamente ensinada e difundida. Outrossim, considerando a complexidade anatômica do SCR, demonstrada pelos espaços, reentrâncias, istmos, ramificações, curvaturas, atresias etc., suscita-se a necessidade de que se utilize uma técnica que faça com que a guta-percha ao ser manipulada com suficiente plasticidade, possa ser moldada e, assim, preencher mais satisfatoriamente as irregularidades.[39]

Para tanto, a técnica de obturação, aqui indicada, é uma adaptação da Técnica da Compactação Vertical da Guta-percha Aquecida, sugerida por Schilder.[39] Na técnica original, após a seleção do cone principal, a guta-percha é aquecida, removida e condensada, do terço cervical para o apical (*down-pack*), de modo que preencha todas as irregularidades. Posteriormente, o canal é preenchido de apical para a cervical (*backfill*) com a colocação e condensação de pequenas porções de guta-percha. Alterações foram adotadas com o objetivo de maximizar o tempo despendido em sua execução, conforme descrito a seguir.

Material e Instrumental

Basicamente, empregam-se os seguintes materiais e instrumentais: (1) cones de guta-percha uniformemente cônicos (*feathered*), *infiniti taper*: FF, FM, M, ML; (2) cimento endodôntico (*Pulp Canal Sealer*®); (3) um condutor de calor; (4) condensadores de Schilder (uma série graduada de condensadores: 01 a 04); (5) Termocompactador MacSpadden (25.04).

Técnica de Obturação

- Confirmação da patência e do diâmetro apical final.
- Remoção do *smear layer*: irrigação alternada de EDTA 17% e hipoclorito de sódio a 5,25% (neutralização das soluções com soro fisiológico ou água destilada estéril).
- Seleção do cone principal: Escolher um cone que se adapte firmemente ao preparo do canal e a 1mm do forame apical. A adaptação é confirmada pela execução de testes padrões, tais como a inspeção visual (o cone não pode ter sua superfície alterada); a inspeção táctil (resistência ao deslocamento apical e coronário); e a inspeção radiográfica (confirmação do limite apical de obturação).
- Seleção dos calcadores: Os calcadores originais de Schilder são numerados sequencialmente de 8 a 12. Contudo, geralmente, os similares brasileiros são numerados de 01 (diâmetro 0.40) até 04 (diâmetro: 1.10). Os calcadores são selecionados de acordo com a anatomia radicular e o diâmetro do preparo. Assim, como a compactação inicia-se de cervical para a apical, os calcadores são selecionados de maneira decrescente, considerando o diâmetro, até atingir o terço apical (04 a 05 mm aquém do término radiográfico). Em geral, três calcadores são suficientes para a realização da compactação apical. É importante observar que o calcador não pode ser tão fino que penetre a guta-percha sem condensá-la, e nem tão largo que encoste nas paredes radiculares, pois pode fraturá-las.
- Secagem do SCR: cones de papel absorvente.
- Cimentação do cone principal.
- Compactação vertical no sentido apical: A guta-percha será amolecida, removida e condensada, no sentido cervicoapical até que só restem 04 mm de guta-percha no terço apical (Figs. 7.14A-E). A guta-percha é aquecida e removida com instrumentos de pontas finas, os carreadores de calor. O calor pode ser fornecido por lamparina a álcool ou pelo uso de aparelhos específicos (Veja mais adiante). Contudo, o excessivo aquecimento é desnecessário e prejudicial, pois pode promover dano ao ligamento periodontal.[48]
- Radiografia periapical: avaliação do preenchimento apical.
- Preenchimento dos terços médio e cervical: Na técnica original de Schilder, pequenas porções de guta-percha são inseridas e condensadas ao longo

do canal radicular até a linha cemento-dentinária. Contudo, podemos considerar duas situações: (a) canal com necessidade de receber retentor intrarradicular, o espaço referente estará executado ao término da etapa anterior. Assim, o conduto radicular é limpo com álcool e o retentor pode ser colocado ou programado; (b) canal sem necessidade de retentor intrarradicular, o espaço referente aos terços mediocervical deve ser preenchido com guta-percha. Para tanto, realiza-se uma adaptação da Técnica Híbrida de Tagger,[49] e, assim, insere-se um ou mais cones de guta-percha até encontrar o selamento apical, corta-se a guta-percha na entrada do canal e utiliza-se o compactador MacSpadden (escolhido de acordo com o diâmetro do canal) e compacta-se a guta-percha, respeitando o limite do terço apical, e condensa-se esta guta-percha na entrada do canal com o calcador pré-selecionado (Figs. 7.14F-G).

- Realização de radiografia periapical para avaliação do preenchimento.
- Limpeza da cavidade pulpar: algodão embebido em álcool.
- Selamento coronário (ionômero de vidro, ou outro material que garanta a vedação) (Fig. 7.14H).
- Radiografia periapical final.

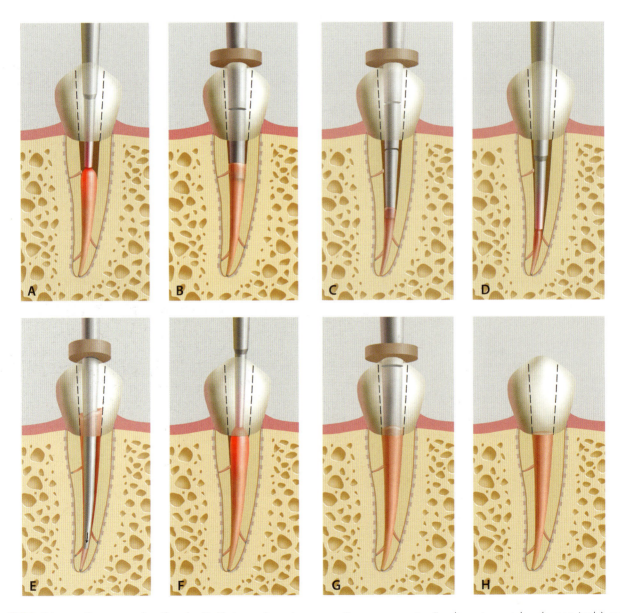

Fig. 7.14: Obturação termoplastificada. (A-E) Aquecimento, remoção e compactação da guta-percha de cervical à apical; (F-G) preenchimento, condensação e compactação de apical para a cervical; (H) preenchimento completo e selamento coronário. (Cortesia Dr. Arnaldo Castellucci).

Aparelhos e instrumentos endodônticos são desenvolvidos, ao longo do tempo, para maximizar e facilitar a execução do tratamento endodôntico. Assim, as técnicas podem ser aprimoradas e simplificadas. Dessa forma, baseados nos princípios da Técnica da Compactação Vertical da Guta-percha Aquecida,[39] novas técnicas foram desenvolvidas, tais como: Técnica da Onda Contínua de Calor,[10] na qual a fonte de calor é gerada por um aparelho específico o System B® (Analytic Tecnology, USA), no qual os condutores possuem um aquecimento controlado do calor e também são calcadores. Paralelamente, variações também foram surgindo, entre as quais destaca-se a Técnica de Injeção de Guta-percha Termoplastifica, que por meio de aparelhos carreiam e dispensam a guta-percha em pequenas porções no interior do SCR e, depois, executando-se a compactação a frio, promove-se o preenchimento do canal. Esses sistemas são exemplificados pelo Sistema Obtura II® (Texceed Co, USA) e Ultrafill 3D® (Hygienic, Co, USA).

AVALIAÇÃO DE SUCESSO E INSUCESSO

O sucesso da terapia endodôntica abrange dois aspectos, o biológico e o clínico. O sucesso biológico refere-se à prevenção e ao reparo da periodontite apical e o sucesso clínico refere-se à ausência de sinais e sintomas.

Nesse sentido, o sucesso do tratamento endodôntico não parece variar em função da idade do paciente,[4,46,47] mas principalmente, em função da condição pulpar e dos tecidos perirradiculares.[19,20,44] Wang et al., avaliando o reparo periapical da periodontite apical, demonstraram que não houve diferença estatisticamente significativa entre grupos de pacientes com menos de 40 anos e com mais de 60 anos. Contudo, o reparo foi menor entre os idosos quando o tamanho da lesão foi o fator avaliado. Paralelamente, foi observado que outros fatores de risco, tais como doença periodontal e trauma oclusal, também estavam presentes nos pacientes idosos. Dessa forma, pode-se esperar o sucesso do tratamento endodôntico em canais bem executados independente da idade do paciente ou de ser um canal atrésico (Fig. 7.15).

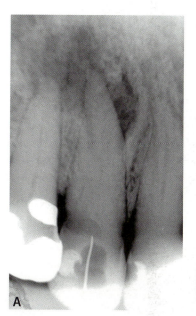 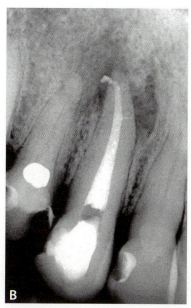 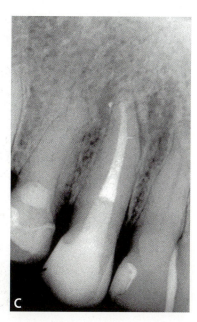

Fig. 7.15: Tratamento endodôntico no dente 13 com calcificação pulpar, necrose e periodontite apical em paciente de 74 anos. Série de radiografias periapicais: (A) localização da entrada do canal; (B) obturação do SCR; (C) acompanhamento clínico e radiográfico, 12 meses de pós-operatório.

A seguir apresentamos um caso de um paciente de 102 anos que procurou por atendimento odontológico de rotina. Após o exame clínico e radiográfico, identificou-se que o canino inferior esquerdo apresentava periodontite apical e foi indicado o tratamento endodôntico. O tratamento foi realizado conforme descrito anteriormente. Após seis meses do término do tratamento, a periodontite apical foi reparada (Fig. 7.16).

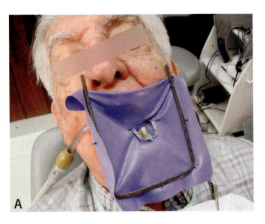
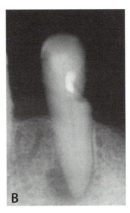
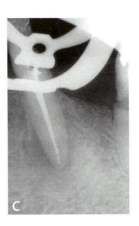
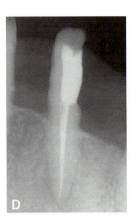

Fig. 7.16: (A) Paciente 102 anos em tratamento. (B) Radiografia periapical inicial. (C) Radiografia periapical imediata à obturação do SCR. (D) Radiografia pós-operatória: 6 meses.

CONSIDERAÇÕES FINAIS

O tratamento endodôntico de dentes atresiados, normalmente, envolve o tratamento de pacientes idosos, devido à condição fisiológica. Contudo, outras situações clínicas podem fazer com que os canais tornem-se atrésicos, tais como o traumatismo dentário e a inflamação pulpar crônica, independente da idade do paciente.

Os canais atresiados estão entre os desafios da Endodontia, uma vez que o diâmetro diminuído soma-se à complexidade anatômica pré-existente. Assim, além da competência do profissional, destaca-se que a melhor forma de abordar e tratar esses canais são a paciência, a perseverança e a determinação do operador, que contribuirão para que o tratamento seja executado adequadamente, respeitando os preceitos técnicos e biológicos.

REFERÊNCIAS

1. Allen PF, Whitworth JM. Endodontic considerations in the elderly. Gerodontology 2004; 21:185-194.
2. Amir FA, Gutmann JL, Witherspoon DE. Calcific metamorphosis: a challenge in endodontic diagnosis and treatment. Quintessence Int 2001; 32:447-55.
3. Ayhan H, Sultan N, Cirak M, Ruhi MZ, Bodur H. Antimicrobial effects of various endodontic irrigants on selected microorganisms. Int Endod J 1999; 32: 99-102.
4. Barbakow FH, Cleaton-Jones P, Friedman D. An evaluation of 566 cases of root canal therapy in general dental practice: postoperative observations. J Endod 1980; 6:485-9.
5. Baume LJ. The biology of pulp and dentine. A historic, terminologic-taxonomic, histologic-biochemical, embryonic and clinical survey. Monogr Oral Scienc 1980; 8: 1-220.
6. Berber VB, Gomes BP, Sena NT, Vianna ME, Ferraz CC, Zaia AA, Souza-Filho FJ. Efficacy of various concentrations of NaOCl and instrumentation techniques in reducing Enterococcus faecalis within root canals and dentinal tubules. Int Endod J 2006; 39:10-7.
7. Bergman SA, Coletti D. Perioperative management of the geriatric patient. Part I: respiratory system. Oral Surg Oral Med Oral Pathol Oral Radiol Endod 2006; 102:e1-e6.
8. Bergman SA, Coletti D. Perioperative management of the geriatric patient. Part I: cardiovascular system. Oral Surg Oral Med Oral Pathol Oral Radiol Endod 2006; 102:e7-e12.
9. Bergman SA, Coletti D. Perioperative management of the geriatric patient. Part III: delirium. Oral Surg Oral Med Oral Pathol Oral Radiol Endod 2006; 102:e13-e16.
10. Buchanan LS. The continuous wave of condensation technique: a convergence of conceptual and procedural advances in obturation. Dent Today 1994; 13(10):80-85.
11. Burke FM, Samarawickrama DYD. Progressive changes in the pulpo-dentinal complex and their clinical consequences. Gerodontology 1995; 12:57-66.

12. Bystrom A, Sundqvist G. Bacteriologic evaluation of the effect of 0,5 percent sodium hypochlorite in endodontic therapy. Oral surg Oral Med Oral Pathol 1983; 55:307-12.
13. Bystrom A, Sundqvist G. The antibacterial action of sodium hypochlorite and EDTA in 60 cases of endodontic therapy. Int Endod J 1985; 18:35-40.
14. Carrigan PJ, Morse DR, Furst ML, Sinai IH. A scanning electron microscopic evaluation of human dentinal tubules according to age and location. J Endod 1984; 10:359-63.
15. Chiego DJ Jr, Klein RM, Avery JK. Tritiated thymidine autoradiographic study of the effects of inferior alveolar nerve resection on the proliferative compartments of the mouse incisor formative tissues. Arch Oral Biol 1981; 26:83-9.
16. De Deus QD. Frequency, location, and direction of the lateral, secondary, and accessory canals. J Endod 1975; 1:361-6.
17. Dongari A, Lambrianidis T. Periodontally derived pulpal lesions. Endod Dent Traumat 1988; 4:49-54.
18. Espina AI, Castellanos AV, Fereira JL. Age related changes in blood capillary endothelium of human dental pulp: an ultrastructural study. Int Endod J 2003; 36:395-403.
19. Eriksen HM, Kirkevang LL, Petersson K. Endodontic epidemiology and treatment outcome:general considerations. Endod Topics 2002; 2:1-9.
20. Friedman S. Prognosis of initial endodontic therapy. Endod Topics 2002; 2:59-88.
21. Garberoglio R, Brannstrom M. Scanning electron microscopic investigation of human dentinal tubules. Arch Oral Biol 1976; 21:355-62.
22. Hargreaves KM, Goodis HE. Seltzer and Benders Dental Pulp. Quintessence Publishing Co, Inc. 2002.
23. Hulsmann M, Hahn W. Complications during root canal irrigation – literature review and case reports. Int Endod J 2000; 33:186-93.
24. IBGE (Instituto Brasileiro de Geografia e Estatística). A dinâmica geográfica brasileira e os impactos nas políticas públicas. Disponível em: http://www.ibge.gov.br/home/estatistica/populacao/indic_sociosaude/2009/com_din.pdf.
25. Ikawa M, Komatsu H, Ikawa K, Mayanagi H, Shimauchi H. Age-related changes in the human pulpal blood flow measured by laser Doppler flowmetry. Dent Traumatol 2003; 19:36-40.
26. Krasner P, Rankow HJ. Anatomy of the pulp-chamber floor. J Endod 2004; 30:5-16.
27. Kipioti A, Nakou M, Legakis N, Mitsis F. Microbiological findings of infected root canals and adjacent periodontal pockets in teeth with advanced periodontitis. Oral Surg Oral Med Oral Pathol 1984; 58:213-20.
28. Kobayashi T, Hayashi A, Yoshikawa R, Okuda K, Hara K. The microbial flora from root canals and periodontal pockets of non-vital teeth associated with advanced periodontitis. Int Endod J 1990; 23:100-06.
29. Kuttler Y. Microscopic investigation of root apexes. J Am Dent Assoc 1955; 50:544-52.
30. Kuyk JK, Walton RE. Comparison of the radiographic appearance of root canal size to its actual diameter. J Endod. 1990 Nov; 16(11):528-33.
31. Langeland K, Rodrigues H, Dowden W. Oral Surg Oral Med Oral Pathol. 1974 Feb;37(2):257-70.
32. Lopes HP, Siqueira JFJr, Rôças IN. Substâncias químicas empregadas no preparo dos canais radiculares. In Lopes & Siqueira. Endodontia: Biologia e Técnica. Terceira Edição. Guanabara Koogan: Rio de Janeiro 2010.
33. Mazur B, Massler M. Influence of Periodontal Disease on the Dental Pulp. Oral Surg Oral Med Oral Pathol 1964; 17:592-603.
34. Newton CW. Endodontia Geriatrica. In: Cohen S & Burns RC. Caminhos da Polpa. Sexta edição. Guanabara Koogan: Rio de Janeiro 1997.
35. Patterson S, Mitchell D. Calcific methamorphosis of the dental pulp. Oral Surg Oral Med Oral Pathol 1965; 20:94-101.
36. Peters OA. Current challenges and concepts in the preparation of root canal systems: a Review. J Endod 2004; 30:559-67.
37. Rubach W, Mitchel D. Periodontal Disease, accessory canals and pulp pathosis. J Periodont 1965; 36:34-8.
38. Schafer KG. Treatment of calcified root canals. Ont Dent 1996; 73:21-3.
39. Schilder H. Filling root canals in three dimensions. J Endod 2006; 32:281-90.
40. Seltzer S, Bender IB. The dental pulp – Biologic considerations in dental procedures. Ishiyaku EuroAmerica, Inc., Publishers. 3a ed. 1990.
41. Seltzer S, Bender IB, Ziantz M. The interrelationship of pulp and periodontal disease. Oral Surg Oral Med Oral Pathol 1963; 16:1474-90.
42. Siqueira JF Jr, Uzeda M. Intracanal Medicaments: evaluation of the antimicrobial effects of chlorhexidine, metronidazole, and calcium hydroxide associated with three vehicles. J Endod 1997; 23:167-9.
43. Siqueira JF Jr, Rôças IN, Lopes HP. Medicação Intracanal. In Lopes & Siqueira. Endodontia: Biologia e Técnica. Terceira Edição. Guanabara Koogan: Rio de Janeiro 2010.
44. Sjogren U, Hagglund B, Sundqvist G etal. Factors affecting the long-term results of endodontic treatment. J Endod 1990; 16:498-504.
45. Stein TJ, Corcoran JF. Anatomy of the root apex and its histologic changes with age. Oral Surg Oral Med Oral Pathol 1990; 69:238-42.
46. Strindberg L. The dependence of the result of pulp therapy on certain factors: an analytic study based on radiographic

and clinical follow-up examinations. Acta Odontol Scand 1956; 14(suppl 21).
47. Swartz DB, Skidmore AE, Griffin JA. Twenty years of endodontic success and failure. J Endod 1983; 9:198-202.
48. Sweatman TL, Baumgartner JC, Sakaguchi RL. Radicular temperatures associated with thermoplasticized gutta-percha. J Endod 2001; 27:512-5.
49. Tagger M, Tamse A, Katz A, Korzen BH. Evaluation of apical seal produced by a hybrid root canal filling method, combining lateral condensation and thermatic compactation. J Endod 1984; 10:299-303.
50. Torabinejad M, Kiger RD. A histologic evaluation of dental pulp tissue of a patient with periodontal disease. Oral Surg Oral Med Oral Pathol 1985; 59:198-200.
51. Tranasi M, Sberna MT, Zizzari V, D'Apolito G, Mastrangelo F, Salini L, Stuppia L, Tetè S. Microarray Evaluation of Age-related Changes in Human Dental Pulp. J Endod 2009; 35:1211-17.
52. Tronstad L. Optical and microradiographic appearance of intact and worn human coronal dentin. Arch Oral Biol 1972; 17: 847-58.
53. Zenhder M. Endodontic infection caused by localized aggressive periodontitis: a case report and bacteriologic evaluation. Oral Surg Oral Med Oral Pathol Oral Radiol Endod 2001; 92:440-5.
54. Zenhder M. Root canal irrigants. J Endod 2006; 32:389-98.
55. Zou L, Shen Y, LI W, Haapasalo M. Penetration of sodium hypochlorite into dentin. J Endod 2010; 5:793-6.

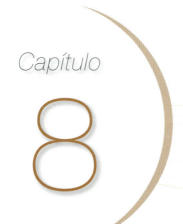

Capítulo 8

Diagnóstico por Imagem: O que Muda no Osso com o Passar do Tempo

Fábio Ribeiro Guedes, Alexandre Perez Marques, Daniela Amorim Marco Peres

INTRODUÇÃO

Para solicitar um exame complementar por meio de imagens que auxilie no plano de tratamento de pacientes idosos, o cirurgião-dentista deve conhecer os principais métodos que possam ajudá-lo a traçar este plano reabilitador da melhor e mais completa maneira possível. O clínico deve considerar que o paciente quando chega à terceira idade geralmente apresenta uma combinação de alterações e, portanto, deve avaliar caso a caso para que sejam solicitados não somente os exames apropriados, mas também quais fatores específicos do paciente influenciam na determinação do método a ser escolhido, incluindo número e tipo de radiografias que devem ser solicitados, ou mesmo a combinação de métodos.

É importante relembrar que muitos métodos de avaliação de imagens na Odontologia utilizam radiação ionizante e que estas não devem ser utilizadas indiscriminadamente. Para auxiliar o cirurgião-dentista, foram estabelecidas algumas diretrizes para solicitação de radiografias dentárias, desenvolvidas pela FDA *(Food and Drug Administration)* em 1980.[1] Sendo assim, para determinar quais radiografias a serem realizadas e a frequência de repetição destas, deve-se seguir as indicações abaixo:

- Radiografias somente após um exame clínico.
- Radiografias não devem ser obtidas a não ser que exista expectativa de identificar alguma alteração que possa afetar o plano de tratamento.
- Utilizar a menor dose de exposição à radiação necessária para produzir imagens satisfatórias da área a ser investigada, com maior qualidade de informação, seguindo o conceito de ALARA (*As Low As Reasonably Achievable* – "Tão baixo quanto razoavelmente exequível").[2,3]

O uso de exames radiográficos como meio complementar de diagnóstico é essencial para o fornecimento de informações de estruturas não visíveis ao exame clínico, como as raízes e estruturas internas dos dentes, osso alveolar circundante e complexo ósseo dentomaxilofacial. O uso desses exames contribui para o diagnóstico de lesões cariosas, periodontais, periapicais e outras patologias odontogênicas e não odontogênicas.[3]

O edentulismo parcial ou total também é um aspecto clínico bastante verificado na população idosa. Diversas são as formas para a reabilitação protética dos pacientes, dentre elas próteses parciais removíveis, próteses fixas, próteses totais, *overdentures* ou próteses sobre implantes. O planejamento protético passa por diversas etapas, sendo pré-operatórias, intraoperatórias e pós-protéticas, sendo que todas utilizam o diagnóstico por imagem.[2]

Com o avanço dos conhecimentos na Implantodontia, sua procura tem sido maior como uma opção de tratamento. Conhecer e estar familiarizado com os mais recentes métodos avançados de diagnóstico por imagem torna-se essencial ao bom planejamento pré-cirúrgico e para o sucesso das próteses sobre implantes, enquanto que as imagens são imprescindíveis para que se realize a colocação segura de implantes, de dimensões adequadas e em posições apropriadas.[4]

Sabe-se que algumas patologias são prevalentes ou só acometem indivíduos a partir da 5ª década de vida, desta forma, é de fundamental importância que o clínico tenha o conhecimento de que os métodos de imagem podem fornecer informações úteis para o melhor entendimento dessas lesões. Tomassi[3] explicita a importância do exame radiográfico para a detecção de patologias ao citar que este é útil para descobrir, confirmar, classificar, definir e localizar uma lesão. Ainda auxilia no estabelecimento de diagnósticos precoces, na averiguação das origens dos sintomas e da causa da doença e na verificação da extensão do envolvimento da doença. Assim, é de grande valia no estabelecimento do diagnóstico diferencial entre processos inflamatórios, neoplasias benignas e malignas. Por fim, é um meio valioso para a verificação da preservação do tratamento.

Os métodos a serem detalhados a seguir englobam as possibilidades dos exames de imagem à disposição do cirurgião-dentista no mercado brasileiro atual. A seleção do método adequado de imagens para a população idosa deve ser individualizada e de acordo com as necessidades particulares de cada paciente.

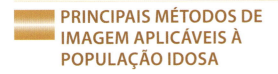

PRINCIPAIS MÉTODOS DE IMAGEM APLICÁVEIS À POPULAÇÃO IDOSA

Métodos Radiográficos Convencionais

Radiografias são essenciais para o sucesso do tratamento do paciente idoso. A escolha do método, ou a combinação deles, é determinada a partir de um exame clínico cuidadoso. A técnica ideal é aquela que combina a menor exposição do paciente à radiação, com a menor quantidade necessária de tomadas radiográficas, em um menor espaço de tempo e que proporcione um diagnóstico adequado e seguro das condições das arcadas dentárias e estruturas de suporte, de acordo com cada caso. O cirurgião-dentista não pode ser negligente e falhar ao não solicitar um método de imagem que possa dar mais informação quanto ao diagnóstico do paciente e, que possa interferir no plano de tratamento e permitir a redução do tempo clínico restaurador e reabilitador do paciente idoso.

Atualmente, no mercado Radiológico brasileiro, encontram-se sistemas analógicos e digitais para aquisição de imagens radiográficas. Apesar da vantagem da menor dose de radiação recebida pelo paciente e da extinção do processamento químico, a radiologia digital ainda encontra alguns percalços, como o elevado custo, o maior incômodo do paciente com os sensores digitais intraorais de estado sólido do tipo CCD ou CMOS, associada à falta de costume de se trabalhar com a informatização nos consultórios dentários por grande parte dos clínicos. Portanto, quando mencionamos o uso dos filmes nos tópicos a seguir, entende-se que estamos falando também sobre o uso dos sensores.

Técnicas radiográficas intraorais

As imagens radiográficas obtidas com o filme posicionado dentro da cavidade oral possuem melhor definição, sendo sua maior desvantagem o tamanho da área de estudo. Essa limitação reduz a sua aplicação basicamente a avaliação anatômica e relação com estruturas vizinhas e ao diagnóstico das lesões do órgão dentário.

Radiografia periapical

Na tomada radiográfica periapical o filme nº 1.2, de dimensões 3,1 cm x 4,1 cm, é posicionado no interior da cavidade oral, fornecendo imagens de uma região limitada do processo alveolar da mandíbula ou da maxila. O posicionamento do filme pode ocorrer por meio de duas técnicas: a da bissetriz e a do paralelismo. A técnica da bissetriz é obtida incidindo o raio central do feixe de raios-X perpendicular à bissetriz formada entre o plano do filme e o plano do dente. Porém, essa técnica aumenta a possibilidade de distorções no sentido vertical e/ou horizontal.[2] Já a técnica do paralelismo é mais precisa, pois o filme é posicionado paralelamente ao longo eixo da estrutura dentária, processo alveolar ou implante por meio de um dispositivo, o posicionador, que permite que o raio central incida perpendicularmente ao plano do dente e do filme. Esses princípios permitem a realização de uma imagem com o mínimo de distorção e ampliação.[2]

As radiografias periapicais são realizadas de acordo com cada região de elementos a serem estudados, de maneira que temos a região de molares, pré-molares, caninos e incisivos; tanto na arcada superior como inferior. Quando realizamos um exame de todos os dentes da arcada, exame periapical completo, este é composto por 14 imagens radiográficas, sendo 7 da arcada superior e as outras 7 da inferior (Fig. 8.1). As principais vantagens deste método são a baixa dose de radiação, alta resolução, permitindo um alto grau de detalhes, e baixo custo.

Na população idosa, as indicações das radiografias periapicais são todas aquelas inerentes à técnica propriamente dita, incluindo cirúrgica para realização de exodontias, avaliação de presença de lesões na região do periápice, presença de corpos estranhos, entre outras.

Radiografia interproximal

A radiografia interproximal registra em um único filme a relação de oclusão dos elementos dentários antagônicos dos arcos superiores e inferiores, a posição, o contorno e a largura mesiodistal e cérvico-oclusal das superfícies coronárias, a topografia das câmaras pulpares e o terço cervical das raízes, além das cristas ósseas alveolares. Dentre suas indicações estão a detecção de cáries interproximais incipientes, presença de cálculo dental, avaliação de nível de crista óssea alveolar, adaptação cervical das margens das restaurações, presença de nódulos pulpares entre outros (Fig. 8.2).

Radiografia oclusal

A técnica oclusal utiliza filmes nº 3.4, de dimensões 5,7cm x 7,6 cm, posicionadas no interior da cavidade oral paralelamente ao plano oclusal. A incidência do feixe de raios-X pode ser ortogonal ou oblíqua, sendo geralmente realizada oblíqua (em torno de + 65°) em maxila e ortogonal em mandíbula[3], podendo ser realizada de maneira total ou parcial. As principais indicações incluem: dentes impactados, corpos estranhos ou remanescentes radiculares, fraturas, presença de cálculos nos ductos de glândulas salivares maiores entre outras lesões do complexo dentomaxilofacial que possam comprometer a população da terceira idade (Fig. 8.3).

Técnicas radiográficas extraorais

As imagens obtidas por essas técnicas proporcionam a visibilização de áreas mais extensas do complexo maxilofacial, porém com menor definição e maior quantidade de estruturas adjacentes sobrepostas à área de interesse.

Radiografia panorâmica

A radiografia panorâmica é uma técnica radiográfica tomográfica, produzindo uma imagem seccional

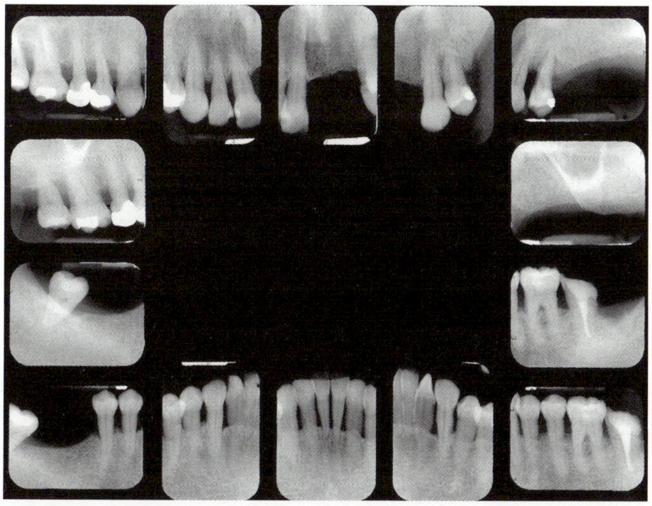

Fig. 8.1: Exame periapical completo de um paciente, permitindo a visualização detalhada das estruturas ósseas e dentárias presentes.

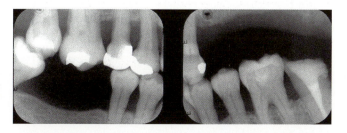

Fig. 8.2: Radiografias interproximais de ambos os lados.

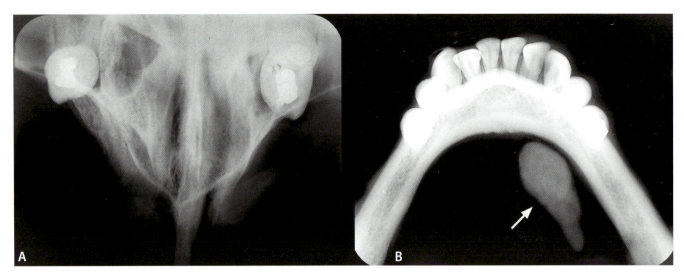

Fig. 8.3: Radiografias oclusais: superior (A), utilizada para avaliar a presença de possíveis remanescentes dentários; inferior (B), indicada para identificação de um cálculo salivar (seta) no ducto da glândula submandibular.

curva dos ossos maxilares de espessura e ampliações variáveis. Sua maior vantagem se dá pela quantidade de informação obtida, uma vez que é a única técnica convencional a reunir as estruturas do complexo dentomaxilofacial em uma única imagem, permitindo a visibilidade da maxila de tuberosidade direita à tuberosidade esquerda, e da cabeça da mandíbula de uma lado ao outro.

Dentre algumas das desvantagens da radiografia panorâmica estão a pobreza de detalhe, a sobreposição de imagens, a distorção inerente à física da aquisição das imagens, erros no posicionamento dos pacientes e a necessidade de cooperação do mesmo. Este último pode ser um fator complicador no exame, visto que alguns pacientes apresentam limitações físicas, dificultando o posicionamento da coluna cervical de forma ereta, ou mesmo apresentam condições sistêmicas que impossibilitam ou restringem os movimentos, tais como o mal de Parkinson ou de Alzheimer.

Dentre suas aplicações gerais podemos destacar a avaliação protética, pós-cirúrgico para implantes, avaliação das ATMs, avaliação de patologias extensas e achados radiográficos de calcificação, tais como os ateromas (Fig. 8.4).

A sua aplicação é extremamente ampla devido às suas inúmeras indicações, com a vantagem da dose de radiação utilizada ser inferior à de um exame periapical completo.

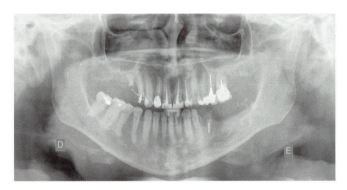

Fig. 8.4: Radiografia panorâmica, permitindo uma avaliação das condições ósseas e dentárias do paciente.

Seriografia de ATM

É uma técnica transcraniana constituída de uma sequência de tomadas radiográficas da Articulação Temporomandibular (ATM) com o paciente em oclusão, repouso e em máxima abertura bucal.

Esse exame é indicado para a investigação de componentes ósseos da ATM em casos de suspeita de Disfunção da Articulação Temporomandibular (DTM), como, por exemplo, o aplainamento de côndilos, porém, para uma investigação mais detalhada dos componentes ósseos, o exame de tomografia computadorizada é o mais indicado. Ademais, a Seriografia de ATM não nos dá informação alguma sobre tecidos não mineralizados que compõem as ATMs (Fig. 8.5).

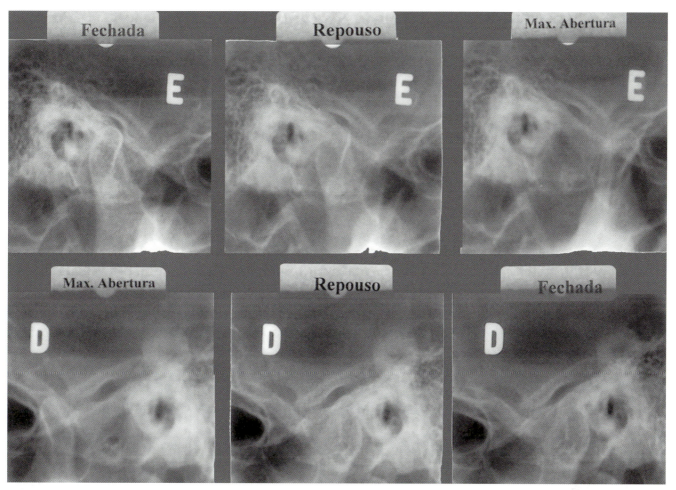

Fig. 8.5: Radiografias transcranianas (seriografia), possibilitando uma avaliação dos componentes ósseos das ATMs direita e esquerda na posição de boca fechada, repouso e máxima abertura.

Tomografia convencional

A tomografia convencional teve início em 1920 e é baseada no movimento simultâneo e em direções opostas entre o filme radiográfico e o tubo de raios-X. Esse movimento produz um plano de corte ou fulcro da região de interesse que pode variar de 2,5 mm a 6 mm de espessura, onde as estruturas que se situarem neste fulcro possuirão suas imagens com maior nitidez, e as estruturas localizadas fora do plano de corte irão projetar uma imagem "borrada". A tomografia convencional possui indicação no estudo da implantodontia, já que possibilita a vista em corte transversal dos rebordos ósseos. Entretanto, não é particularmente útil na determinação da qualidade do osso, nem na identificação de alterações ósseas e dentárias.[2] Tendo em vista o avanço tecnológico, seu uso rotineiro é cada vez menos observado na Odontologia atual.

Métodos avançados de diagnóstico por imagem

Os métodos avançados de Diagnóstico por Imagem compõem os métodos mais recentes de aquisição de imagem e que não são, preferencialmente, o primeiro exame de escolha a ser realizado. Isso se deve à natureza um pouco mais específica das indicações dos métodos a serem descritos a seguir.

Tomografia computadorizada

A tomografia computadorizada é baseada na obtenção de imagens seccionais do paciente por meio de um feixe de raios-X em forma de leque, enquanto que oposto a este existe uma série de detectores que captam os feixes de radiação após sua atenuação pelo paciente. A fonte emissora de raios-X e os detectores giram ao redor do paciente obtendo de forma sequencial cada uma das imagens seccionais. Ao final desse processo, estes dados obtidos pelos detectores são enviados a um computador que possibilitará diferentes reconstruções de imagem em diferentes planos. Dentre as vantagens dos exames de tomografia computadorizada (TC) estão: imagens sem ampliação, ausência de sobreposições, além da possibilidade de mensuração de densidade óssea devido à ferramenta que possibilita a avaliação de quaisquer imagens desejadas por meio das Unidades de Hounsfield (UH). Sendo assim, para a população idosa, a TC é de grande utilidade no diagnóstico de patologias, realizando exames com ou sem o uso de contraste; avaliação pré-operatória de implantes e enxertos ósseos com planejamento interativo; avaliação dos componentes ósseos das ATMs, entre outros.

Tomografia computadorizada por feixe cônico (TCFC)

A tomografia computadorizada por feixe cônico (*Cone Beam*) foi desenvolvida especificamente para Odontologia. O princípio de obtenção das imagens é semelhante ao da tomografia médica, porém o feixe de raios-X possui um formato cônico que realiza um giro de 360° ao redor da face do paciente e obtém um volume de informações da face do paciente. Após a obtenção dos dados, as imagens são reconstruídas, então, todas as informações contidas no volume podem ser reconstruídas para uma correta avaliação das partes ósseas, como, por exemplo, no planejamento radiográfico de implantes e dos componentes ósseos da ATM. Uma das vantagens desse método é que as imagens produzidas apresentam altíssima qualidade e riqueza de detalhes das estruturas ósseas e baixa dose de radiação.

Ressonância magnética

No que se refere ao diagnóstico por imagem, a Ressonância Magnética (RM) tem sido utilizada no estudo das estruturas internas da ATM desde 1984.[5,6] Por ser um método capaz de fornecer excelente contraste de tecido mole de forma não invasiva e sem o uso de radiação ionizante, a RM substituiu a Artrografia e a TC na avaliação das estruturas da ATM.[7,8] Dessa maneira, a RM tem indicação para estudo do paciente idoso que tenha apresentação clínica de DTM já que o método é utilizado para avaliação da posição, intensidade de sinal e morfologia do disco articular, estudo da condição do tecido retrodiscal, do osso medular e superfícies ósseas, identificação de tecidos cicatriciais e edema inflamatório.[9-11]

Ultrassonografia

A ultrassonografia como modalidade de imagem com fins para o diagnóstico utiliza ondas sonoras, em frequências vibratórias na escala de 1 a 20 MHz.[1] A imagem de ultrassonografia é gerada da seguinte maneira: o aparelho gera um impulso elétrico, convertido em ondas sonoras de alta frequência por um transdutor, e essas ondas sonoras são transmitidas aos tecidos a serem examinados. À medida que o feixe ultrassônico atravessa ou interage com os tecidos de diferentes impedâncias acústicas, ele é atenuado. Somente as ondas sonoras que são refletidas por meio do eco voltam para o transdutor, que possui o papel tanto de transmissor quanto de receptor. Esta fração refletida do feixe é que produz a imagem na ultrassonografia. Consequentemente, a interpretação desta modalidade de imagem necessita de conhecimentos das propriedades físicas do ultrassom e da anatomia do tecido que está sendo examinado.

As principais indicações da ultrassonografia para o paciente idoso incluem o estudo das glândulas salivares para o diagnóstico de cálculos salivares ou cistos e o estudo das placas de ateromas.

DIAGNÓSTICO E PLANEJAMENTO RADIOGRÁFICO COMO AUXILIAR NO TRATAMENTO COM IMPLANTES

No mundo atual, existem milhões de indivíduos parcialmente ou totalmente desdentados, sendo os pacientes idosos uma grande fatia desta população, que necessitam de um restabelecimento de sua função mastigatória com a substituição dos elementos perdidos por próteses. Porém, com a possibilidade e disponibilidade de utilização de implantes dentários, muitos pacientes têm optado por este tipo de tratamento em substituição às próteses convencionais. Mas para o profissional ter segurança para instalação dos implantes, é necessário uma boa avaliação e planejamento da área a receber implantes, e atualmente os métodos de imagem são os mais fiéis e precisos para essa avaliação.

Nos dias atuais, existem diversos métodos de imagens possíveis de serem utilizadas para o planejamento de implantes, sendo os mais utilizados as radiografias panorâmicas e os exames de tomografia. Em 1995, Frederiksen & Dallas,[12] descreveram que a técnica ideal deve ter: visão seccional dos arcos para visibilização da inclinação do processo alveolar, relação espacial das estruturas anatômicas, ser obtida em superfície plana para que as mensurações sejam precisas, além de permitir avaliação da densidade da trabeculagem e espessura e densidade das corticais ósseas, tudo isso com um custo razoável ao paciente.

Radiografia Panorâmica

A radiografia panorâmica é o exame radiográfico mais utilizado na fase pré-operatória dos implantes osseointegrados, pois esse exame permite ao profissional comparar estruturas contralaterais, além de ser um útil acessório para observação preliminar de múltiplos locais de implante, identificação de todas as estruturas anatômicas e suas relações com o rebordo alveolar remanescente, como os casos de pneumatização dos seios maxilares e extrusões da região de tuberosidade, a presença ou ausência de dentes e implantes nas arcadas, além de ser um exame com um baixo custo e grande disponibilidade no mercado, simplicidade e rapidez na realização do exame.[13-17] Porém, esse exame possui algumas limitações dentre as quais pode-se citar que a distância objeto-filme é variável devido aos diferentes tamanhos de arcadas e dentes, o feixe útil de raios-x dirige-se obliquamente, contrariando um dos princípios geométricos de formação da imagem, além da radiografia panorâmica ser uma imagem bidimensional, não fornecendo informações no sentido vestibulolingual ou inclinação do rebordo ósseo, o posicionamento do paciente é um dos fatores mais importantes para a boa obtenção da técnica, sendo este um fator o que causa 60% das falhas no exame, a radiografia panorâmica possui uma imagem ampliada com graus de distorções variáveis em cada região da arcada do paciente.

Kalil,[18] preconiza o uso da radiografia panorâmica com o desenho das estruturas anatômicas em papel fino e transparente sobre a radiografia, fornecendo um parâmetro esquemático preliminar das distâncias dos acidentes anatômicos principais em relação as áreas receptoras de implante (Fig. 8.6), estas medidas tornam-se mais precisas se a radiografia for feita em aparelhos mais modernos, que produzem uma imagem radiográfica com uma ampliação vertical constante, permitindo correção das mensurações, levando a uma avaliação bem próxima do real quanto a altura óssea remanescente para área de implantação em relação a estruturas anatômicas.

Tomografia

Dentre os métodos tomográficos disponíveis, podemos encontrar no mercado as tomografias convencionais, as tomografias computadorizadas medicas (*Fan Beam*) e, atualmente, temos também as tomografias computadorizadas de feixe cônico (*Cone Beam*).

Durante muitos anos a tomografia convencional foi a técnica principal para avaliação pré-operatória, pois fornece imagens seccionais da região de interesse com mínimo de superposição, gerando imagens que permitem observar dimensões no sentido vestibulolingual e a dimensão vertical da crista óssea a estruturas anatômicas nobres, permitindo mensurações precisas. Porém, esse tipo de exame possui certas limi-

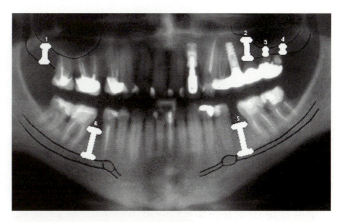

1	Distância do rebordo ao assoalho do seio maxilar	6,01 mm
2	Distância do rebordo ao assoalho do seio maxilar	7,25 mm
3	Distância do rebordo ao assoalho do seio maxilar	1,82 mm
4	Distância do rebordo ao assoalho do seio maxilar	2,15 mm
5	Distância do rebordo ao canal mandibular	10,68 mm
6	Distância do rebordo ao canal mandibular	10,21 mm

Fig. 8.6: Radiografia panorâmica com desenho das estruturas anatômicas importantes para uma avaliação da altura do remanescente óssea com as mensurações realizadas em cada uma das regiões estudadas.

tações, como: uma disponibilidade limitada, técnica sensível a erros, possui um espessa camada de corte, não determina a qualidade óssea, tempo gasto para realização do exame é muito grande para um número elevado de locais a serem radiografados, para vários sítios das arcadas é necessário cálculos adicionais, necessidade de treinamento para interpretação das imagens, dificuldade de posicionamento da arcada para se ajustar a cada camada de corte precisamente.

A tomografia computadorizada médica (*Fan Beam*) é um dos meios de imagem mais modernos, sendo bastante utilizado na Medicina e, nos últimos anos, também pela Odontologia, principalmente no planejamento de implantes.

As imagens de TC podem ser reconstruídas de forma transversal às arcadas, possuindo uma escala métrica em sua lateral, o que permite realizar mensurações precisas de altura e espessura disponíveis nas imagens. Porém, o custo do exame pode ser elevado e pode ocorrer a produção de artefatos metálicos que dificultam a avaliação de determinadas áreas da imagem.

Tomografia Computadorizada por Feixe Cônico

Assim, como a tomografia computadorizada médica, as imagens transversais, de uma região específica ou de toda arcada, para o planejamento de implantes podem apresentar espessuras de 0,5 mm ou até menos, permitindo uma visibilização seccional da região de interesse para o implante. Estas imagens também apresentam uma escala milimetrada lateral, permitindo realizar mensurações precisas nas imagens (Fig. 8.7). Como a tomografia computadorizada por feixe cônico apresenta imagens de alta qualidade, sua disponibilidade no mercado têm aumentado cada vez mais, o que propicia uma custo do exame inferior ao da tomografia computadorizada médica.

Nos últimos anos, com o desenvolvimento da informática, novos *softwares* foram desenvolvidos para área Odontológica, dentre eles o *Dental Slice* e o *Implant Viewer*. Estes *softwares* permitem aos profissionais realizarem planejamento dos implantes com medidas precisas no próprio consultório, pois importam

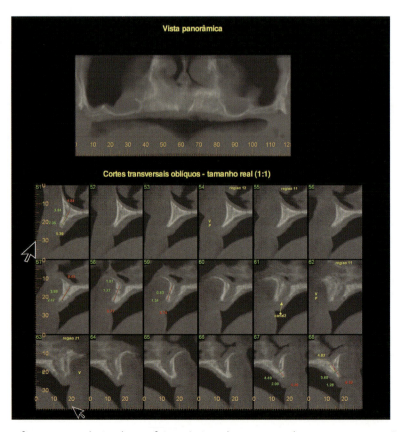

Fig. 8.7: Exame de tomografia computadorizada por feixe cônico, demonstrando uma reconstrução panorâmica e os cortes oblíquos à maxila, onde pode-se observar as escalas milimetradas (setas) que permitem mensurações confiáveis da altura e espessura óssea.

as imagens no formato DICOM (*Digital Imaging Communication in Medicine*) produzidas pelos tomógrafos computadorizados, e permitem a reconstrução de imagens oblíquas à mandíbula e/ou maxila, realizar medidas da espessura e altura óssea, bem como simular e planejar a colocação dos implantes, tudo na tela do computador (Fig. 8.8). Este recurso facilita bastante os profissionais, pois pode-se fazer um planejamento mais seguro, bem como facilitar o entendimento e comunicação entre dentista e paciente quanto ao procedimento.

Em 2000, Tyndall & Brooks[17] descreveram os critérios de seleção para imagens utilizadas no planejamento de implantes preconizados pela *American Academy of Oral and Maxillofacial Radiology* (AAOMR). Essa academia assegurou que o sucesso de tratamentos com implantes é, em parte, dependente da informação adequada sobre a estrutura óssea da região. Os autores descrevem sobre as vantagens e desvantagens de cada técnica que pode ser utilizada no planejamento de implantes, afirmando que a radiografia panorâmica, a radiografia cefalométrica e as radiografias intraorais, quando utilizadas isoladamente, são inadequadas para avaliar a arquitetura óssea. Foi exposto que a radiografia panorâmica é a padrão para o início da avaliação de tratamentos com implante, bem como para o acompanhamento desses pacientes. A AAOMR indicou a radiografia panorâmica para obtenção de imagens mesiodistais da região, podendo ser complementada com radiografias periapicais, quando a riqueza de detalhes é necessária, com a recomendação de que a avaliação inclua imagens sagitais do local de interesse, o que é obtido com tomografia convencional ou computadorizada.

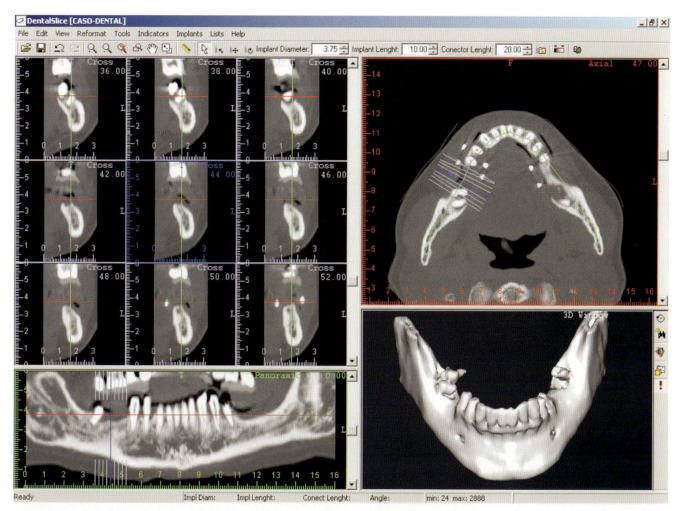

Fig. 8.8: Tela do *Software Dental Slice*, com as reconstruções oblíquas, panorâmica, axial e tridimensional.

AVALIAÇÃO POR IMAGEM DAS ARTICULAÇÕES TEMPOROMANDIBULARES

A articulação temporomandibular (ATM) é uma das muitas articulações existentes no corpo humano, sendo considerada, por muitos, a mais complexa de todas. É formada, basicamente, pela relação funcional do osso temporal com a cabeça da mandíbula, interpondo-se entre esses dois ossos existe um componente fibrocartilaginoso de relativa resistência, o disco articular. Sua função é a de evitar o contato direto entre esses ossos, evitando assim, degenerações, desgastes e alterações em suas corticais.[19,20]

Diversas situações, como, doenças inflamatórias e degenerativas, desordens posturais, ausência de elementos dentários, traumatismos e outras alterações, podem comprometer o equilíbrio dos componentes da ATM, resultando em desordens ou disfunções temporomandibulares. Pacientes a partir da quinta década da vida, tendo seu auge na população idosa, estão sujeitos a essas alterações. A sintomatologia associada à disfunção temporomandibular (DTM) abrange de 40 a 60% da população idosa, destacando-se sua prevalência no sexo feminino.[19-22]

Os termos desordens e disfunções articulares são utilizados para se referir às alterações que envolvem a musculatura mastigatória, a articulação temporomandibular e as estruturas anatômicas a ela associadas. Os sinais e sintomas mais comuns da DTM são: dor difusa orofacial e localizada na ATM, sons articulares, limitação nos movimentos da mandíbula, alterações nos componentes da ATM, como deslocamento do disco articular e degeneração na cabeça da mandíbula, e alterações nos músculos da mastigação.[19-22]

O exame por imagem é um importante instrumento para complementar o exame clínico e a anamnese no diagnóstico, e avaliar o grau das doenças que afetam a ATM. O profissional deve saber solicitar a modalidade de exame mais apropriada para cada paciente, levando em consideração as vantagens e desvantagens de cada técnica. Os exames por imagem mais precisos são: tomografia computadorizada, artrografia, cintilografia óssea e ressonância magnética. Os exames radiográficos convencionais são de pouco valor para detecção de alterações na ATM, sendo úteis apenas para alterações grosseiras.[23-26]

Alterações dos Tecidos Ósseos da Articulação Temporomandibular

A ATM, assim como outras articulações do esqueleto humano, está sujeita a diferentes alterações em seus elementos anatomofuncionais, destacando-se a doença articular degenerativa. A existência de patologia articular degenerativa indica uma mudança na morfologia óssea da eminência, fossa ou cabeça mandibular. A imagem de uma articulação osteoartrítica em estados avançados típicos pode mostrar erosão do contorno cortical, osteófitos, cistos subcorticais, redução no espaço articular, e perfuração do disco articular. Essa doença afeta basicamente a estrutura das cartilagens dos tecidos moles, e, por conseguinte, causando alterações ou mesmo destruição no osso adjacente. Provavelmente a mais comum e importante doença inflamatória sistêmica seja a artrite reumatoide, que além de afetar diversos órgãos e articulações do corpo humano, exerce grande influência sobre a ATM.[21,24,27]

A doença articular degenerativa afeta predominantemente as cartilagens das superfícies dos tecidos moles, causando erosão e deformação, além de espessar e remodelar o osso subjacente. Existem inúmeras modalidades de imagens para determinar alterações na morfologia óssea e função da ATM, incluindo radiografias convencionais (transfacial, transcraniana lateral e panorâmica), tomografia linear e tomografia computadorizada (TC) com reconstruções multiplanares (RMP) e em terceira dimensão (3D).[25,27-29] Os sinais radiográficos que mais caracterizam a presença da doença degenerativa nas articulações são erosões do contorno cortical e redução do espaço biológico articular. A ATM é uma das regiões corpóreas de maior dificuldade na obtenção de imagens por ser, ao menos parcialmente, encoberta pelas densas estruturas ósseas do crânio, destacando-se a porção petrosa do osso temporal, gerando superposições de imagem em radiografias convencionais.[29-31] A tomografia computadorizada (TC) é um exame fundamental no diagnóstico, planejamento e tratamento das lesões ósseas da ATM, por apresentar alta especificidade e sensibilidade. Por meio da TC é possível analisar-se o contorno da cabeça da mandíbula, sua posição na fossa mandibular e o comprometimento das corticais ósseas relacionadas às lesões ósseas. Determinadas alterações ósseas que ocorrem na ATM são difíceis de serem detectadas em radiografias convencionais, como é o caso das erosões e osteófitos na cabeça da mandíbula, necessitando-se de exames de maior sensibilidade como a TC.[24,32] Tanto a TC espiral (utilizada na área médica) quanto a TC por feixe cônico (*cone beam*) apresentam resultados muito satisfatórios na identificação de lesões osteolíticas na cabeça mandibular, devendo o profissional optar pelo menor custo e facilidade para o paciente, além da menor dose de exposição aos raios X.[24,30,32]

De acordo com Cara et al.,[33] em estudo comparando a validade de diferentes protocolos de imagens para TC espiral *singleslice* e TC espiral *multislice* na análise de lesões simuladas na cabeça mandibular, foi demonstrado que os protocolos de reconstrução multiplanar (RMP) com cortes axiais são precisos para detecção desses tipos de lesões. O emprego da TC tem sido muito utilizado no diagnóstico das diversas anormalidades ósseas que acometem a ATM, desde tumores até osteófitos. Segundo Marques e Moraes,[31] a erosão na cabeça da mandíbula apresenta uma prevalência de 7,9% do total de alterações ósseas nas ATMs.

O exame radiográfico complementar é um meio importantíssimo para diagnosticar e avaliar o envolvimento desta doença na ATM. Uma das principais características radiográficas da presença da doença degenerativa na ATM são as erosões do contorno cortical. A erosão na ATM pode ser correlacionada à severidade da condição articular e à duração da doença geral. Essas erosões têm a capacidade de afetar principalmente a cabeça da mandíbula, em qualquer uma de suas regiões anatômicas. Por serem de diminutas proporções, as erosões necessitam de exames de alta resolução, como a TC, para serem observadas com precisão.[34-36] É primordial o reconhecimento de erosões, principalmente na cabeça mandibular, por ser esta a região da ATM mais prevalente, e pela possibilidade de erro devido à semelhança com outras ocorrências, como pseudocistos e cistos subcondrais. Sendo assim, reforça-se a importância do diagnóstico precoce de alterações na ATM, que podem ser os primeiros sinais a serem percebidos num contexto sistêmico. Apesar do uso da radiação ionizante, a TC pode fornecer informações importantes quando se necessita de detalhes de toda a anatomia óssea. Apresenta, adicionalmente, a vantagem das reconstruções tridimensionais, que são úteis na avaliação das deformidades ósseas.[24,32,34,35,37]

O grupo das alterações ósseas da ATM é normalmente dividido, com base no tipo de alteração óssea, em lesões que causam aplainamentos, deposições ósseas anormais e erosões (Figs. 8.9 e 8.10):

- Artrite.
- Osteoartrite.
- Anquilose.
- Osteófito.
- Cistos: relativamente comuns na mandíbula e podem envolver a cabeça da mandíbula ou o processo coronoide.
- Tumores: extremamente raros, podem ser benignos ou malignos, a maioria origina-se nas superfícies articulares – condroma, osteoma, sarcoma, hemangioma –, podem ocorrer metástases, sobretudo de tumores renais e de mama.
- Malformações e distúrbios de crescimento associados a disostoses mandibulocraniana e mandibulofacial e em diversas síndromes.[24,32]

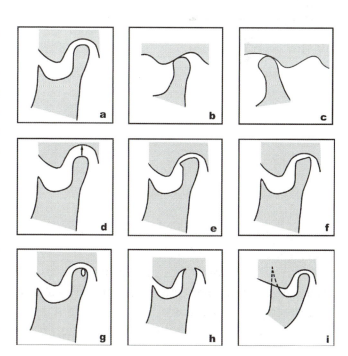

Fig. 8.9: Esquema demonstrando alterações ósseas e de posicionamento da articulação temporomandibular. (a) Aspecto de normalidade. (b) Projeção da cabeça da mandíbula. (c) Hiperexcursão da cabeça da mandíbula. (d) Aumento do espaço articular. (e) Osteófito em cabeça da mandíbula. (f) Aplainamento da cabeça da mandíbula. (g) Cisto subcondral em cabeça da mandíbula. (h) Anquilose. (i) Hiperplasia do processo coronoide. (Fonte: Cavalcanti M, 2008[24]).

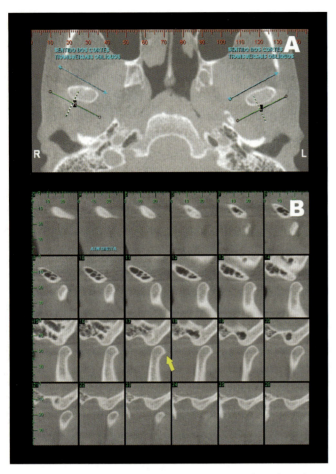

Fig. 8.10: TCFC da ATM – Corte axial passando pela cabeça da mandíbula (A). Corte sagitais da ATM direita (B), demonstrando a presença de um osteófito em região anterior da cabeça da mandíbula (seta).

Alterações dos Tecidos Moles da Articulação Temporomandibular

As disfunções da articulação temporomandibular (ATM) podem ser caracterizadas por uma relação anormal entre o disco articular, o côndilo e a fossa articular. As patologias intracapsulares da ATM são descritas como disfunções caracterizadas por deslocamento do disco, adesões intracapsulares, perfuração do disco, doenças inflamatórias (derrame articular) e degenerativas (erosão do disco e osteófitos).[23,24,38]

A ressonância magnética (RM) é uma técnica não invasiva que promove a formação da imagem a partir de um campo magnético e pulso de radiofrequência em vez da radiação ionizante. Seu uso para o exame da ATM inclui a visualização das partes moles como, por exemplo, do disco articular com boca aberta e fechada. Tal exame é citado em uma publicação recente como tendo alcançado 95% de eficiência na determinação do posicionamento do disco, apesar disso, a qualidade desse diagnóstico está muito relacionada à experiência dos técnicos e radiologistas que interpretam o referido exame. Para que o profissional esteja apto para a interpretação das imagens da ATM pela ressonância magnética, necessita-se que este tenha conhecimento da sua dinâmica e do posicionamento considerado normal das suas partes moles em relação às estruturas ósseas.[23,24,39,40]

Segundo Ramos et al.,[40] "a posição considerada normal do disco articular da ATM em boca fechada é aquela quando se tem um alinhamento entre o ponto médio do contorno superior da cabeça da mandíbula e o limite distal da banda posterior do disco (conhecida como posição de 12 horas). No entanto, nem todas as articulações exibem esta posição, existindo também variações da normalidade, que podem ser observadas quando a proeminência anterior da cabeça mandibular encontra-se à mesma altura e na vizinhança da zona intermediária do disco. Um leve deslocamento da zona intermediária para anterior é considerado deslocamento do disco articular". Em posição de abertura máxima da boca, o disco normalmente encontra-se posicionado entre a superfície posterossuperior da cabeça da mandíbula e a superfície convexa da eminência do osso temporal. O deslocamento de disco da ATM tem sido definido como uma relação anormal do disco articular com a cabeça mandibular, fossa e eminência articulares. É válido salientar que os deslocamentos de disco também podem estar presentes sem causar sintomas e sem interferir com a função articular em curto prazo. As aderências, corpos livres intra-articulares, doenças articulares inflamatórias e degenerativas, sem associação com deslocamento de disco, também podem causar distúrbios intra-articulares. Dos distúrbios intra-articulares, o deslocamento do disco articular é o mais comumente encontrado (Fig. 8.11).[23,24,40] Sinais e sintomas associados a distúrbios intra-articulares da ATM são comuns, ocorrendo em 4% a 28% da população adulta e idosa. Os distúrbios intra-articulares incidem mais frequentemente no gênero feminino, ocorrendo numa proporção aproximada de 8:1, sendo que os fatores responsáveis por essa predominância ainda não estão claros.

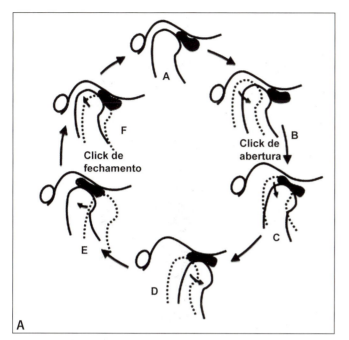 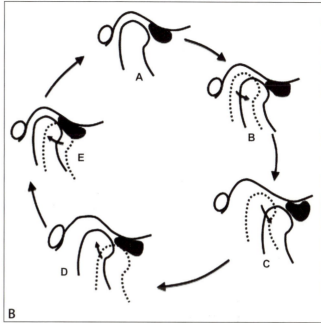

Fig. 8.11: Esquema diagramático de disfunção do disco articular (A). Deslocamento de disco com redução. Esquema mostrando disco deslocado para anterior e redução com clique de abertura, e deslocamento novamente com clique de fechamento (click recíproco) (B). Deslocamento de disco sem redução mostrando limitação da abertura de boca, pois o disco permanece deslocado para anterior à cabeça da mandíbula durante todo o movimento. (Adaptado da referência Katzberg, 1989[28]).

Fatores etiológicos relacionados aos distúrbios intra-articulares da ATM incluem trauma, bruxismo, estresse e anormalidades oclusais. Os deslocamentos de disco totalizam oito posições anômalas, entre elas: deslocamento anterior completo, deslocamento anterior parcial lateral, deslocamento anterior parcial medial, deslocamento rotacional anteromedial deslocamento rotacional anterolateral, deslocamento medial, deslocamento lateral e deslocamento posterior, este último bastante raro.[40]

Segundo Calderon et al.,[23] a ressonância magnética (RM) é o meio mais indicado para avaliação da posição do disco, por ser um exame de diagnóstico por imagem no qual, após adquirir conhecimento técnico e científico, o examinador pode identificar os tecidos com facilidade, além de não ser um exame invasivo. É o exame de eleição para o estudo da ATM quando se deseja pesquisar anormalidades de tecidos moles, sendo o único exame que possibilita a observação do disco articular e tecidos moles circunjacentes. Informações a respeito do contorno ósseo cortical também são obtidas por meio do exame de RM. Além disso, anormalidades na intimidade da medula óssea da cabeça da mandíbula também podem ser evidenciadas. É uma técnica não invasiva que, apesar do custo elevado, fornece uma série de informações referentes às estruturas intra-articulares em diversos planos. Uma vez que a RM apresenta alta acurácia na identificação das posições do disco da ATM, além das vantagens já referidas, deveria ser reconhecida como padrão-ouro para identificação da posição do disco articular da ATM, segundo diversos autores (Fig. 8.12).[23,40] Para pacientes que apresentam sinais e sintomas de dor articular e/ou facial, estalidos, crepitação e limitação da abertura da boca associados à ATM e que, ao exame físico, suspeita-se de distúrbios intra-articulares por interferência do disco, a RM é indicada como método de escolha. De acordo com Ramos et al.,[40] "a RM tem assumido importância fundamental no campo da odontologia, neste caso, especificamente, no diagnóstico por imagem dos diferentes tipos de deslocamentos do disco articular da ATM. O diagnóstico correto é necessário para um planejamento de tratamento adequado".

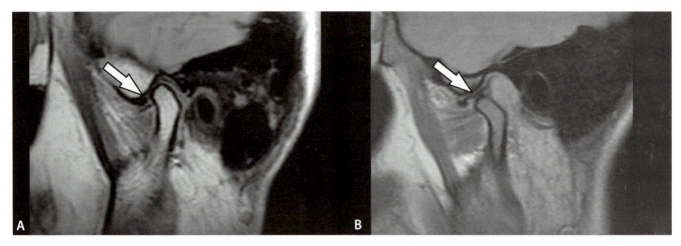

Fig. 8.12: Imagem por ressonância magnética da ATM, demonstrando o disco articular (seta) interposto entre a cabeça da mandíbula e a eminência articular em boca fechada (A), e posicionamento do disco (seta) em boca aberta (B).

IMPORTÂNCIA DO DIAGNÓSTICO POR IMAGEM DE CONDIÇÕES QUE FREQUENTEMENTE ACOMETEM A POPULAÇÃO IDOSA

Com o desenvolvimento socioeconomicocultural houve um aumento da expectativa de vida da população mundial e, consequentemente, um aumento no número de idosos. Como a terceira idade é a faixa etária mais suscetível a diversas patologias, pode-se observar um aumento na incidência de certas doenças que acometem frequentemente essa população. Diversas condições já de conhecimento dos cirurgiões-dentistas podem ser observadas nos diferentes métodos de imagem, porém nos últimos anos têm-se observado a possibilidade do diagnóstico de outras patologias de ordem médica em exames radiográficos odontológicos, como a osteoporose e as calcificações de placas de ateroma nas artérias carótidas.

Osteoporose

A osteoporose é uma doença sistêmica caracterizada pela diminuição da densidade óssea e que pode levar a fraturas patológicas. Tem sido sugerido que a osteoporose pode influenciar a perda de elementos dentários bem como a perda de osso alveolar, fato este frequente na população idosa.[41] Alguns fatores de risco para osteoporose incluem a falta de estrogênio, diminuição recente em altura, ingestão baixa de cálcio, falta de exercícios e fumo. De acordo com a Organização Mundial da Saúde (OMS), um terço das mulheres brancas acima dos 65 anos de idade é portadora de osteoporose. No Brasil, estima-se que aproximadamente um milhão de mulheres poderão ficar inválidas e pelo menos 200 mil irão morrer vítimas da osteoporose nos próximos anos se a doença não for combatida. Assim, a osteoporose passa a ser vista como um problema de saúde pública.[42]

Segundo Taguchi et al.,[43] uma vez que a fragilidade óssea é dependente da massa óssea, podemos considerar que a densidade mineral óssea (DMO) pode ser medida por diferentes técnicas, como densitometria óssea por simples ou dupla absorciometria do Fótons ou de raios X (SPA ou SXA/DPA ou DXA).

Considerando que os pacientes odontológicos são frequentemente encaminhados para a realização de radiografia panorâmica (método amplamente disponível e de baixo custo, capaz de expressar as alterações morfológicas da mandíbula decorrentes da idade), vários índices, técnicas de análise e processamento de imagens têm sido pesquisados no intuito de verificar a aplicabilidade dessa radiografia na identificação de perda de massa óssea.[44-46]

Nas radiografias panorâmicas são realizadas mensurações de forma a se obter os seguintes índices radiomorfométricos (Fig. 8.13):

- Índice panorâmico mandibular (IPM): Razão da espessura da cortical mandibular, medida sobre linha perpendicular à base da mandíbula, na altura do centro do forame mentual, pela distância entre o limite inferior do canal mandibular e a base da mandíbula (valor normal maior ou igual a 0,3).

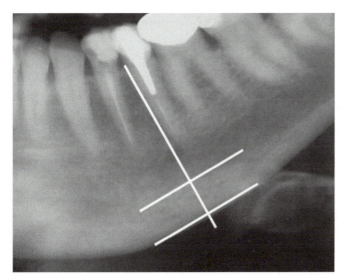

Fig. 8.13: Radiografia panorâmica demonstrando o sítio de mensurações para os cálculos dos índices radiomorfométricos.

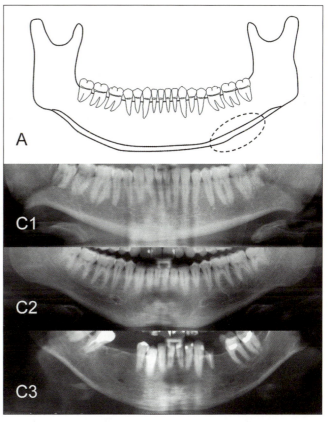

Fig. 8.14: Esquema da região mandibular de uma radiografia panorâmica (A), abaixo imagem dos índices corticais mandibulares C1, C2 e C3.

- Índice mentual (IM): Espessura da cortical mandibular, medida sobre a linha perpendicular à base da mandíbula, na altura do centro do forame mentual (valor normal maior ou igual a 3,1 mm).

Além destes índices, pode-se realizar uma avaliação da imagem radiográfica e classificar a grau de osteoporose de acordo com o índice cortical mandibular (ICM),[47] que considera qualitativamente a margem interna da cortical mandibular, classificando-a como C1 (normal) quando esta é lisa e afilada, C2 (osteopenia) quando apresenta defeitos semilunares e C3 (osteoporose) quando é porosa e a espessura da cortical se encontra reduzida (Fig. 8.14).

Existem evidências de que a forma e a espessura da cortical mandibular em radiografias panorâmicas podem ser usadas como ferramentas para detectar baixa densidade óssea mineral, não com a finalidade de diagnóstico, e sim para identificar o risco e encaminhar adequadamente a paciente para investigação por densitometria, permitindo interceptar o progresso da doença. Além disso, o desempenho de dentistas clínicos gerais em identificar erosão cortical mandibular detectada em radiografias panorâmicas de mulheres pós-menopausa resulta em acerto de 73% na identificação de baixa densidade mineral óssea. Dessa forma, abre-se a possibilidade de que o cirurgião-dentista também possa identificar pacientes de risco para perda de massa óssea quando estes buscam tratamento odontológico. Vale ressaltar que a avaliação por meio radiografias panorâmicas não deve ser o único método de diagnóstico de osteoporose ou osteopenia, já que o exame considerado padrão-ouro para esta condição é a densitometria óssea.

Ateromas

A radiografia panorâmica é um exame relativamente comum no tratamento odontológico de rotina, sendo muito utilizada em avaliações iniciais ou como imagem auxiliar para a indicação de outras radiografias por permitir a visualização de ambos os arcos dentários e suas estruturas de suporte em uma única imagem tomográfica, as custas de uma baixa dose de radiação e reduzido gasto financeiro.[1] Assim, os cirurgiões-dentistas estão sujeitos a se depararem com imagens de condições anormais ou patológicas não pertencente do complexo maxilomandibular, como imagens radiopacas localizadas em áreas de tecido mole. Muitos são os exemplos, tais como o sialolito, nódulo linfático calcificado, calcificação do ligamento estiloióide e estilomandibular, cartilagens epiglote, tritícea e tireoide calcificadas, ateroma, entre outros.

Dentre exemplos citados, o ateroma é uma condição em que pode favorecer o desenvolvimento do acidente vascular cerebral (AVC),[48,49] também conhecido como derrame. De acordo com a publicação anual da Secretaria de Vigilância em Saúde, órgão do Ministério da Saúde, as doenças cardiovasculares, que incluem o acidente vascular cerebral (AVC ou derrame) e o infarto são a principal causa de óbito no país. Somente em 2006 foram responsáveis pela morte de cerca de 300.000 pessoas, quase 30% do total de óbitos registrados. De todas as causas específicas do aparelho circulatório, os óbitos por doenças cerebrovasculares, especificamente o AVC, foram a primeira causa, com 9,4% de mortes, seguidos pelas doenças isquêmicas do coração, como o infarto, com 8,8% de mortes.

Em 1981, Friedlander e Lander[50] foram os primeiros a observar que ateromas calcificados na carótida poderiam ser detectados em radiografias panorâmicas. Ao avaliarem 1.000 películas, realizadas por motivos odontológicos, em indivíduos entre 50 e 75 anos, neurologicamente assintomáticos, verificaram que em 2% delas havia calcificações no tecido mole próximo a região da carótida. Aproximadamente 88% dessas imagens foram classificadas como calcificações na região de bifurcação da carótida e os 12% restantes como cálculos salivares ou linfonodos calcificados.

O processo de formação dos ateromas inicia-se pela deposição de gorduras nas paredes dos vasos sanguíneos, que consistem em macrófagos repletos de lipídeos e fibras musculares que migram para o local devido às injúrias neste endotélio causadas por diversos fatores de risco, como a hipertensão, derivados do cigarro, pela alta taxa de colesterol, entre outros. Assim, a lesão evolui para a formação de uma placa fibrosa, constituída por colesterol, fibras musculares, elásticas e colágeno, denominada de placa aterosclerótica.[51,52]

Vários são os fatores de risco para o desenvolvimento do ateroma: idade avançada,[53] relacionando com a perda da integridade do endotélio comprometendo por alterações fisiológicas do envelhecimento (perda da capacidade de reparo), sexo masculino, alta taxa de colesterol, hipertensão arterial, obesidade, *diabetes mellitus*, tabagismo, história pregressa de isquemia transitória ou de AVC, alta taxa de triglicérides, abuso de álcool e vida sedentária.[54]

Quando as placas ateroscleróticas engrossam, inicia-se a incrustação pelos sais de cálcio, sendo agora, denominado de ateroma. As placas sofrem repetições no ciclo de deterioração e reparo, que inclui o aparecimento de hemorragias por meio de ulcerações no endotélio, expondo as fibras colágenas o que leva ao aparecimento de trombos murais. Em alguns pacientes, a embolização do trombo oblitera as artérias intracranianas e conduz ao AVC. Em outros, a isquemia cerebral ocorre quando o ateroma torna-se de diâmetro aumentado, reduzindo o lúmen do vaso, o que acarretará a diminuição da irrigação do parênquima cerebral.[49,55,56]

Quando as lesões ateroscleróticas estão parcialmente calcificadas, podem ser observadas em radiografias panorâmicas. A imagem do ateroma nesse exame apresenta-se como uma massa radiopaca na região de tecido mole da região do pescoço, no espaço intervertebral C3-C4, distintas das estruturas radiopacas desta região (Fig. 8.15). Porém, nem sempre a região da coluna cervical é visualizada na radiografia panorâmica, principalmente em pacientes com idade avançada devido à dificuldade de posicionamento destes no aparelho, dificultando o diagnóstico das massas radiopacas. Assim, ainda na clínica de radiologia odontológica, pode-se realizar a radiografia anteroposterior modificada para confirmar a presença do ateroma (Fig. 8.16). Entretanto, encontrou a exata localização e o grau de obliteração das artérias carótidas só é possível por exames mais específicos como a ultrassonografia e análise espacial de Doppler.[53,56]

O cirurgião-dentista ao atender um paciente que se enquadre dentro do grupo de risco, mesmo que assintomático, deve estar preparado para a identificação de tais calcificações na artéria carótida por meio da radiografia panorâmica. Se houver dúvidas no diagnóstico, a radiografia deve ser mostrada a um radiologista, para obter-se uma segunda opinião. Após uma concordância no diagnóstico, o paciente deverá ser encaminhado a um médico para a avaliação de risco de desenvolvimento de um AVC e receber o

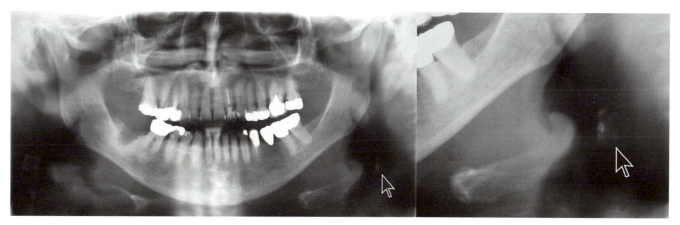

Fig. 8.15: Radiografia panorâmica e imagem ampliada da região cervical esquerda, onde pode-se observar imagem calcificada na região da carótida, sugestivo de placa de ateroma (seta).

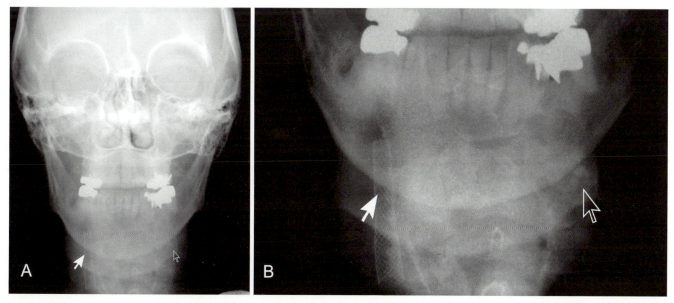

Fig. 8.16: Radiografia anteroposterior normal (A) e ampliada (B), demonstrando do lado direito imagem de um *stent* na carótida (seta branca) e do lado esquerdo abaixo da mandíbula áreas calcificadas compatíveis com placas de ateroma (seta vazada).

tratamento condizente. O tratamento pode impedir o derrame, em tempo, pois se sabe que as sequelas são irreparáveis na maioria dos casos, além de diminuir a morbidade e a mortalidade de um AVC.

CONCLUSÕES

Com o aumento crescente da população idosa no Brasil, o cirurgião-dentista deve estar preparado para atender esta parcela da população, que necessita de uma atenção especial devido às condições que podem ocorrer devido à idade, como as alterações nas articulações temporomandibulares, osteoporoses e calcificações de placas de ateroma em vasos importantes. Com esses conhecimentos, o cirurgião-dentista é capaz de fazer os diagnósticos por meio de exames radiográficos rotineiros da Odontologia, dentre eles a radiografia panorâmica, e, caso haja necessidade, pode-se solicitar exames por imagem complementares, como a tomografia computadorizada e ressonância magnética para os casos de distúrbios na ATMs, ou incidência extrabucais nos casos de suspeita de calcificações de placas de ateroma.

Uma outra condição frequente na população idosa é o edentulismo, sendo este um dos fatores que mais estimulam suas visitas aos dentistas, que devem considerar a possibilidade do tratamento com implantes dentários. Caso o paciente opte pelo tratamento com implantes, o profissional deve solicitar os exames necessários como a radiografia panorâmica, para uma avaliação inicial, e exames tomográficos, que irão permitir uma avaliação precisa da altura e espessura disponíveis no rebordo residual e dos sítios que receberão os implantes.

REFERÊNCIAS

1. White SC; Pharoah MJ. Radiologia Oral – Fundamentos e Interpretação. 5.ed. Rio de Janeiro: Elsevier; 2007.
2. Misch CE. Implantes Dentais Contemporâneos, 3ª ed. Rio de Janeiro: Elsevier; 2008.
3. Tommasi AF. Diagnóstico em Patologia Bucal, 3ª ed. São Paulo: Pancast; 2002.
4. Telles D. Prótese Total – Convencional e Sobre Implantes, 1ª ed. São Paulo: Livraria Santos; 2009.
5. Musgrave MT, Wetesson PL, Tallents RH, Manzione JV, Katzberg RW. Improved magnetic resonance imaging of the temporomandibular joint by oblique scanning planes. Oral Surg Oral Med Oral Pathol. 1991; 71: 252-8.
6. Whaites E. Princípios de Radiologia Odontológica, 4ª ed. Rio de Janeiro: Elsevier; 2009.
7. Harms SE, Wilk RM, Wolford LM, Chiles DG, Milam SB. The temporomandibular joint: magnetic resonance imaging using surface coils. Radiology, 1985; 157: 133-6.
8. Helms CA, Kaban LB, McNeill C, Dodson T. Temporomandibular joint: morphology and signal intensity characteristics of the disk at MR imaging. Radiology, 1989; 172: 817-20.
9. Faria, MMP. Estudo comparativo entre métodos de localização da posição do disco articular por meio de imagens de ressonância magnética [Dissertação]. São Paulo: Faculdade de Odontologia da USP; 2007.
10. Katzberg RW e Tallents RH. Normal and abnormal temporomandibular joint disc and posterior attachment as depicted by magnetic resonance imaging in symptomatic and asymptomatic subjects. J Oral Maxillofac Surg, 2005; 63: 1155-61.
11. Sener S, Akgunlu F. MRI characteristics of anterior disc displacement with and without reduction. Dentomaxillofac Radiol, 2004; 33: 245-52.
12. Frederiksen NL, Dallas T. Diagnostic imaging in dental implantology. Oral Surg Oral Med Oral Pathol, 1995; 80(5): 540-54.
13. Guedes AML, Faria MD. Utilização de diversos meios radiológicos como auxiliares no planejamento de implantes. In: Vanzillota PS, Salgado LP. Odontologia integrada: Atualização multidisciplinar para o clínico e o especialista. Rio de Janeiro: Ed. Pedro Primeiro; 1999. p. 579-92.
14. Guedes FR, Guedes AML; Ambrosano GMB; Bóscolo FN. Avaliação da acurácia de mensurações em imagens de tomografia computadorizada pelo software Dental Slice® e Dental Scan®. Revista Brasileira de Odontologia. 2008, 65(1): 106-10.
15. MIles DA; Van Dis ML. Implant radiology. Dental Clinics of North America. 1993, 37(4): 645-68.
16. Shetty V; Benson BW. Orofacial Implants. In. White SC, Pharoah MJ. Oral radiology: principles and interpretation. 4a Ed. Missouri: Mosby, 2000. p. 622-35.
17. Tyndall DA, Brooks SL. Selection criteria for dental implant site imaging: A position paper of the American Academy of Oral and Maxillofacial Radiology. Oral Surg Oral Med Oral Pathol Oral Radiol Endod. 2000, 89(5): 630-7.
18. Kalil MV. Traçado radiográfico em radiografia panorâmica como recurso no planejamento dos implantes osseointegrados. Rev. Bras. Implant. 1998, 4(3): 8-10.
19. Cate TR. Anatomia macroscópica e microscópica. Disfunções da Articulação Temporomandibular e dos Músculos da Mastigação. 1a ed. São Paulo: Ed. Santos; 2000.
20. Maciel RN. ATM e dores craniofaciais – Fisiologia Básica. 1ª ed. São Paulo: Editora Santos; 2003.
21. Christiansen EL, Thompson JR. Temporomandibular joint imaging. 1ª Ed. Saint Louis: Mosby; 1990.
22. Faria RF, Volkweis MR, Wagner JCB, Galeazzi S. Prevalência de patologias intracapsulares da ATM diagnosticadas por ressonância magnética. Rev. Cir. Traumatol. Buco-Maxilofac. 2010, 10(1): 103-8.
23. Calderon NPS, Reis KR, Araújo CRP, Rubo JH, Conti PCR. Ressonância magnética nos desarranjos internos da ATM: sensibilidade e especificidade. R Dental Press Ortodon Ortop Facial. 2008, 13(2): 34-9.
24. Cavalcanti MGP. Diagnóstico por imagem da face. 1ª ed. São Paulo: Ed. Santos; 2008.
25. Freitas A, Rosa JE, Souza I. Radiologia Odontológica. 6ª ed. São Paulo: Editora Artes Médicas, 2004.
26. Langland OE, Langlais RP. Princípios do Diagnóstico por Imagem em Odontologia. São Paulo: Editora Santos, 2002.
27. Iannucci JM, Howerton LJ. Radiografia Odontológica – Princípios e técnicas. 3ª. ed. São Paulo: Ed. Santos; 2010.
28. Katzberg, R.W. Temporomandibular joint imaging. Radiology. 1999, 170: 297-307.
29. Panella J. Radiologia Odontológica e Imaginologia, 1a. ed., Rio de Janeiro: Ed. Guanabara Koogan, 2006.

30. Marques AP. Comparação entre a tomografia computadorizada multislice e a tomografia computadorizada por feixe cônico para identificação de lesões osteolíticas simuladas na cabeça da mandíbula. 95p. [Tese]. São Paulo: Faculdade de Odontologia da USP; 2009.
31. Marques AP, Moraes LC. Prevalência de alterações da articulação temporomandibular por meio de exames de tomografia computadorizada. Rev Bras Odont. 2006; 63(3,4): 198-201.
32. Cavalcanti MGP. Tomografia computadorizada por feixe cônico. Interpretação e diagnóstico para o cirurgião-dentista. 1ª ed. São Paulo: Ed. Santos; 2009.
33. Cara AC, Gaia BF, Perrella A, Oliveira JX, Lopes PM, Cavalcanti MG. Validity of single- and multislice CT for assessment of mandibular condyle lesions. Dentomaxillofac Radiol. 2007; 36(1): 24-7.
34. Honda K, Larheim TA, Maruhashi K, Matsumoto K, Iwai K. Osseous abnormalities of the mandibular condyle: diagnostic reliability of cone beam computed tomography compared with helical computed tomography based on an autopsy material. Dentomaxillofac Radiol. 2006; 35(3):152-7.
35. Hussain AM, Packota G, Major PW, Flores-Mir C. Role of different imaging modalities in assessment of temporomandibular joint erosions and osteophytes: a systematic review. Dentomaxillofac Radiol. 2008; 37(2): 63-71.
36. Vasconcelos BC, Cauás M, Albert DGM, Holanda GZ. Análise das variáveis morfológicas da ATM em pacientes com artrite reumatóide através de tomografia computadorizada. Revista Odonto Ciência - Fac. Odonto/PUCRS. 2005; 20(47): 75-7.
37. Koyama J, Nishiyama H, Hayashi T. Follow-up study of condylar bony changes using helical computed tomography in patients with temporomandibular disorder. Dentomaxillofac Radiol. 2007; 36(8): 472-7.
38. Greess H, Anders K. Indications for validity of computed tomography and magnetic resonance imaging of the temporomandibular joint. Rontgenpraxis. 2005; 56(1): 1-11.
39. Kirk WS Jr. A comparative study of axial corrected tomography with magnetic resonance imagery in 35 joints. Oral Surg Oral Med Oral Pathol. 1989; 68(5): 646-52.
40. Ramos ACA, Sarmento VA, Campos PSF, Gonzalez MOD. Articulação temporomandibular - aspectos normais e deslocamentos de disco: imagem por ressonância magnética. Radiol Bras. 2004; 37(6): 449-54.
41. Dervis E. Oral implications of osteoporosis. Oral Surg Oral Med Oral Pathol Oral Radiol Endod. 2005; 100(3): 349-56.
42. Mahl CRW, Licks R, Fontanella VRC. Comparação de índices morfométricos obtidos na radiografia odontológica panorâmica na identificação de indivíduos com osteoporose/osteopenia. Radiol Bras. 2008; 41(3): 183-187.
43. Taguchi A, Suei Y, Ohtsuka M, Otani K, Tanimoto K, Ohtaki M. Usefulness of panoramic radiography in the diagnosis of postmenopausal osteoporosis in women. Width and morphology of inferior cortex of the mandible. Dentomaxillofac Radiol. 1996; 25: 263-7.
44. Nakamoto T, Taguchi A, Ohtsuka M, Suei Y, Fujita M, Tanimoto et al. Dental panoramic radiograph as a tool to detect postmenopausal women with low bone mineral density: untrained general dental practitioners' diagnostic performance. Osteoporos Int. 2003; 14: 659-664.
45. Sutthiprapaporn P, Taguchi A, Nakamoto T, Ohtsuka M, Mallick PC, Tsuda M et al. Diagnostic performance of general dental practitioners after lecture in identifying postmenopausal women with low bone mineral density by panoramic radiographs. Dentomaxillofac Radiol. 2006; 35: 249-52.
46. Taguchi A, Suei Y, Sanada M, Ohtsuka M, Nakamoto T, Sumida H, Ohama K, Tanimoto K. Validation of Dental Panoramic Radiography Measures for Identifying Postmenopausal Women with Spinal Osteoporosis. AJR. 2004; 183: 1755-60.
47. Ardakani FE, Niafar N. Evaluation of changes in the mandibular angular cortex using panoramic images. J Contemp Dent Pract. 2004; 5: 1-5.
48. Annichino-Bizzachi JM, Arruda BR. Fatores de risco relacionado à hemostasia – aterosclerose e infarto do miocárdio. Rev. Soc. Cardiol. 1996, 6(4): 521-26.
49. Manzi FR, Guedes FR, Duarte RS, Turelli MCM, Almeida SM, Bóscolo FN. Identificação de pacientes com risco de derrame na clínica odontológica por meio de radiografias panorâmicas. Revista Brasileira de Odontologia. 2005; 62(3/4): 238-40.
50. Friedlander AH, Lander A. Panoramic radiographic identification of carotid arterial plaques. Oral Surg. Oral Med. Oral Pathol., 1981; 529(1): 102-4.
51. Friedlander AH. Panoramic radiography: the differential diagnosis of carotid artery atheromas. Spec. Care Dent, 1995; 15(6): 223-7.
52. Friedlander AH, Friedlander IK. Panoramic dental radiography: an aid in detecting individuals prone to stroke. Br. Dent. J. 1996; 181(1): 23-6.
53. Manzi FR, Almeida SM, Bócolo FN. Panoramic radiography as an auxiliary in detecting patients at risk for cerebrovascular accident (CVA): a case report. J. Oral Science. 2003; 45(3): 177-80.
54. Carter LC, Haller AD, Nadarajah V. Use of panoramic radiography among an ambulatory dental population to detect patient at risk of stroke. J. Am. Dent. Assoc. 1997; 128(7): 977-84.
55. Barret-Connor E. Obesity, hypertension and stroke. Clin. Exp. Hypertens. 1990; 12: 769-82.
56. Friedlander AH, Bake JD. Panoramic dental radiography: an aid in detecting patients at risk of cerebrovascular accident. J. Am. Dent. Assoc. 1994; 125(12): 1598-603.

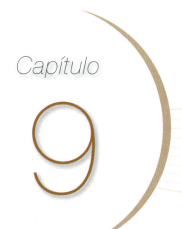

Capítulo 9

Diagnóstico e Planejamento em Prótese Fixa

Luiz Carlos Santiago da Costa, Maria José Santos de Alencar, Mariana Ribeiro de Moraes Rego, Camilla Alves Janott, Martinna de Mendonça e Bertolini

DIAGNÓSTICO EM PRÓTESE DENTÁRIA

Para que se atinja o sucesso de forma previsível no campo exigente e tecnicamente exato da Prótese Fixa, deve haver atenção meticulosa a cada detalhe, que começa na primeira entrevista com o paciente, continua durante todas as fases do processo de diagnóstico e do tratamento propriamente dito e se completa no cronograma planejado da manutenção periódica.

Se não conseguirmos diagnosticar a causa de um problema, provavelmente fracassaremos em seu tratamento.

Anamnese

Caracteriza-se pelo histórico completo do paciente que inclui a queixa principal, uma avaliação abrangente de sua saúde geral e dentária, suas necessidades individuais, preferências e circunstâncias da vida pessoal.[8]

A precisão e a significância das razões principais do paciente para procurar tratamento devem ser analisadas em primeiro lugar. Na percepção do paciente, a queixa principal é o problema mais importante, portanto, quando é proposto o plano de tratamento, deve-se dar atenção especial à resolução da queixa principal. Visto que ao final do tratamento a queixa deve estar atendida ou, se não pertinente, deve ser explicada ao paciente no início do tratamento, para, se possível, redimensionar suas expectativas. As queixas principais normalmente estão incluídas nas categorias:

- Conforto – Avaliar a dor, lesões e/ou edema localizados, gravidade e frequência de aparecimento dessa sintomatologia e existência de algum fator determinante, bem como a primeira vez que ocorreu.
- Função – Relacionada à dificuldade na mastigação, deglutição ou fonação, pode ser proveniente de uma cúspide fraturada, um dente ausente, próteses inadequadas ou pode ainda indicar uma disfunção oclusal.
- Social – Aparência estética comprometida e um gosto ou odor desagradáveis são queixas bastante comuns que com frequência indicam ausências dentárias, higiene bucal deficiente e/ou doença periodontal. Essa categoria é um fator motivador importante para que pacientes procurem orientação profissional buscando possibilidades de tratamento.

O histórico médico geral preciso e atual deve incluir qualquer medicamento que o paciente esteja tomando, bem como todas as condições médicas relevantes,[4] como:

- **condições patológicas** que afetem a metodologia do tratamento, como por exemplo: doenças que necessitam do uso de pré-medicação com antibióticos, qualquer uso de esteroides ou anticoagulantes e respostas alérgicas anteriores à alguma medicação ou material dentário;[7]
- **condições que afetem o plano de tratamento**, como, por exemplo: ter recebido quimioterapia ou radioterapia, disfunções hemorrágicas, idades avançadas e doenças terminais. Tudo isso pode modificar a resposta do paciente ao tratamento dentário e afetar o prognóstico;
- **condições sistêmicas com manifestações bucais.** A periodontite pode ser agravada por diabetes, menopausa, gravidez ou uso de drogas anticonvulsivantes, em casos de hérnia de hiato, bulimia ou anorexia nervosa, os dentes podem sofrer erosão pelo ácido regurgitado do estômago, certas drogas podem gerar efeitos colaterais que se assemelham a disfunções temporomandibulares (DTM) ou reduzem o fluxo salivar;
- **possíveis fatores de risco para o cirurgião-dentista e auxiliares,** como, por exemplo: hepatite B, AIDS e sífilis.[7]

Um tratamento individualizado considerando o objetivo de cada paciente deve ser discutido, assim como suas limitações devem ser previamente esclarecidas.

Essas informações são determinantes primários para o planejamento, visando à reabilitação protética.

Exame extrabucal

O exame do paciente começa a partir do primeiro contato visual. Primeiramente, observar o paciente como pessoa, no mais completo sentido da palavra. Identificar durante o primeiro contato, suas ansiedades, medos e principalmente, suas reais necessidades em relação ao tratamento restaurador. Nem sempre o que é ideal para o cirurgião-dentista é também ideal para o paciente. Uma linha tênue separa um sobretratamento, isto é, realizar tratamentos que o paciente não precisa, de um procedimento simples demais, subestimando ou descriminando-o em relação a planejamentos mais elaborados ou estéticos. Deixá-lo relatar suas experiências odontológicas anteriores e o que ele espera do tratamento atual é um grande começo para buscar dados necessários a essa identificação.[8]

Personalidade do paciente

Outro dado importante a ser notado é sobre a personalidade do paciente. Durante o exame, perceber se o paciente é extrovertido, participativo, introvertido, indiferente, desconfiado, exigente etc. E essas atitudes podem se misturar, ou seja, ele pode ser exigente e participativo ou indiferente e exigente ou desconfiado e exigente. Um paciente que no início do tratamento aparenta indiferença quanto às decisões sobre seu planejamento e/ou escolha de materiais restauradores, pode transformar-se e passar a fazer exigências descabidas durante o transcorrer do tratamento. É sabido que o nível de exigência de um paciente aumenta durante o tratamento, pois ele sempre irá comparar o que foi realizado em uma consulta, com a consulta anterior e não com sua situação inicial ou com tratamentos feitos anteriormente, uma vez que ele não os tem mais na boca, pois foram removidos para a implantação de um novo tratamento.

O protesista e o clínico geral devem utilizar como o ortodontista, modelos isocalados, fotografias intra-orais iniciais, radiografias e fazer com que o paciente tenha acesso a eles durante todas as consultas. Isso é uma forma de lembrá-lo como eram as restaurações ou próteses antes do início do tratamento. Uma boa conduta profissional é fazer com que pacientes participem de decisões quanto a planejamento, custos, materiais a serem utilizados e sobre a cor a ser utilizada em determinados tipos de próteses. Isso evita confrontos desnecessários entre paciente e profissional durante tratamentos restauradores.

Avaliação física

Antes ainda de tocar no paciente, colher informações quanto ao suporte de lábio, sinais clínicos de diminuição de dimensão vertical de oclusão (DVO) (por exemplo: falta do vermelho dos lábios, queilite angular (Fig. 9.1), acúmulo de saliva na comissura labial enquanto o paciente fala, sulcos labiais pronunciados), altura do lábio durante o sorriso (alto – quando aparece dentes e gengiva inserida, como mostrado na figura 9.2; médio – quando durante o sorriso aparece apenas a papila e dentes; ou baixo – quando durante o sorriso aparece somente os dentes, como mostrado na figura 9.3). A altura do sorriso pode ser determinante durante a definição sobre técnicas restauradoras e/ou materiais mais estéticos.[6]

Análises visuais específicas podem identificar uma assimetria facial relacionada à hipertrofia muscular unilateral, que, por sua vez, pode estar relacionada à perda de dentes unilaterais ou a uma oclusão desequilibrada que obriga o paciente a realizar mastigação unilateral e não bilateral alternada, como é adequado, e também, quando dirigidas à amplitude dos movimentos mandibulares, principalmente de abertura (Figs. 9.4 e 9.5), pode identificar limitações de movimentos que poderiam estar provocando diminuição ou perda de função mastigatória, seja por impedimento mecânico que estaria ligado às disfunções intra-articulares ou por uma limitação protetora, que estaria ligada às disfunções musculares.

Atenção especial deve ser dada à palpação dos nódulos linfáticos cervicais e das articulações temporomandibulares (ATM), que além de palpadas devem ser auscultadas (Figs. 9.6 e 9.7), em fechamento máximo e durante movimentos, para que o diagnóstico de possíveis áreas sensíveis, sons ou ruídos articulares possam ser feito. Realizar também palpação dos músculos mastigatórios, que além da palpação digital, devem ser examinados por meio de palpação funcional (colocá-los sobre carga durante função) para anotação de possíveis sintomas dolorosos durante movimentos de abertura e fechamento, lateralidade direita, esquerda e protrusiva.

Ao sinal de qualquer disfunção das ATMs, uma avaliação da maneira pela qual os sintomas ocorrem, sua frequência e evolução é necessária para fazer um diagnóstico diferencial entre dor muscular e dor articular, para que seja porposto o tratamento adequado.[7]

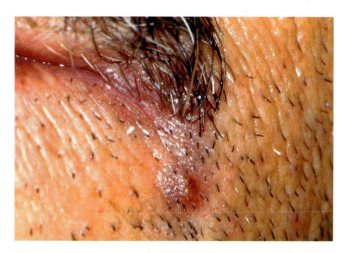

Fig. 9.1: Paciente com diminuição da DVO, apresentando queilite angular.

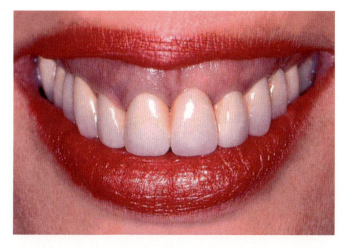

Fig. 9.2: Paciente com linha de sorriso alto, mostrando grande faixa de gengiva inserida.

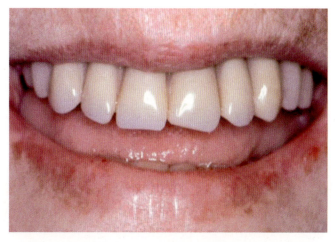

Fig. 9.3: Paciente com sorriso baixo, onde nem a cervical dos dentes pode ser visualizada ao sorrir.

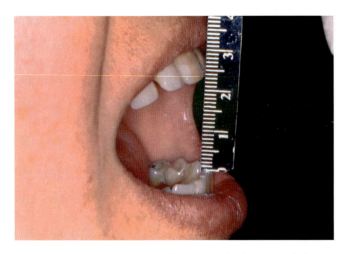

Fig. 9.4: Paciente com uma limitação da abertura de boca, abrindo certa de 25 mm.

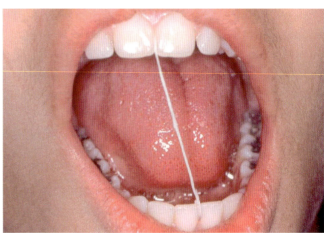

Fig. 9.5: Paciente com abertura de boca normal, abrindo cerca de 44 mm. Porém, notar a existência de um leve desvio mandibular para a esquerda ao final da abertura.

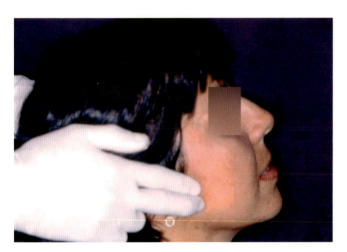

Fig. 9.6: Palpação da ATM.

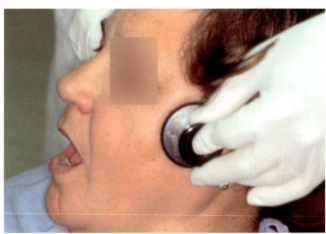

Fig. 9.7: Ausculta da ATM.

Exames intrabucais

Após a coleta de informações extrabucais, um minucioso exame da cavidade bucal deve ser realizado. Esses exames devem ser realizados em uma sequência para que informações importantes não sejam negligenciadas ou esquecidas. Mesmo assim, em situações clínicas com muitas ausências dentárias, extrusões, giroversões e destruição coronária, um exame complementar dos modelos de estudo montados em articulador semiajustável será fundamental para coletar todas as informações pertinentes e determinar um diagnóstico preciso e, assim, traçar um bom planejamento protético.

Exame dos tecidos moles

Antes de examinar dentes, as mucosas de lábios, bochechas, assoalho de boca e a língua devem ser minuciosamente examinados à procura de manifestações bucais de doenças sistêmicas ou mesmo lesões bucais benignas ou malignas, causadas ou não por trauma de algum tipo de prótese que o paciente já utilize.

Exame das relações maxilomandibulares

A mandíbula relaciona-se com a maxila durante os movimentos de abertura, fechamento, lateralidade e retrusão dependentes de sua relação espacial, pois ela é um osso móvel apoiado em duas articulações, as articulações temporomandibulares (ATMs).

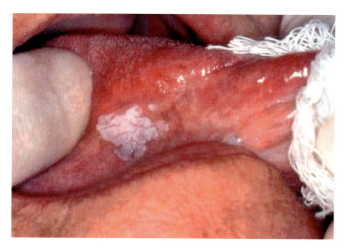

Fig. 9.8: Lesão branca. Paciente apresentando leucoplasia pilosa, mais comum nos bordos laterais da língua. Acredita-se que esta seja provocada pelo vírus EBV (Epstein-barr – o mesmo da mononucleose).

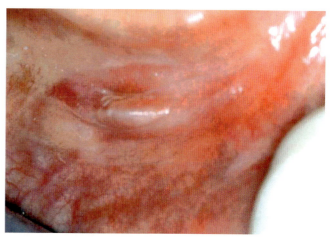

Fig. 9.9: Lesão ulcerada causada por prótese total com a base sobre-extendida. Após o ajusta da base a lesão tende a cicatrizar gradativamente.

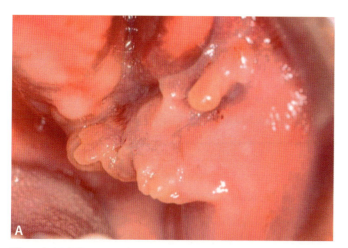

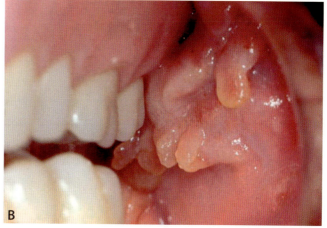

Figs. 9.10A-B: Lesão hiperplásica causada por prótese total. Causa: Os dentes artificiais foram montados fechando o corredor bucal e ficaram próximos demais da mucosa jugal. Isso provocou mordidas constantes na região dos ductos da glândula parótida, provocando a hiperplasia. Tratamento: cirúrgico para remoção total da lesão.

Dimensão Vertical de Oclusão (DVO), Máxima Intercuspidação Habitual (MIH) e Estabilidade Oclusal

Ao final do movimento de fechamento mandibular, as cúspides funcionais dos dentes inferiores posteriores (vestibulares) encontram as fossas e cristas marginais dos dentes superiores posteriores (Fig. 9.11), determinando a dimensão do terço inferior da face, chamada de Dimensão Vertical de Oclusão (DVO).[5] Quando esses contatos dentários bilaterais e simultâneos acontecem entre arcos dentários, unidades oclusais se formam (Fig. 9.12) e outra relação agora é determinada entre mandíbula e maxila – a horizontal. Essa relação horizontal, chamada Máxima Intercuspidação Habitual

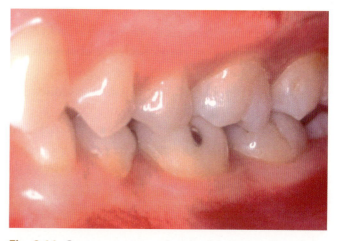

Fig. 9.11: Contato entre as cúspides funcionais dos inferiores (vestibulares) com as fossas centrais e cristas marginais mesiais dos superiores.

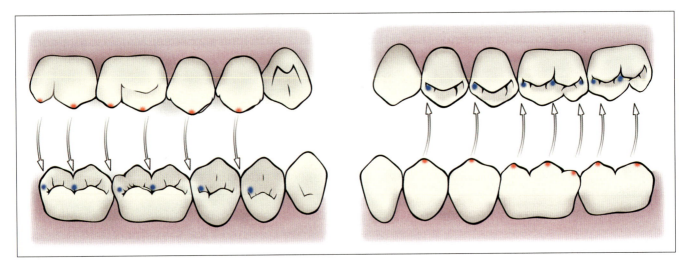

Fig. 9.12: Localização dos contatos oclusais em uma classe I de Angle em MIH.

(MIH), juntamente com a relação vertical, confere ao sistema mastigatório uma estabilidade extremamente importante durante a mastigação, deglutição, fonação, respiração e postura.

Desse modo, nota-se a extrema importância de se verificar se essas relações estão adequadas ou necessitam de recuperação. Esse quesito faz parte do exame intrabucal mesmo antes de examinar dentes individualmente.

É comum paciente com restaurações pré-existentes com anatomia oclusal inadequada, espaços protéticos extensos, perdas de dentes posteriores ocasionando um espaço edêntulo em extremo livre ou perda de todos os dentes, perderem essa estabilidade, criando assim relações instáveis e inadequadas ao funcionamento do sistema,[7] como pode ser observado no paciente da figura 9.13.

Quando essas relações verticais e horizontais estiverem alteradas e não servirem como referência para um novo tratamento, um registro interoclusal com a nova DVO, após seu restabelecimento e da relação cêntrica (RC), que seria a posição horizontal de escolha quando a MIH não estiver estável para ser mantida e utilizada como referência, será decisivo para a recuperação das relações maxilomandibulares adequadas, para realização de um planejamento e para um tratamento protético funcional, como observado na figura 9.14.

Ao contrário, quando essas relações estiverem mantidas, deverão ser transferidas ao articulador semiajustável com ou sem registros interoclusais (dependendo da estabilidade oclusal existente), para que o planejamento e tratamento protético possam ser executados adequadamente.

Trespasses Vertical (*overbite*) e Horizontal (*overjet*) e Guia Anterior

Outro fator oclusal relevante para o bom funcionamento do sistema mastigatório é a relação de trespasse vertical (*overbite*) e horizontal (*overjet*) entre os dentes anteriores superiores e inferiores – o Guia Anterior. Ele é responsável pela desoclusão dos dentes posteriores durante os movimentos excursivos da mandíbula, para que esses não sofram cargas laterais nocivas ao periodonto de inserção ou sobrecarreguem as estruturas articulares ou musculares, formando assim um mecanismo de Proteção Mútua. O conceito de proteção mútua da oclusão, que é o princípio da não interferência, compreendendo a necessidade de desoclusão imediata dos dentes posteriores bilateralmente, pelos dentes anteriores durante os movimentos de protusão e lateralidade, uma vez que dentes posteriores devem receber somente cargas verticais, como observado nas figuras 9.15 e 9.16.[14]

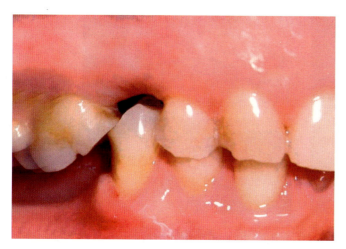

Fig. 9.13: Paciente com múltiplas perdas dentárias, desgastes patológicos por abrasão provavelmente provocados por hábitos parafuncionais, instabilidade oclusal e ainda, diminuição da DVO.

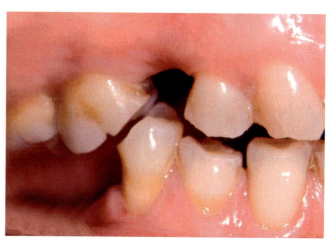

Fig. 9.14: Mesmo paciente da figura 9.13, onde tenta-se estabelecer uma nova DVO por conveniência protética e uma relação maxilomandibular mais favorável em RC, pois não há uma MIH estável para determinar a posição de trabalho. Notar o espaço interoclusal antes inexistente, que agora irá permitir uma melhor reabilitação do caso.

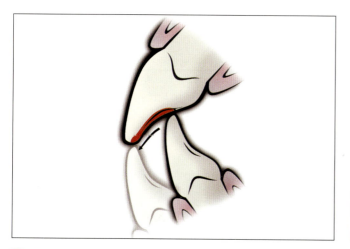

Fig. 9.15: Movimento de protrusão guiado pelos incisivos, para que ocorra a desoclusão imediata dos dentes posteriores.

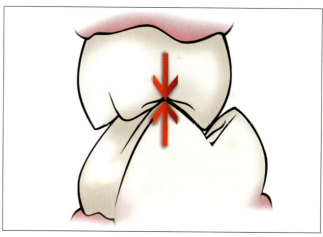

Fig. 9.16: Dentes posteriores em MIH, recebendo apenas forças verticais.

Sendo assim, pode-se dizer que o Guia Anterior, é um dos mais importantes determinantes da morfologia oclusal durante a reconstrução protética dos elementos posteriores. É por meio dele que se determina a altura de cúspide, profundidade das fossas e os ângulos entre os sulcos de trabalho e não trabalho imprescindíveis para a desoclusão das cúspides opostas durante os movimentos mandibulares. Para avaliar a sua funcionalidade durante uma análise oclusal, basta movimentar o articulador utilizando o pino incisal de forma firme durante o encerramento ou ajuste de qualquer restauração, verificando se há a correta desoclusão posterior, como observado nas figuras 9.17 e 9.18.

Quando o guia está funcional, isto é, quando ele inicia a desoclusão dos dentes posteriores imediatamente após o início dos movimentos excursivos, ele será transportado ao articulador semiajustável instantaneamente quando os modelos de estudo ou trabalho são montados, determinando assim um padrão de

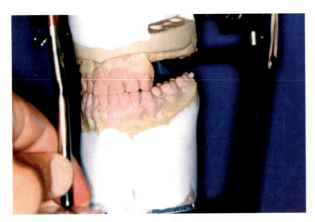
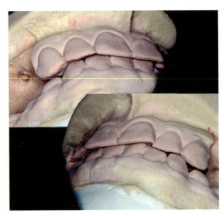

Figs. 9.17 e 9.18: Avaliação da função do guia anterior com modelos bipartidos. Os quadrantes posteriores são removidos para eliminar qualquer possível interferência oclusal posterior, o que possibilita a verificação da distribuição dos contatos entre os dentes anteriores durante o movimento protrusivo. Se os contatos entre incisivos acontecerem durante todo o movimento protrusivo, até a posição "topo a topo" e, entre os caninos durante os movimentos laterais, o Guia Anterior está funcional, isto é, está desocluindo os dentes posteriores durante movimentos excursivos. Caso contrário, o Guia não está funcional e contatos entre dentes posteriores podem estar acontecendo durante esses movimentos.

morfologia oclusal das restaurações posteriores compatível com o sistema mastigatório do paciente.

Porém, quando ele não está funcional, isto é, quando encontramos contatos entre dentes posteriores durante movimentos excursivos, existe a necessidade de sua recuperação com ajustes oclusais por desgaste seletivo, restaurações dos dentes anteriores ou, mais conservadoramente, pela ortodontia. Caso contrário, as restaurações confeccionadas para os dentes posteriores terão um padrão de morfologia predeterminado pelo articulador semiajustável, que trabalha com ângulos médios (30° para o guia condilar e 15° para o ângulo de Bennett), e talvez não seja compatível com os ângulos da ATM e com as cúspides remanescentes do paciente, determinando assim a necessidade de grandes alterações na morfologia oclusal das restaurações por meio de ajustes seletivos.

Exame dentário

Em pacientes dentados, uma avaliação individual dos dentes presentes é importante para qualquer tipo de prótese a ser realizada, seja ela fixa ou removível. Os problemas mais comumente encontrados são: (1) a presença de cáries, onde deve ser observado o grau de destruição das estruturas dentárias, o possível envolvimento pulpar, o estado das restaurações existentes (Figs. 9.19 e 9.20) e a relação coroa-raiz (Figs. 9.21 e 9.22); (2) a presença de gengivite ou periodontite, que pode levar ou não à mobilidade do elemento dentário (Fig. 9.23); (3) lesões cervicais de origem não cariosa (Fig. 9.24) e (4) destruição coronária por abrasão/atrição provocada por hábito parafuncional como o bruxismo (Fig. 9.25). Tais condições devem ser corretamente diagnosticadas para que um plano de tratamento inclua uma resolução adequada, a fim de devolver a função perdida.

Em relação aos pacientes bruxômanos, uma conduta acertada é incluir no planejamento a proteção dos dentes remanescentes e da futura prótese com a confecção de uma placa oclusal lisa protetora (foto) (Fig. 9.25).

Para pacientes parcialmente desdentados, a avaliação dentária individual não é suficiente. Independente de o planejamento protético visar uma prótese parcial removível (PPR) ou uma prótese parcial fixa (PPF), dentossuportada ou implantossuportada, é necessário uma avaliação dentária coletiva. Tal avaliação deve, por exemplo, determinar se a disposição dos dentes no arco possibilita uma adequada distribuição de forças entre os possíveis dentes pilares,[16] e se há alteração do plano oclusal e dos espaços protéticos provocadas por migrações, inclinações e/ou extrusões.

Diagnóstico e Planejamento em Prótese Fixa 113

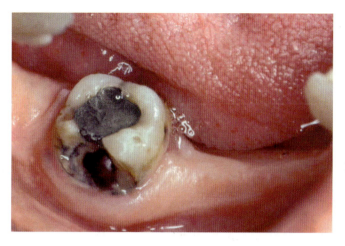

Fig. 9.19: Elemento dentário cariado com restauração inadequada, fratura vestibular e envolvimento pulpar.

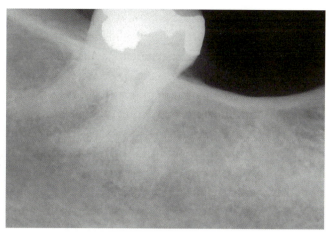

Fig. 9.20: Exame radiográfico do elemento dentário mostrado na figura 9.19, evidenciando o envolvimento pulpar.

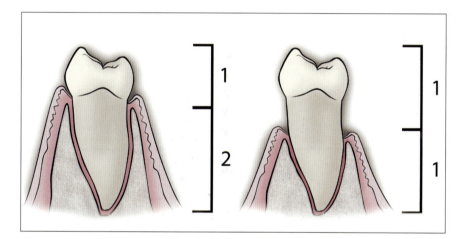

Fig. 9.21: Relações coroa-raiz. Ideal = 2:1 e aceitável = 1:1.

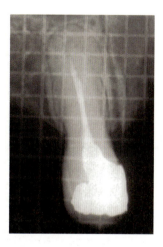

Fig. 9.22: Exame radiográfico de um elemento com proporção coroa raíz mínima de 1:1.

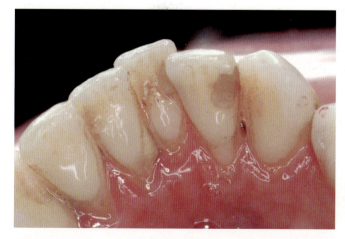

Fig. 9.23: Paciente com pobre higiene oral, mostrando acúmulo de biofilme bacteriano e presença de cálculo.

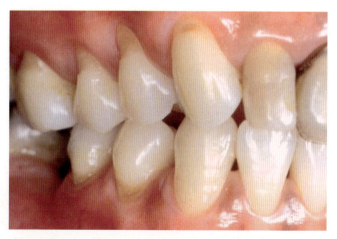

Fig. 9.24: Paciente com hábito parafuncional de bruxismo e apertamento, apresentando lesões cervicais de origem não cariosa.

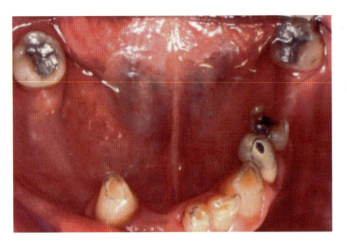

Fig. 9.25: Paciente com sinais clínicos de bruxismo. Notar as facetas de desgaste nas bordas incisais dos dentes ântero-inferiores e até na coroa metalocerâmica do elemento 34.

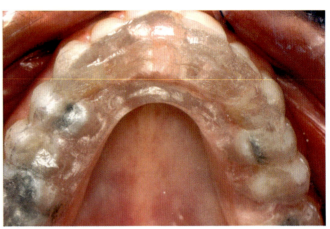

Fig. 9.26: Placa lisa para paciente com bruxismo.

As movimentações dentárias inter e entre arcos após as exodontias criam complexidades ao planejamento protético que devem ser criteriosamente analisadas durante o exame do paciente. Dentro dessas análises, duas situações podem ser descritas:
- **Se os posicionamentos dos dentes remanescentes mantiveram os espaços dos dentes perdidos**, a substituição desses por dentes artificiais (PPR), pônticos (PPF) ou por próteses sobre implantes osteointegráveis poderá ser feita imediatamente (Fig. 9.27).
- **Se um espaço protético é menor ou maior do que o dente que foi perdido**, a resolução protética não será simples, e, se assim for encarado o problema, a função e a estética ficarão comprometidas. Nesses casos, a análise estática e dinâmica dos modelos de estudo e, o enceramento diagnóstico do caso são fundamentais para o planejamento da futura prótese, seja ela fixa ou removível, sobre dentes ou sobre implantes (Figs. 9.28 e 9.29).

No caso de planejamento com implantes, o enceramento diagnóstico determinará a seleção do diâmetro do implante a ser utilizado, para a determinação dos espaços interproximais que devem ser mantidos entre dentes/implantes e implantes/implantes.[18] Nesse caso, o tratamento ortodôntico prévio deverá ser incluído para resolução do problema antes do tratamento cirúrgico para instalação dos implantes. Além disso, um exame detalhado da área edêntula em relação a sua localização, arquitetura e extensão pode mostrar

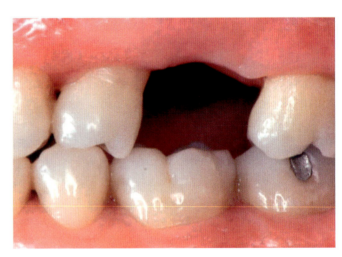

Fig. 9.27: Apesar da giroversão do elemento 25, o espaço protético deixado pela perda do elemento 26 está mantido.

dificuldades funcionais e estéticas. Áreas edêntulas anteriores irão requerer cuidados maiores devido à exigência estética. Defeitos ósseos horizontais e/ou verticais provocam problemas relativos ao posicionamento e comprimento do pôntico ou das coroas sobre implantes, quando não inviabilizam inicialmente a instalação de implantes osteointegráveis. Se o paciente for classificado como apresentando uma linha de sorriso alta, um grave problema estará presente. Uma análise mais detalhada pode ser visualizada no caso clínico apresentado abaixo, das figuras 9.30 a 9.37, apresentando uma solução satisfatória.

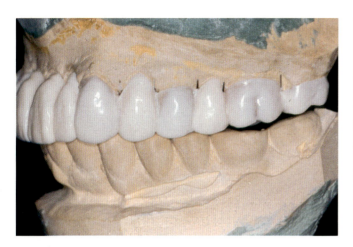

Fig. 9.28: Enceramento diagnóstico no modelo de gesso de um paciente que apresentava extrusões posteriores. Notar como as coroas inferiores foram confeccionadas, erradamente, mais baixas. Após a correção do plano oclusal superior a correção dos dentes inferiores torna-se necessária.

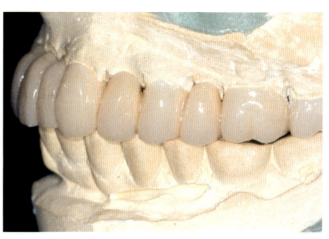

Fig. 9.29: Provisórias prensadas do mesmo paciente da figura 9.28. Notar também, como as provisórias dos dentes anteriores restabeleceram o volume vestibular perdido pelo paciente. Em caso de perdas dentárias anteriores, a reabsorção do rebordo ocorre principalmente no sentido horizontal, e se tal volume não for restabelecido com a prótese, o suporte de lábio provavelmente não será adequado.

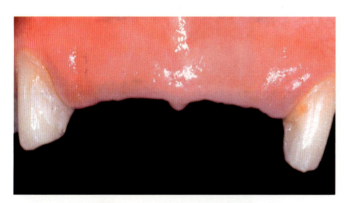

Fig. 9.30: Área edêntula anterior, mostrando perda vertical do rebordo alveolar.

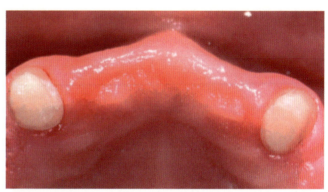

Fig. 9.31: Vista oclusal do mesmo paciente da figura 9.30. Notar a papila incisiva, que em pacientes dentados localiza-se na palatina dos incisivos centrais e, neste paciente, encontra-se na crista do rebordo. Perda horizontal do rebordo alveolar.

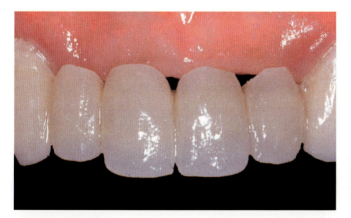

Fig. 9.32: Provisórias prensadas, evidenciando a falta de tecido e o problema estético gerado.

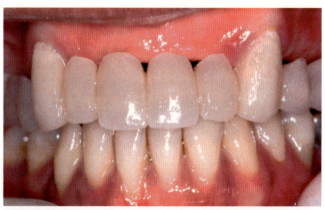

Fig. 9.33: Provisórias instaladas na boca, mostrando a necessidade de adição de resina para fechar os espaços e tentar realizar algum condicionamento gengival.

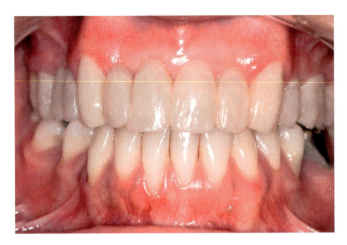

Fig. 9.34: Após adição de resina acrílica nas faces gengivais dos pônticos e condicionamento da fibromucosa de revestimento houve fechamento dos "buracos negros" antes existentes.

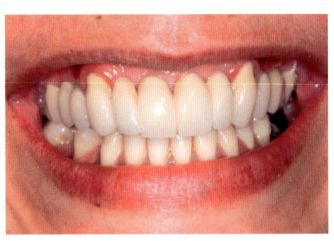

Fig. 9.35: Prótese definitiva da paciente onde os dentes ficaram longos, porém os buracos negros foram devidamente preenchidos a partir do condicionamento tecidual realizado pelas provisórias. Notar o perfil de dupla deflexão das coroas minimizando o aspecto de dentes longos.

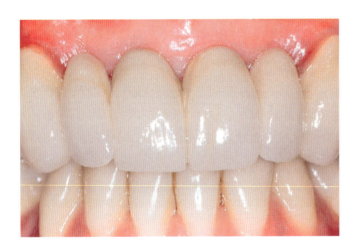

Fig. 9.36: Foto intraoral ampliada, mostrando a estética final satisfatória.

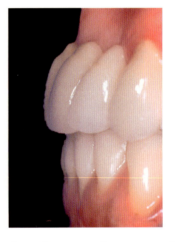

Fig. 9.37: Vista lateral, mostrando como os dentes tiveram que ser posicionados anteriormente ao rebordo, a fim de dar o correto suporte labial.

Em casos mais extremos, enxertos ósseos, autógenos ou não, deverão ser avaliados para possibilitar resoluções protéticas mais estéticas e funcionais, tanto para resolução com prótese fixa dento ou implantos-suportada.

Exame do periodonto

Como a saúde periodontal é essencial para o sucesso de qualquer trabalho protético, a inclusão de uma sonda periodontal no conjunto de instrumentos clínicos é fundamental durante o exame clínico do paciente. Um exame minucioso do periodonto de proteção e inserção é fundamental para fornecer informações quanto a qualidade do possível dente pilar (Fig. 9.38) e ainda, o tipo de resposta dos tecidos hospedeiros e de grau de dano irreversível.

Se a gengivite ou a doença periodontal estiver presente, ela deve ser tratada antes que qualquer procedimento protético seja realizado, a não ser que fatores locais, como restaurações pré-existentes, estejam dificultando o controle de biofilme bacteriano. Nesse caso, a remoção desses fatores e a confecção de restaurações provisórias, em uma fase preliminar, são importantes para o resultado final do tratamento periodontal.[11]

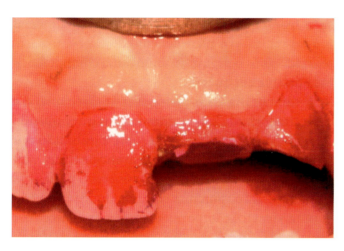

Fig. 9.38: Corante evidenciador de placa, mostrando extenso acúmulo de biofilme bacteriano nas superfícies dentárias deste paciente. A higiene oral neste caso precisa de uma drástica melhora antes que o tratamento possa prosseguir.

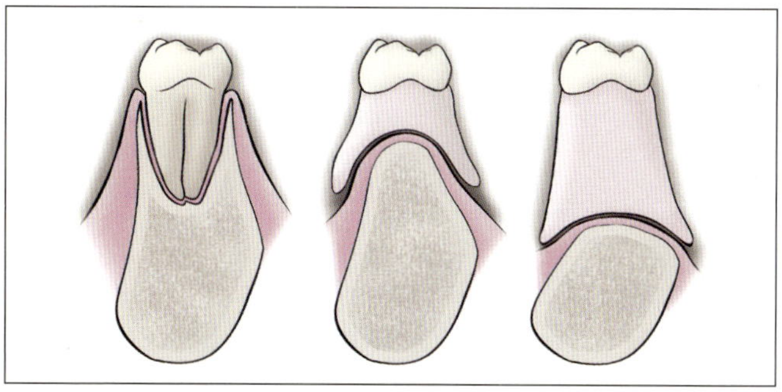

Fig. 9.39: Esquema da perda óssea mandibular em um paciente usuário de prótese total. Notar a espessura cada vez maior da base da prótese, necessária para compensar a remodelação óssea do rebordo residual.

Exame das arcadas edêntulas

Em pacientes totalmente edêntulos as condições oriundas do processo de invalidez iniciado com a perda dos dentes, como, por exemplo, hipertrofias ou atrofias do rebordo ou das glândulas salivares, tecidos moles hiperplásicos e pontos sensíveis à palpação, podem interferir no planejamento. É comum a indicação de cirurgias de aumento de rebordo ou enxertos ósseos para que as condições clínicas permitam um planejamento mais adequado e que melhore a qualidade de vida do usuário das próteses removíveis.

Nesses pacientes é comum encontrar alterações teciduais provocadas por prótese totais. É preciso entender esse processo onde, após as extrações dentárias, uma cascata de respostas inflamatórias é imediatamenta ativada e os alvéolos são temporariamente preenchidos pelo coágulo sanguíneo. Em seguida, os tecidos epiteliais iniciam sua proliferação e migração na primeira semana, restaurando rapidamente sua integridade. O alvéolo é, então, progressivamente preenchido por novo tecido ósseo em cerca de seis meses. Com este padrão de deposição óssea, o tamanho do rebordo residual é reduzido mais rapidamente nos primeiros seis meses, mas a remodelação óssea continua por toda a vida, o que pode resultar em grandes perdas de estrutura no rebordo remanescente, como pode ser observado na figura 9.39.[9]

Em média, a maxila perde cerca de 2 a 4 mm de osso no primeiro ano após as extrações e 0,1 mm por ano nos anos seguintes. Já na mandíbula, a perda óssea no primeiro ano é de 4 a 6 mm e a média anual passa a ser 0,4 mm.[9] Essa remodelação óssea afeta o funcionamento de qualquer prótese que se apoie sobre o rebordo residual.

Síndrome da combinação

A reabilitação de pacientes edentados na maxila e parcialmente edentados na mandíbula, portadores de extremidades livres posterior, que fazem uso ou não de uma PPR inferior, é uma ocorrência comum. Estima-se que estes pacientes representam cerca de 26% dos pacientes reabilitados com PT maxilar. Desse percentual, 24% apresentam alterações específicas, as quais Kelly denominou, em 1972, como sendo a Síndrome da Combinação.

Algumas dessas alterações merecem destaque, pois os esforços para prevenir sua ocorrência vão nortear o planejamento reabilitador para estes casos. São elas: (1) perda de suporte ósseo sob a base da PPR; (2) reposicionamento espacial da mandíbula para anterior; (3) reabsorção óssea na porção anterior da maxila; (4) hiperplasia inflamatória na região de palato duro e fundo de vestíbulo; (5) crescimento das tuberosidades maxilares; (6) alterações periodontais.[10]

Essas alterações nem sempre ocorrerão de forma simultânea, pois as mesmas também são reguladas por fatores predisponentes. A identificação das razões pelas quais essas alterações ocorrem e de seus fatores predisponentes é essencial para se compreender de forma associada os problemas deste tipo de paciente e para traçar uma estratégia de tratamento que limite o potencial de danos presente nessa condição.[19]

Exame de imagens

O exame radiográfico fornece uma visão mais detalhada da morfologia radicular e dos níveis da crista óssea. Ele integra o exame individual e particularmente a verificação periodontal.[11]

Para pacientes dentados ou parcialmente edentados um exame radiográfico periapical completo é indicado para análise individual dos dentes remanescentes em relação à implantação radicular, relação coroa-raiz, presença de imagens sugestivas de cárie, de lesões periapicais, de lesões de furca, de perdas ósseas horizontais e/ou verticais, perfurações ou fraturas radiculares e ainda são utilizadas para decidir sobre a situação dos tratamentos endodônticos e restauradores existentes. Um exemplo de um exame periapical completo pode ser visualizado na figura 9.40.

Radiografias panorâmicas, de preferência com distorção constante, são indicadas principalmente para pacientes totalmente edentados ou para pacientes com grandes áreas edêntulas, para que possa ser traçada a relação entre estas e acidentes anatômicos na maxila e mandíbula, principalmente quando planejamentos utilizando implantes osteointegráveis estiverem sendo cogitados. Um exemplo de radiografia panorâmica pode ser observado na figura 9.41. Nesses casos a radiografia panorâmica é apenas um exame inicial, para observação geral das estruturas e bases ósseas e para descartar a presença de patologias pré-existentes, já o planejamento dos implantes será realizado após o exame de tomografia computadorizada da área em questão.

A tomografia convencional pluridirecional e a computadorizada são exames importantes quando a escolha de tratamento recai sobre a utilização dos implantes osteointegráveis. A convencional tem vantagens por ter menor custo e submeter o paciente a menos radiação, porém a computadorizada permite uma visualização pormenorizada da anatomia e densidade óssea, da relação com acidentes anatômicos, facilidade de manuseio das imagens digitais por *software* simplificados e ainda permite a realização do planejamento de cirurgias digitais, que podem propiciar a confecção de próteses antes mesmo de a cirurgia ser realizada com a utilização da técnica da prototipagem. Um exemplo de imagens obtidas por tomografia computadorizada, geradas por tais *softwares* pode ser visualizada na figura 9.42.

Exame dos modelos de estudo

Concluir um diagnóstico e planejar tratamento protético sem a utilização de modelos de estudo montados em articulador semiajustável, com as relações maxilomandibulares vertical e horizontal restaurada ou mantida, é criar condições para o insucesso do tratamento restaurador.

Em relação às arcadas dentárias, tudo que um exame intraoral não conseguir elucidar pela dificuldade de acesso, o exame de um modelo de estudo devidamente articulado elucidará. Durante esse exame não há presença de saliva, língua, lábios, articulações temporomandibulares, musculatura mastigatória e facial, e, ainda, é o único momento que podemos avaliar a oclusão por uma visão lingual, como observado na figura 9.43.

Essa etapa ainda permite a realização e visualização do resultado final do tratamento reabilitador com prótese fixa sem mesmo tocar nos dentes do paciente. O encerramento diagnóstico é a etapa arquitetônica da prótese fixa (Fig. 9.24). É nessa etapa que são definidos o padrão oclusal e a estética, pois nessa etapa são definidas as formas das futuras restaurações posteriores e anteriores e, a partir dela, as restaurações provisórias são confeccionadas e o tratamento se inicia de forma objetiva.[7]

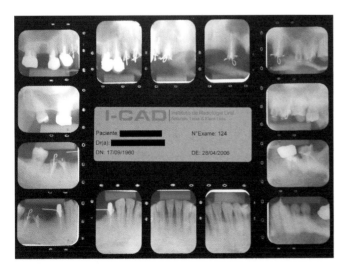

Fig. 9.40: Exemplo de exame periapical completo.

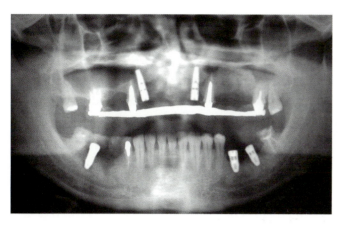

Fig. 9.41: Exemplo de radiografia panorâmica.

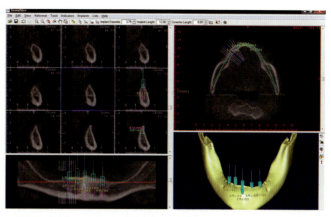

Fig. 9.42: Exemplo de tomografia computadorizada no programa *Dental Slice*, para planejamento de cirurgia de implante.

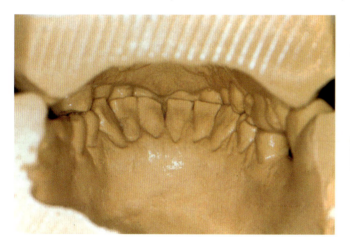

Fig. 9.43: Modelos de gesso articulados, mostrando uma visão lingual, impossível de ser observada na boca do paciente.

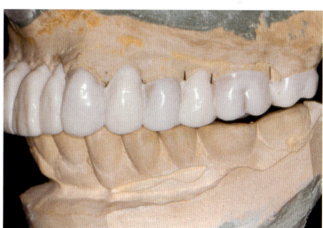

Fig. 9.44: Enceramento diagnóstico definindo novo padrão oclusal e estética para o paciente. Notar a correção do plano oclusal, agora sim ascendente e deixando um espaço para a correta reabilitação do arco inferior.

PLANEJAMENTO EM PRÓTESE DENTÁRIA

Após a coleta de informações gerais e locais para um diagnóstico conclusivo, o planejamento das etapas do tratamento se iniciará baseado em premissas, conceitos, leis fisicomecânicas e estudos científicos aplicadas à Odontologia.

A utilização de uma sequência lógica para racionalizar o planejamento ajuda na execução do tratamento.

Relações Maxilomandibulares de Trabalho

Se existem contatos oclusais entre dentes posteriores hígidos ou restaurados, bilateral e simultâneo e em número adequado, existe estabilidade de posicionamento mandibular horizontal (MIH) e, se os sinais clínicos extraorais e intraorais indicam uma posição vertical funcional do 1/3 inferior da face (DVO), essas relações podem e devem ser transferidas ao articulador para servirem de referência durante a confecção de restaurações definitivas.

Caso contrário, novas relações horizontais e/ou verticais devem ser estabelecidas dentro de parâmetros funcionais e estéticos. Visto que o cálculo do aumento planejado da DVO é guiado puramente pelas necessidades clínicas que satisfazem os objetivos estruturais, funcionais e estéticos do caso; uma vez que um pequeno aumento dessa dimensão é, em geral, bem tolerado pela musculatura.[5] O registro dessas posições deve ser feito por meio de registros interoclusais, de modo a permitir a montagem dos modelos de estudo em articulador semiajustável para planejar como tratar e para manter definitivamente essas relações. Um caso clínico é apresentado abaixo para ilustrar melhor essa situação (Figs. 9.45 a 9.58).

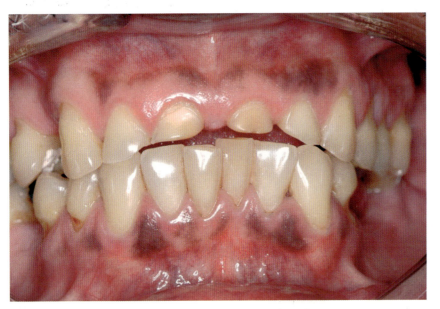

Fig. 9.45: Paciente com múltiplas perdas dentárias posteriores no arco inferior, levando a um reposicionamento anterior da mandíbula e instabilidade oclusal.

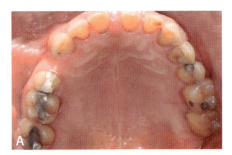
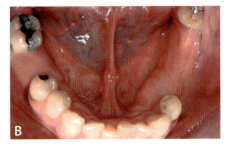

Figs. 9.46A-B: Notar os desgastes acentuados dos dentes anteriores, instabilidade ocusal e perda de DVO.

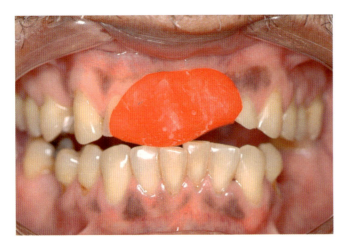

Fig. 9.47: Restabelecimento da DVO e reposicionamento adequado da mandíbula em relação cêntrica.

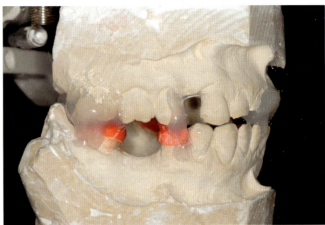

Fig. 9.48: Modelos de estudo montados no ASA, com o auxílio de registos em resina *duralay*, feitos na boca do paciente, após estabelecidas as relações maxilomandibulares com as quais se pretende trabalhar.

Diagnóstico e Planejamento em Prótese Fixa **121**

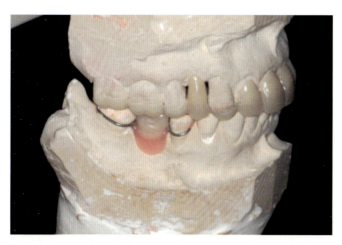

Fig. 9.49: Confecção de uma placa superior de reposicionamento mandibular feita a partir do enceramento das oclusais e incisais dos dentes superiores do paciente, restaurando a anatomia.

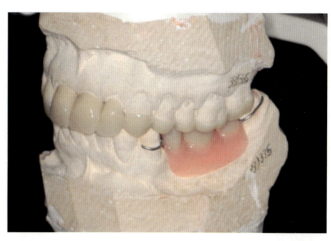

Fig. 9.50: Notar que todos os dentes superiores tiveram suas superfícies cobertas e agora ocluem com uma prótese parcial removível provisória inferior na nova relação estabelecida.

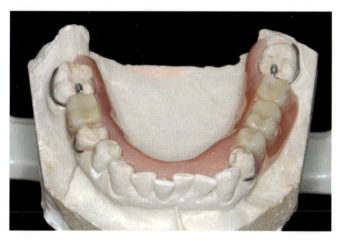

Fig. 9.51: Vista oclusal da prótese parcial removível provisória inferior.

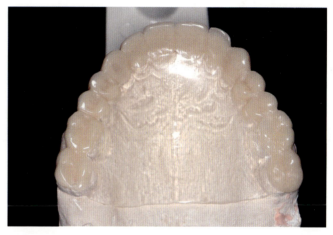

Fig. 9.52: Vista oclusal da placa de reposicionamento mandibular, que cobre a oclusal e incisal de todos os elementos dentários.

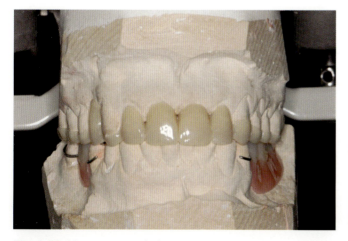

Fig. 9.53: Vista no articulador.

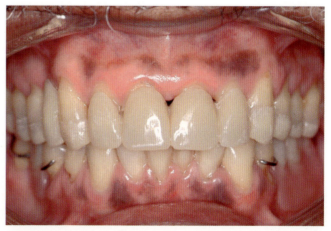

Fig. 9.54: Placa e prótese instaladas na boca do paciente, restabelecendo as relações maxilomandibulares vertical (DVO) e horizontal (MIH) adequadas para iniciar a fase de tratamento definitivo.

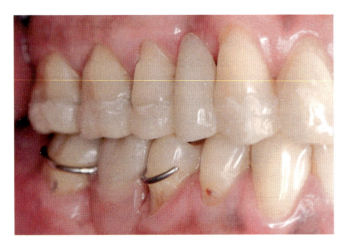

Fig. 9.55: Notar o restabelecimento das superfícies oclusais de todos os dentes superiores.

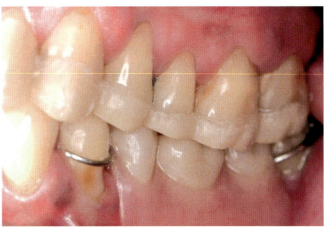

Fig. 9.56: Notar o restabelecimento das superfícies oclusais de todos os dentes superiores.

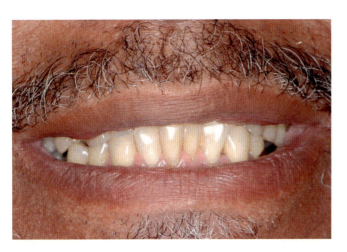

Fig. 9.57: Sorriso inicial.

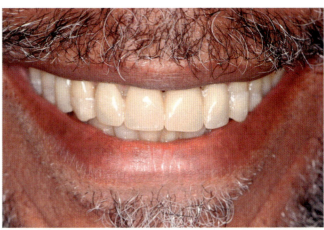

Fig. 9.58: Sorriso final utilizando a placa e a prótese removível provisória. Estabelecidas as novas DVO e MIH do paciente, para que o tratamento reabilitador definitivo possa ser corretamente planejado e executado.

Extensão dos espaços edêntulos

O tamanho da distância entre os dentes remanescentes sempre gerou dúvidas durante o planejamento de uma prótese parcial fixa e, atualmente, também gera sobre o diâmetro e a quantidade de implantes que podem ser utilizados em um determinado espaço edêntulo.

Planejando uma prótese parcial fixa (PPF)

Em relação às PPFs, essa dúvida em parte foi gerada pela Lei de Ante,[2] que selecionava os possíveis dentes pilares a partir da área periodontal dos dentes perdidos (Fig. 9.59), sem levar em consideração outros estudos,[1,16] que mostravam que a localização dos dentes remanescentes no arco era mais importante para a estabilidade do grupo, quando submetido a carga funcional, do que a quantidade desses dentes (Figs. 9.60 e 9.61).

Sendo assim, se o planejamento inical é confecção de uma PPF, três considerações devem ser feitas para decidir o que fazer: (1) Qual a situação periodontal dos pilares? (2) Qual a posição no arco dos pilares? e (3) Como será o desenho da infraestrutura da futura prótese?

Se os pilares estiverem com implantação periodontal boa ou aceitável (2:3 ou 1:1) e o tamanho do espaço protético for de até 03 elementos posteriores

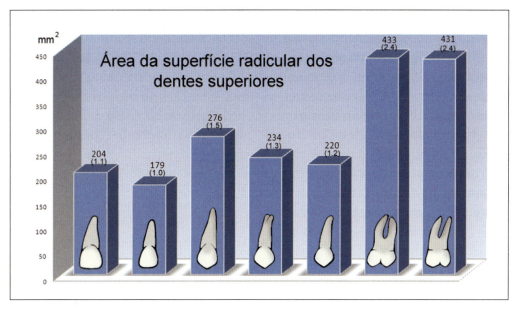

Fig. 9.59: Área da superfície radicular dos dentes superiores, exemplificando o que a Lei de Ante preconizava na seleção dos dentes pilares.

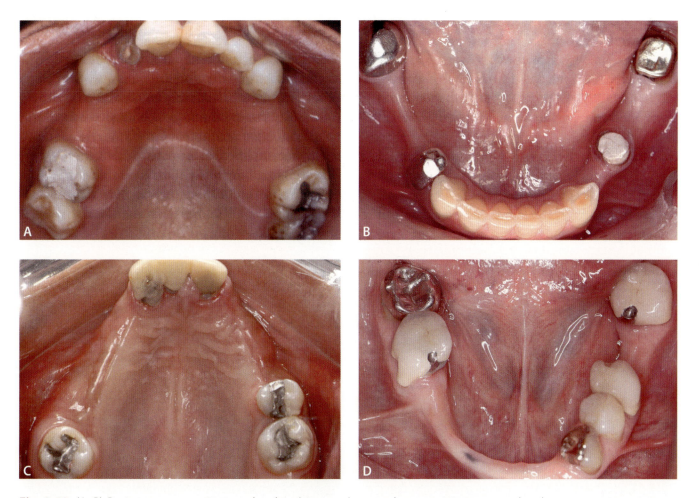

Fig. 9.60: (A, B) Pacientes com muitas perdas dentárias, porém com bom posicionamento dos dentes remanescentes no arco, favorecendo a reabilitação protética com PPF sobre dentes, implantes e até mesmo com prótese parcial removível. (C, D) Paciente com alguns dentes remanescentes, porém com distribuição no arco desfavorável para uma reabilitação protética com PPF sobre dentes e até mesmo com uma prótese removível.

(excluindo o terceiro molar como pilar) e 04 anteriores, os dentes pilares estarão em planos de movimentação diferentes (Fig. 9.62), o que, de acordo com Roy,[16] propicia a formação de uma área de estabilidade, que quanto maior a figura geométrica formada por essa área, maior será a estabilidade final do grupo, garantindo assim a confecção da PPF.

Outra vantagem da utilização do conceito do Polígono de Roy em comparação à Lei de Ante é a diminuição da necessidade de utilização de pilares secundários. A maior utilização dava-se pela necessidade de aumentar a área periodontal dos pilares em relação aos dentes perdidos. A menor utilização de dentes restaurados beneficia o paciente pela preservação de seus dentes naturais, pela menor possibilidade de problemas periodontais nas áreas interproximais sob conectores rígidos entre pilares primários e secundários, uma vez que essa área normalmente é muito estreita e frequentemente fica obliterada pelo desenho errado dos conectores, impedindo ou inviabilizando um controle adequado do biofilme bacteriano e ainda, pelo menor custo final do trabalho protético.

Se espaços protéticos maiores podem ser restaurados com PPF sem prejuízo aos dentes pilares, uma preocupação deve estar presente em relação ao desenho da infraestrutura, independente do material utilizado para confeccioná-la. Isso é devido ao fato de que quanto mais extensa é uma viga ou barra, maior a chance de flexão da mesma quando submetida a uma carga transversal.[17] Se pensarmos que conectores, juntamente com pônticos, formam uma viga apoiada sobre os retentores e pilares, a PPF sofrerá flexões maiores ou menores dependendo do tamanho de seu espaço protético, uma vez que ela sofre cargas oclusais pesadas durante a função mastigatória ou parafunção proveniente de hábitos como o bruxismo ou o apertamento. Sendo assim, o desenho da infraestrutura será fundamental para que a mesma resista às cargas oclusais sem se deformar, uma vez que a flexão da mesma pode fazer com que ocorra uma falha catastrófica, fraturando-se ou produzindo uma força de cizalhamento sobre o cimento dos retentores, podendo até romper a linha de cimentação dos mesmos, causar a soltura da PPF sobre os pilares.[17]

Para resolver essa questão, nos reportamos a uma lei da fisicomecânica utilizada na engenharia, chamada Lei das Barras ou das Vigas. Essa lei foi promulgada a partir de estudos que avaliaram o efeito de uma carga sobre uma viga, variando-se seus materiais, sua altura, largura e extensão.[17]

Os resultados mostraram que, independente do material utilizado na fabricação da viga, quando aumenta-se a altura em uma unidade de medida (metro, centímetro, milímetro, um pré-molar, um

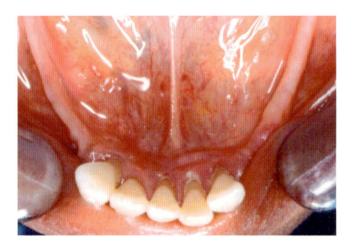

Fig. 9.61: Paciente com 5 dentes no arco inferior, porém com um posicionamento desfavorável destes, inviabilizando a confecção de próteses fixas, permitindo a confecção de uma prótese removível com extremo livre, e, dependendo da disponibilidade óssea, permitindo a reabilitação com implantes.

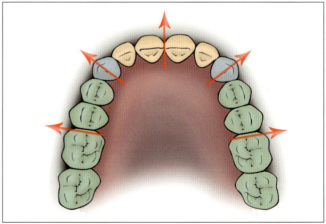

Fig. 9.62: Polígono de Roy: Seguimentos de arco com diferentes sentidos de movimentação.

molar, um incisivo central etc.), aumenta-se a resistência à flexão ao cubo (Fig. 9.63). Quando aumenta-se a largura da viga em uma unidade de medida, aumenta-se a resistência à flexão ao dobro (Fig. 9.64), e, quando aumenta-se a extensão dessa viga em uma unidade de medida, diminui-se a resistência à flexão ao cubo (Figs. 9.65 e 9.66).[17]

A partir desses resultados chega-se à seguinte conclusão: para o sucesso de um planejamento protético com PPF, o desenho de sua infraestrutura, principalmente na área dos conectores, deve ser o maior possível, independente se a prótese será metálica, metalo-cerâmica ou *metal free* (cerâmica pura), já que nessa área temos a menor altura e largura da viga.[12] É óbvio que o aumento na altura dos conectores não é fácil pois ameias oclusais ou incisais e gengivais precisam ser desenvolvidas durante a realização do desenho final dos retentores e pônticos da PPF por motivos estéticos, funcionais e biológicos (Fig. 9.67).[15] Sendo assim, as faces proximais vizinhas aos espaços protéticos dos possíveis dentes pilares precisam de uma avaliação especial em relação à sua altura (Fig. 9.68).[15] Só assim atinge-se um resultado estético e funcionalmente adequado na prótese definitiva (Figs. 9.69 e 9.70).

Se esses dentes ou essas faces forem curtas no sentido cérvico-oclusal, um aumento de coroa clínica deve ser realizado previamente ao preparo dentário com finalidade protética. Coroas e faces proximais mais longas facilitam a confecção de conectores mais altos, sendo assim, eles podem ser desenhados sem invadir as ameias, propiciando a função, a estética e a viabilidade no controle do biofilme bacteriano, garantindo assim a longevidade a PPF.[20] Autores sugerem que a altura mínima do conector de uma prótese fixa deveria ser 2,5 mm, tentando-se evitar, com isso, que haja a fratura da mesma.[3]

Outra medida que visa aumentar a resistência flexural da viga de uma PPF extensa é a utilização da barra corrugada nas próteses metalocerâmicas. Essa barra é uma cinta metálica não coberta de cerâmica que une as cintas metálicas cervicais linguais/palatinas dos retentores, passando sob os pônticos (Figs. 9.71 e 9.72). Ela tem a finalidade de aumentar o volume de metal da viga, aumentando assim sua resistência estrutural e também, de dissipar o calor de forma simultânea entre metal e cerâmica após a queima da mesma.

Planejando a instalação de implantes osteointegráveis

Quando existe a presença de um espaço edêntulo, ele foi provocado por exodontia ou agenesia. Normalmente, dependendo do tempo e das forças oclusais sobre os dentes remanescentes, o espaço existente não é igual ao que ocupava o dente perdido devido à migrações dentárias. Isso demanda um cuidado especial em relação à quantidade e anatomia dos elementos protéticos que irão substituir os dentes perdidos, pois disso depende o tipo e a quantidade de implantes que deverão ser instalados nesse espaço.

Tarnow[18] estudou as distâncias mínimas entre dente-implante (1,5 mm) e implante-implante (3,0 mm), para que o resultado estético da prótese fosse bom ou pelo menos aceitável (Fig. 9.73). Essas distâncias são indispensáveis para manutenção das cristas ósseas interproximais que dão o suporte ósseo adequado às papilas interproximais. Assim, dependendo da extensão dos espaços edêntulos existentes e do diâmetro dos implantes indicados para a substituição dos dentes ausentes, será determinado quantos implantes serão necessários para realizar a reabilitação protética.

Muitas são as situações clínicas em que movimentação ortodôntica prévia às cirurgias para instalação dos implantes são indicadas. A adequação dos espaços edêntulos propiciam a seleção de implantes em quantidade e com diâmetros adequados, para que possam ser instalados guardando os devidos espaços entre eles e os dentes adjacentes.

Restaurações unitárias indiretas: parciais ou totais?

Durante o planejamento do tratamento restaurador, uma dúvida está sempre presente: como restaurar um dente? Muitos clínicos responderiam a essa pergunta da seguinte forma: "Depende do grau de destruição coronária".

A resposta estaria correta se o remanescente coronário fosse pequeno. Entretanto, se sobrar muito remanescente, infelizmente, a resposta não é tão simples assim. Para responder a essa questão é só lembrar que o objetivo de uma restauração dentária é devolver a função perdida e a estética. Dessa forma, quando se decide que um determinado dente precisa de uma restauração é por que ele não está em função ou está

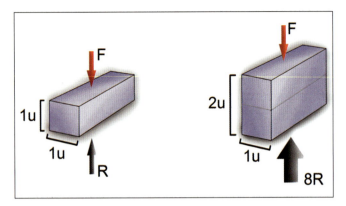

Fig. 9.63: Mantendo a largura de uma barra ou viga (1U) e dobrando a sua altura (2U), a resistência à flexão dessa barra é elevada ao cubo (8R).

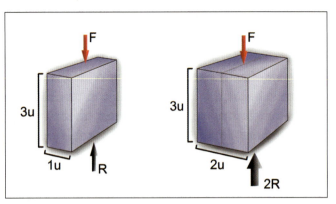

Fig. 9.64: Mantendo a altura de uma barra ou viga (3U) e dobrando a sua largura (2U), a resistência à flexão dessa barra é elevada ao dobro (2R).

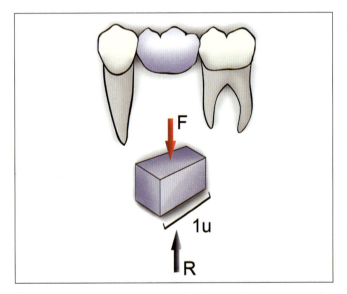

Fig. 9.65: Em um espaço mesiodistal equivalente a um molar (1U), a resistência à flexão da estrutura é grande (R).

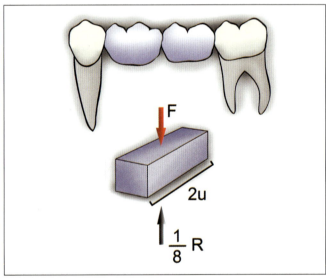

Fig. 9.66: Em um espaço mesiodistal equivalente a dois molares (2U), a resistência à flexão da estrutura é bem pequena (1/8R), o que aumenta muito a possibilidade de falha catastrófica.

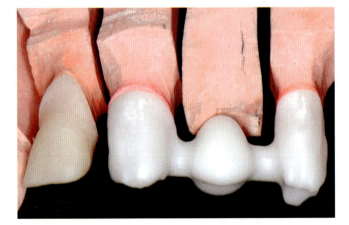

Fig. 9.67: Infraestrutura de uma prótese *metal free*. Notar a altura cérvico-oclusal dos conectores. Essa altura deve ser sempre a maior possível, preservando-se é claro, os espaços das ameias gengivais e oclusais.

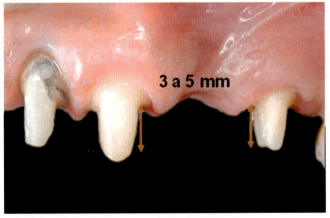

Fig. 9.68: Avaliação da altura cervicoincisal das faces proximais vizinhas aos espaços protéticos. Ela determina a área disponível para o conector da futura PPF.

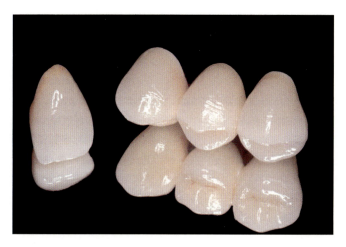

Fig. 9.69: Ponte parcial fixa e coroas unitárias prontas para cimentação.

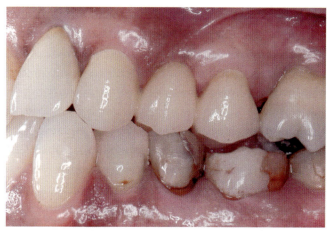

Fig. 9.70: Próteses cimentadas. Notar espaços adequados estética e funcionalmente das ameias.

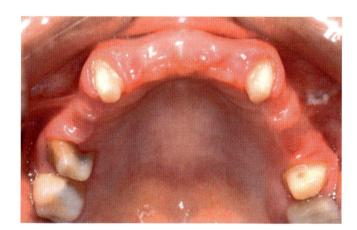

Fig. 9.71: Pacientes com poucos dentes remanescentes, porém com ótima distribuição no arco. Possibilita a confecção de PPF totalmente baseada no conceito do Polígono de Roy.

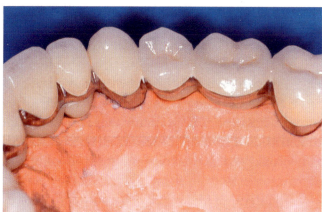

Fig. 9.72: PPF metalocerâmica da figura 9.71 sobre modelo, mostrando a barra corrugada, que serviu para aumentar o volume de metal e assim a resistência estrutural da prótese.

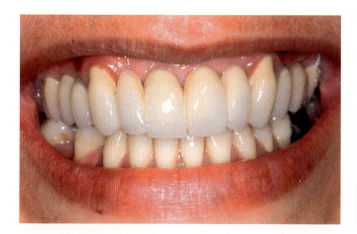

Fig. 9.73: PPF finalizada.

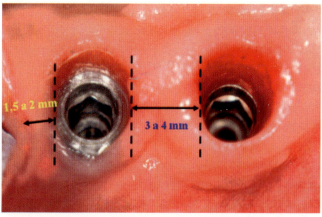

Fig. 9.74: Distâncias entre implante-implante e implante--dente.

prejudicando a estética. Nesse caso, é necessário primeiro decidir sobre a importância estética do dente em questão e, depois, avaliar quanto seria preciso mudar em sua forma anatômica ou em sua cor para que os objetivos do tratamento fossem alcançados. Para isso não há método de avaliação melhor do que o enceramento diagnóstico.

Em dentes posteriores superiores com pouca perda de estrutura coronária, se durante o enceramento diagnóstico não for necessário acréscimo de cera na face vestibular e na vertente trituante, em seu 1/3 próximo à ponta da cúspide vestibular, uma restauração parcial pode ser desenvolvida para alcançar os objetivos do procedimento, pois a função será devolvida e a estética não será comprometida pela restauração. Ao contrário disso, se for necessário acréscimo de cera nestas áreas, isso mostra que uma restauração tipo coroa total deve ser indicada, uma vez que a face vestibular será atingida pela restauração ou, no mínimo, o 1/3 oclusal desta será acinzentado se a restauração for metálica. Se o material restaurador for cerâmica, pode ser que uma restauração parcial possa ser utilizada. Entretanto, isso vai depender muito da qualidade do técnico de laboratório responsável pela confecção dessa restauração, uma vez que é difícil igualar a cor, translucidez e textura em apenas uma pequena parte da face vestibular.

Nos dentes posteriores inferiores, como a influência na estética final é menor e a face oclusal é a face estética, se esta for encerada, uma restauração parcial ou total pode ser indicada, desde que o material escolhido seja a cerâmica. Caso contrário, a estética ficará comprometida (Figs. 9.75 e 9.76).

Em dentes anteriores superiores, se durante o enceramento diagnóstico não for necessário acréscimo de cera na face vestibular, pois somente a cor está alterada, cuidado. Muitos utilizariam restauração parcial tipo laminado cerâmico. Entretanto, lâminas cerâmicas são translúcidas e dependem do substrato dentinário para compor a cor final da restauração e nesse caso, o substrato está com cor alterada. O resultado normalmente é desastroso. Alguns, ainda assim, indicariam um desgaste maior durante o preparo dentário e a utilização de cerâmica opaca sob a cerâmica final. Normalmente, o resultado é mais desastroso ainda. Nos casos onde houver alteração de cor, mesmo que a anatomia da face vestibular esteja íntegra, a indicação para resolução do problema estético é restauração tipo coroa total. Em situação inversa, se for necessário acréscimo de cera na face vestibular e a cor estiver adequada, uma restauração parcial tipo laminado cerâmico pode ser indicada. Exemplos comuns são grandes restaurações classe III, IV ou dentes conoides (Figs. 9.77 e 9.78).

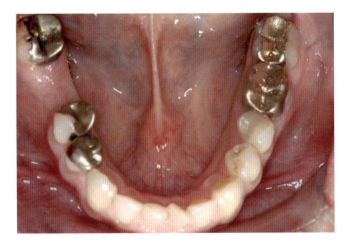

Fig. 9.75: Paciente candidato a implante na região do 46, com restaurações parciais nos demais dentes posteriores e estética insatisfatória.

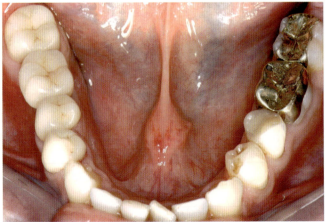

Fig. 9.76: Coroa total *metal free* sobre implante e sobre os demais dentes posteriores, restaurando a estética e a função dos dentes do paciente.

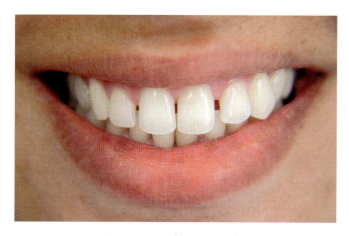

Fig. 9.77: Paciente com pequeno diâmetro mesiodistal dos dentes anteriores, apresentando diastemas e insatisfação estética.

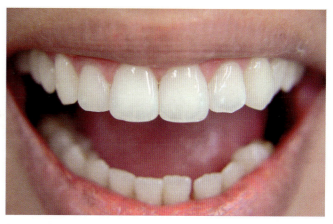

Fig. 9.78: Mesmo paciente da figura 9.76 reabilitado com facetas laminadas de cerâmica feldspática nos incisivos centrais e laterais.

REFERÊNCIAS

1. Amsterdam M, Weisgold AS. Periodontal prosthesis: a 50-year perspective. Alpha Omegan. 2000, (Millennium Issue):23-30, Jan 1993.
2. Ante IH. The fundamental principles of abutments. Michigan State Dental Society Bulletin 1926; 8:14-23.
3. Berger R. Esthetic and physiologic consideration in metalic framework design. Dent. Clin. N. Amer., v. 33, n. 2, p. 293-299, 1989.
4. Chanavaz M. Patient screening and medical evaluation for implant and preprosthetic surgery. J Oral Implantol 1998; 24:222-229.
5. Dawson PE. Evaluation, Diagnosis and Treatment of Occlusal Problems, ed 2. St Louis, 1989: 56-71.
6. Fradeani,M. Reabilitação Estética em Prótese Fixa-análise estética-V1 1º/2006.
7. Fradeani M. Tratamento Protético – Uma Abordagem Sistemática a Integração Estética Biológica e Funcional- V2 1ª /2009.
8. Genovese WJ. Metodologia do exame clínico em odontologia. São Paulo: Pancast editorial, 1992, 391 p.
9. Jahangiri L, Devlin H, Ting K, Nishimura I. Current perspectives in residual ridge remodeling and its clinical implications: a review. J Prosthet Dent. 1998 Aug; 80(2):224-37.
10. Kelly E. Changes caused by a mandibular removable partial denture opposing a maxillarycomplete denture. J Prosthet Dent. 1972 Feb; 27(2):140-50.
11. Lindhe J, Karring T, Lang NP et al. Clinical periodontology and Implant Dentistry, ed 4. Oxford: Blackwell Munksgraard, 2003: 403-413.
12. Mezzomo E. and Mezzomo, G., Considerações biomecânicas em prótese parcial fixa. In: Mezzomo E, Suzuki RM and cols., Reabilitação Oral Contemporânea, Santos, 2006.
13. Neville BW, Damm DD, Allen CMA, Bouquot JE. Patologia Oral & Maxilofacial 3ª ed, Rio de Janeiro, Elsevier, 2009.
14. Okeson JP. Fundamentos da oclusão e desordens temporomandibulares. 2ed. [São Paulo]: Artes Medicas, 1992, 449.
15. Pegoraro LF et a. Prótese Fixa. São Paulo. Artes Médicas. 1998.
16. Roy M. Pyorrhea alveolaris: Its nature, pathogeny and treatment. Dent. Cosmos, v.1xxii, Philadelphia, 1930 Apr.:390-399.
17. Shillingburg H, Hobo S, Whitset LD and Bracket SE. Fundamentals of fixed prosthodontics, Quintessence Publishing Co., 1997.
18. Tarnow D, Cho SC, Wallace SS. The Effect of Inter-Implant Distance on the Height of Inter-Implant Bone Crest. J Periodontol 2000; 71:546-549.
19. Telles D. Prótese Total convencional e sobreimplantes. 1ª Edição. 2009 Editora Santos.
20. Yang HS, Lang LA, Felton DA. Finite element stress analysis on the effect of splinting in fixed partial dentures. J Prosthet Dent, 81: 721-728, 1999.

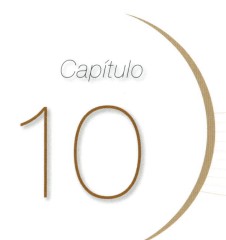

Capítulo 10
Diagnóstico e Plano de Tratamento para Prótese Total

Silvana Marques Miranda Spyrides, Regina Célia Trés Copello, Marcela Rodrigues Alves

INTRODUÇÃO

A queda da natalidade associada à melhoria nas condições sociais e de saneamentotem promovido um aumento crescente da população idosa mundial. Outros fatores que tem contribuído para tal ocorrência são os avançosnas pesquisas na área de saúde com o desenvolvimento de métodos de diagnóstico avançados e uso de tecnologia aplicada em novos medicamentos.

No Brasil, enquanto a população de idosos com idade acima dos 65 anos aumentará em velocidade acelerada (2 a 4% ao ano), a população jovem diminuirá.[1] De acordo com projeções do IBGE, a população idosa aumentará de 5,5%, em 2000, para 19%, em 2050. Esse fato promoverá uma drástica mudança no padrão da pirâmide populacional brasileira. Ainda de acordo com as projeções, em 2050, aproximadamente 28% da população idosa terá mais de 80 anos.[2] Rapidamente, estamos deixando de ser um "país de jovens" e o envelhecimento tem se tornado questão fundamental para as políticas públicas.[3]

Baseado nesses dados, em outubro de 2003, o Governo Federal criou o Estatuto do Idoso que é um programa destinado a regulamentar os direitos assegurados às pessoas com idade igual ou superior a 60 anos. São leis que asseguram ao idoso a distribuição gratuita de medicamentos, o direito ao transporte coletivo gratuito e o maior acesso a atividades de lazer e cultura, dentre outros benefícios. Com isso, se antigamente o idoso era visto como alguém que já cumpriu sua função social, hoje ele chega aos 60 anos, ou à *melhor idade*, com possibilidade de viver mais e melhor do que vivia há 20 anos.[4]

Este fenômeno tem levado a uma reorganização do sistema de saúde, pois essa população exige cuidados que torna seu tratamento desafiador devido às doenças crônicas que apresentam e as disfunções incorporadas nos últimos anos de sua vida.

No aspecto odontológico, o envelhecimento das estruturas orais leva, muitas vezes, à perda total dos elementos dentários, levando estes pacientes ao uso de próteses totais. Segundo o Levantamento das Condições de Saúde Bucal da População Brasileira, realizado em 2003, pelo Ministério da Saúde, a necessidade de próteses totais é especialmente alta em indivíduos idosos, chegando a 16,15% da população entre 65 e 74 anos para próteses superiores e 23,81% para próteses inferiores.[5] A reabilitação desses pacientes tem uma importância fundamental para sua qualidade de vida, para a integração familiar e social e como mantenedora da saúde geral.[6]

O paciente idoso em geral apresenta uma série de patologias sistêmicas e um precário estado de saúde oral que pode agravar ainda mais o seu estado saúde. Portanto, é necessário que os profissionais estejam aptos a oferecer um tratamento odontológico adequado. O cirurgião-dentista deve planejar o tratamento de modo a solucionar os problemas bucais de maneira simples e com menor número de consultas, já que na maioria das vezes este paciente depende de terceiros para comparecer as sessões clínicas; não suporta muito tempo de atendimento, devido às limitações decorrentes das condições sistêmicas; e normalmente sua condição econômica limitada impossibilita acesso às novas tecnologias.[6,7]

A reabilitação destes pacientes com prótese total removível, apesar de muitas vezes ser conduzida de forma simplória, diversos fatores devem ser levados em consideração para o diagnóstico e o desenvolvimento de um plano de tratamento adequado.

DIAGNÓSTICO

O diagnóstico é uma etapa chave para o sucesso de qualquer tratamento proposto. É um processo que se inicia desde o momento em que o profissional conhece o paciente e culmina com a definição de uma possibilidade terapêutica e seu prognóstico. Para a obtenção de um diagnóstico preciso e completo, é fundamental que determinadas etapas sejam cumpridas, como a obtenção de uma anamnese completa, a realização criteriosa do exame intra e extrabucal, a confecção de modelos de estudos e sua montagem em articulador semiajustável e a solicitação e análise de exames radiográficos. Exames laboratoriais podem ser solicitados quando cirurgias pré-protéticas forem indicadas.

Deste modo, as informações acerca do quadro clínico do paciente são coletadas e devem ser analisadas, sob a ótica do conhecimento da normalidade e suas variações, suscitando em possibilidades de tratamento.

O cirurgião-dentista deve compreender o motivo da busca do paciente por tratamento e suas expectativas, sabendo como e quando limitá-las ou incentivá-las.[8-10]

É importante possuir algum conhecimento sobre a psicologia do envelhecimento humano para ter a capacidade de compreender as necessidades do paciente. Entre os pacientes geriátricos observa-se uma elevada incidência de depressão, insegurança e a sensação de dores e temores estranhos. A capacidade de tranquilizar o paciente, a tolerância e um plano de tratamento flexível, geralmente, promovem um resultado protético favorável.[8-10]

O estado emocional do paciente, suas expectativas de vida, sua atividade social e sua preocupação com a estética também devem ser avaliadas durante os exames iniciais, uma vez que influenciam diretamente no planejamento protético.[6,8-11]

Anamnese

A anamnese é uma etapa prévia fundamental para o sucesso do tratamento. Deve ser realizada na primeira consulta e é por meio dela que se inicia a relação profissional/paciente. Em pacientes idosos, essa etapa é ainda mais relevante, devido às diversas patologias sistêmicas que afetam esses indivíduos.

Inicia-se com a anotação dos dados pessoais do paciente e sua queixa principal. É importante que se anote também o nome e telefone de algum familiar e do seu clínico geral ou geriatra, o que facilitará a comunicação em caso de necessidade. Pode ser interessante que, nessa consulta, seja solicitada a presença de um acompanhante que auxilie o preenchimento do questionário e também, por questões legais, para o esclarecimento do tratamento proposto.

O estado geral de saúde do paciente idoso é um fator importante e deve sempre ser considerado antes do início do tratamento, uma vez que nos permite tomar os cuidados especiais exigidos. Assim, o profissional precisa tomar conhecimento das diversas patologias sistêmicas que podem estar presentes nesses indivíduos, realizando a revisão dos sistemas.

Quanto ao sistema cardiovascular, é bastante comum a presença de hipertensão. Na necessidade de cirurgias pré-protéticas, a ansiedade e o estresse provocado pelo tratamento podem levar a um aumento da pressão arterial, elevando o risco cirúrgico por hemorragias e, em casos mais graves, o risco de acidente vascular. Segundo a *American Heart Association*, não se deve intervir sem a opinião de um médico quando encontrarmos pressões acima de 180/100.[12] Pacientes que sofreram infarto agudo do miocárdio não devem ser submetidos a procedimentos cirúrgicos eletivos antes de seis meses.[13]

A respeito do sistema endócrino, a diabetes pode representar um problema se necessário a realização de cirurgia prévia, pois esses pacientes são mais propensos a infecções, apresentam dificuldade de cicatrização e, quando descompensada, pode levar a hemorragias.[12]

Quanto ao sistema neurológico, a presença de distúrbios motores, muitas vezes associadas à ocorrência de acidente vascular encefálico, Parkinson ou Alzheimer, dificultam as manobras necessárias para a confecção da prótese, bem como os procedimentos de higiene bucal e a colocação e retirada de próteses com sistemas de encaixe. Essas dificuldades levam o profissional a escolher um tratamento simplificado, ou até mesmo a adequação de próteses já existentes. Esse quadro de doença não impossibilita o uso de próteses totais convencionais. Exige, apenas, que o profissional instrua os familiares e acompanhantes a observar algum desconforto após entrega e nos cuidados de manutenção e higiene das próteses.

Pacientes que estejam se submetendo a tratamento radioterápico na região de cabeça e pescoço possuem alto risco de sofrerem osteoradionecrose quando submetidos a cirurgias ósseas. Além disso, normalmente apresentam xerostomia, que é um problema clínico importante no idoso portador de prótese total, pois afeta a retenção da mesma.[9]

Nos USA, 17% das pessoas entre 60 e 80 anos apresentam boca seca. No mundo, são 13% dos homens e 40% das mulheres acima de 65 anos.[14] Doenças como Síndrome de Sjögren,[15] infecções por HIV ou hepatite C também provocam a redução do fluxo salivar, levando o paciente a desenvolver xerostomia, dificultando o uso de próteses totais.[14]

Atenção especial deve ser dada aos medicamentos em uso, já que é muito comum o uso concomitante de várias drogas, aumentando o risco de efeitos adversos e interação medicamentosa. Medicamentos como:

- Ansiolíticos, antidepressivos, antiespasmódicos, antipsicóticos e relaxantes musculares podem induzir à xerostomia.[14]
- Diuréticos para controle da hipertensão podem provocar desequilíbrio hídrico, levando a uma alteração constante do volume dos rebordos.[16,17]
- Anticoagulantes, antiplaquetários e fitoterápicos (alho, ginseng e Ginko Biloba) podem provocar hemorragias, tendo importância se houver alguma indicação cirúrgica prévia.[18]
- Bisfosfonatos (alendronato) utilizados para contenção de metástases tumorais em tecidos ósseos e para o controle da osteoporose, principalmente em mulheres na menopausa, vêm sendo associados a uma forma peculiar de osteonecrose dos maxilares em pacientes submetidos à exodontias e instalação de implantes[19,20] (Fig. 10.1).

Exame Clínico Extraoral

O exame clínico extraoral de um paciente portador ou com indicação de prótese total deve ser realizado com o paciente sentado e o profissional observando sua face de frente.[10] Caso faça uso de próteses, o exame deve ser feito com o paciente portando-a. Quaisquer desarmonias devem ser anotadas e corrigidas na confecção das próteses novas.

Inicialmente observa-se o perfil e fácies do paciente, verificando a relação do terço inferior com o restante da face. Geralmente, o que se observa é o fechamento excessivo dos maxilares, isto é, dimensão vertical de oclusão (DVO) diminuída. Algumas características auxiliam o profissional a diagnosticar este quadro, tais como: comprometimento estético, onde os lábios têm pouca exposição e os sulcos nasogenianos estão mais aprofundados; lesões nas comissuras (queilite angular) e prognatismo relativo da mandíbula (Fig. 10.2). Essa situação pode ser provocada pelo uso prolongado das próteses, pelo excessivo desgaste dos dentes artificiais e/ou devido ao processo natural de reabsorção óssea. Pode ainda ser causada durante a construção incorreta de próteses totais.[21-24]

Eventualmente observa-se a DVO aumentada, diagnosticada pela dificuldade de fechamento dos lábios, com contração excessiva do músculo mental. Este quadro, quando presente, está associado a instalação de próteses totais confeccionadas erroneamente.

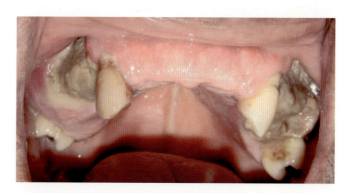

Fig. 10.1: Osteonecrose após exodontias em paciente usuário de bisfosfonato.

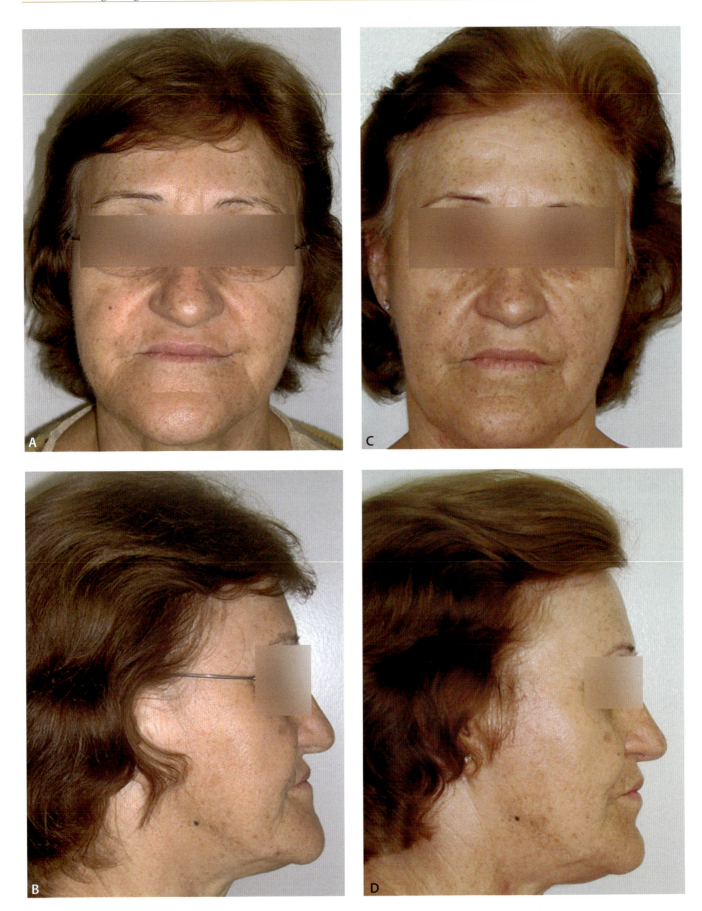

Fig. 10.2: Vista frontal (A) e lateral (B), evidenciando as características faciais típicas de perda da DVO e sua recuperação após reabilitação protética (C e D).

Essas variações na altura do terço inferior da face provocam posicionamento incorreto da mandíbula, alterações no padrão de contração da musculatura mastigatória e desarranjos internos nas articulações temporomandibulares, sendo consideradas as principais causas de ocorrência de desordem temporomandibular no idoso.

Em seguida, observa-se o suporte e comprimento dos lábios (Fig. 10.3). O paciente pode apresentar falta de suporte labial e pequena quantidade de dentes aparentes ao sorrir e falar. Isso pode ser provocado pelo posicionamento errôneo dos dentes artificiais da prótese em uso, pelo processo natural de reabsorção óssea ou, ainda, pelo desgaste dos dentes artificiais por uso prolongado da prótese. No paciente idoso, a falta de suporte labial e a quantidade visível dos dentes não podem ser confundidas com as transformações naturais ocorridas com o envelhecimento. É normal que a pele adquira um aspecto flácido e enrugado ou, inversamente, estirado, liso e delgado, perdendo sua elasticidade. Essas transformações dos tecidos não podem compensar-se totalmente mediante a confecção de novas próteses.

E, por fim, observamos cor, tamanho e forma dos dentes das próteses em uso. Estes devem estar de acordo com o tom da pele e em harmonia com o tamanho e forma da face do paciente. Qualquer desarmonia nesses itens devem ser anotadas e corrigidas na confecção das próteses novas.

Exame Clínico Intraoral

O estado de saúde dos dentes remanescentes e dos tecidos orais deve ser examinado atentamente. Isso ajudará no planejamento do tratamento e na previsão do tempo e custo do trabalho.

Os pacientes que necessitam de próteses totais, segundo Boucher,[8] se enquadram em três grupos:

- Pacientes com indicação de exodontia dos dentes remanescentes.
- Pacientes que perderam seus dentes recentemente e se acham frente a uma nova experiência.
- Pacientes edêntulos por um longo período que usam próteses totais com maior ou menor êxito.

Podemos acrescentar a esta classificação os pacientes edêntulos portadores de implantes osteointegrados ou que se submeterão à colocação dos mesmos.

A classificação do paciente em um desses grupos direcionará o plano de tratamento a ser proposto. Para isso, no exame intraoral, os seguintes itens devem ser analisados cuidadosamente.

Análise das próteses em uso

Primeiramente, observa-se a oclusão das próteses antes de sua remoção. A presença de desarmonia oclusal ou desarmonia entre a relação cêntrica e a MIH poderá ser a explicação de algumas dificuldades relatadas pelo paciente. Neste momento, devem-se observar também evidências de hábitos parafuncionais, apertamento e/ou bruxismo que, em pacientes edêntulos, podem levar a uma reabsorção óssea acentuada dos rebordos.

A observação das próteses em uso, fora da boca, pode dizer muito sobre os hábitos e cuidados de higiene do paciente. Pacientes que demonstrarem higiene precária por negligência ou incapacidade podem ter suas opções de tratamento restritas (Fig. 10.4).

Dentes remanescentes

Os dentes remanescentes, quando presentes, devem ser examinados clinica e radiograficamente, bem como, através de modelos de estudos montados em articulador. As informações colhidas nesses exames serão imprescindíveis na decisão a respeito das extrações ou não dos mesmos. Alguns elementos que estejam bem implantados e distribuídos podem ser mantidos,

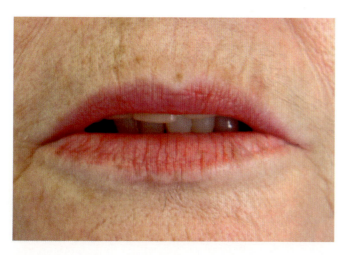

Fig. 10.3: Observa-se a incoerência da porção aparente dos dentes em relação à borda do lábio superior.

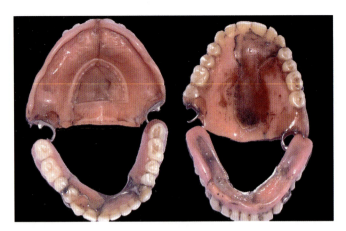

Fig. 10.4: Próteses em uso demonstrando descaso do paciente com relação à higiene das mesmas.

de forma a serem utilizados, para receberem componentes de retenção para uma sobredentadura.

A perda de todos os dentes é, às vezes, um choque para o paciente. Essa decisão deve ser tomada em conjunto, profissional/paciente, mostrando para ele todas as implicações que levaram a essa decisão. Se o odontólogo extrair os dentes, sem alegar uma razão válida, podem surgir problemas físicos, mentais e legais. Por isso, devem-se reunir todos os dados e considerar todas as possibilidades antes de chegar a essa decisão.

As razões para indicação de exodontias incluem um ou mais dos seguintes itens:

- Doença periodontal avançada com perda óssea severa (Fig. 10.5).
- Lesões periapicais não recuperáveis.
- Dentes com inclinações desfavoráveis, raízes trepanadas e raízes com reabsorção interna ou externa, que contraindiquem sua utilização como pilares de próteses fixas ou removíveis (Fig. 10.5).
- Raízes fraturadas longitudinalmente.
- Dentes inclusos e restos radiculares.
- Dentes extruídos que impeçam o restabelecimento de um plano oclusal correto.
- Presença de um número insuficiente de dentes e/ou mal distribuídos de forma que não se possa propor um planejamento com outro tipo de prótese além da prótese total convencional.

Mucosa

A cor da mucosa traz muita informação sobre seu estado de saúde. A diferença de aspecto entre uma mucosa rosada sã e um tecido inflamado avermelhado é evidente. Quando for observado um tecido inflamado, deve-se detectar o agente causador e devolver a saúde à mucosa. A solução será diferente em função das distintas causas da inflamação e da duração da irritação dos tecidos. Qualquer que seja o problema dos tecidos bucais, eles devem estar sadios antes da moldagem inicial para a confecção das próteses novas.

Atenção especial deve ser dada à mucosa bucal do paciente idoso cujo quadro clínico é de atrofia com uma diminuição na espessura e no potencial reparador. Esse fato converte a mucosa de suporte protético em frágil e facilmente traumatizável, o que nos leva, muitas vezes, a indicar bases resilientes para as próteses totais.[8]

Superfície de assentamento da prótese

A superfície de assentamento ideal para uma prótese é aquela que se caracteriza por uma camada mais ou menos uniforme de tecido mole que recobre o osso, suficientemente firme, porém, ligeiramente resiliente. Quando esse tecido é muito delgado, ele será lesionado facilmente com a pressão da prótese e sua adaptação à base protética será mais difícil. Quando muito espesso, será demasiado resiliente, e a prótese se movimentará mais que o normal sobre a ação da força oclusal (Fig. 10.6).

As regiões da superfície de assentamento que devem ser analisadas cuidadosamente incluem:

- Tuberosidades: se amplas oferecem uma superfície boa de suporte, porém podem se apresentar retentivas ou extruídas. Quando retentivas, apresentam saliência no sentido vestibular, que pode ser uni ou bilateral, dificultando a inserção da prótese. Quando extruída, apresenta um aumento de volume vertical de tecido fibroso ou ósseo, que pode invadir o plano oclusal. A tuberosidade fibrosa pode também provocar instabilidade da prótese.
- Crista zigomática: pode estar em posição muito baixa em relação à crista do rebordo residual quando este se apresenta muito reabsorvido, levando à perda da estabilidade. Normalmente, o tecido nessa região é muito delgado, podendo ser lesionado.
- Forame mentoniano: quando a reabsorção óssea mandibular é muito pronunciada, esse forame se

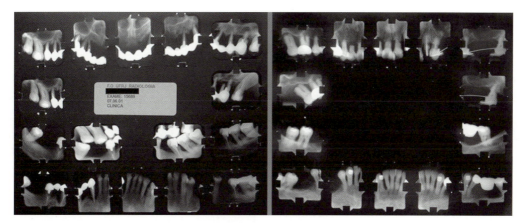

Fig. 10.5: Exame radiográfico periapical completo, evidenciando casos em que diversos elementos dentais foram indicados para exodontia devido à perda óssea severa (periapical direita) e a tratamento ortodôntico mal conduzido (periapical esquerda).

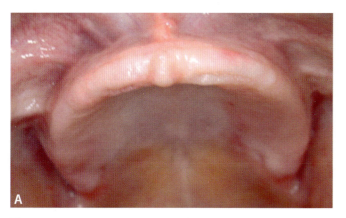
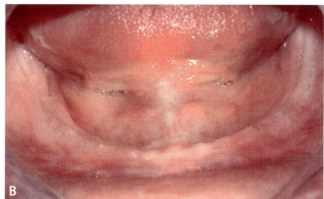

Fig. 10.6: Aspecto normal dos rebordos edêntulos. (A) Maxila e (B) mandíbula.

abre próximo à crista do rebordo residual e, às vezes, sobre ele. Nessa situação, a base da prótese pode pressioná-lo, provocando dor e/ou parestesia no local.
- Rebordo flácido ou hiperplásico: Apresenta-se como uma massa de tecido móvel e facilmente deslocável que ocupa o lugar que anteriormente correspondia ao rebordo residual ósseo. Afeta a estabilidade e o suporte das próteses.
- Freios e bridas podem se apresentar com inserções muito próximas da crista do rebordo residual quando estes se apresentam muito reabsorvidos, diminuindo a área de suporte da prótese.
- Tórus: no palato, quando presente, deve ser avaliado quanto ao seu tamanho, localização e o tecido mucoso que o recobre. Geralmente, é preferível evitar a remoção cirúrgica, porém se ele for demasiado volumoso ou se estender além da linha vibratória, deve ser eliminado ou reduzido, devido à impossibilidade do vedamento posterior.[10] Na mandíbula, normalmente encontra-se pelo lado lingual na região dos pré-molares. Tem tamanho variado e pode ser uni ou bilateral. É uma região de tecido muito delgado, o que significa que são muito sensíveis.

Considerações biomecânicas de funcionamento das próteses

Alguns fatores podem influenciar na biomecânica de funcionamento das próteses totais. Esses fatores são inerentes à própria conformação dos elementos da cavidade oral e não podem ser modificados.[8,25] Influenciam na escolha dos métodos a serem utilizados, nas dificuldades que poderão surgir na confecção das mesmas e no prognóstico do tratamento. Dentre eles destacam-se:

- Tamanho do arco: o tamanho do arco superior e inferior determina o suporte básico disponível para a prótese total. Maxilares grandes promovem um suporte maior que os pequenos.
- Desarmonia no tamanho dos arcos: alguns pacientes têm a maxila grande e a mandíbula pequena e outros, a desarmonia contrária. Essas anomalias podem ser genéticas ou resultantes de reabsorção óssea ocorrida após as extrações. Na genética essa desarmonia é resultado do padrão esquelético que o paciente possuía quando dentado. Na confecção da prótese, para estes pacientes, os dentes artificiais deveriam apresentar as mesmas posições que os naturais, e isso requer que a oclusão seja planejada de acordo com a desarmonia. A desarmonia por reabsorção óssea ocorre em consequência do padrão de reabsorção dos rebordos. Na maxila, a reabsorção acontece, predominantemente, à custa da tábua óssea vestibular. Isso significa que o rebordo residual superior se estreita de lado a lado e se encurta anteroposteriormente. Na mandíbula, a reabsorção envolve tanto a vertente vestibular quanto a lingual, havendo uma diminuição mais dramática na altura do rebordo residual. À medida que a reabsorção prossegue, ocorre um aumento relativo da base óssea inferior. Isso ocorre porque a largura da base da mandíbula é maior que a do processo alveolar no mesmo sentido. A consequência desse processo é que se produz um aparente aumento no arco inferior e a diminuição do arco superior (Fig. 10.7). Essas mudanças devem ser observadas durante o exame clínico devido aos problemas futuros, como ação de alavanca, oclusão e colocação dos dentes para satisfazer a estética. Esse processo é muito comum em pacientes idosos usuários de próteses totais por vários anos.
- Forma dos rebordos: a reabsorção do rebordo residual produz mudanças na sua forma no sentido transversal. O rebordo ideal é aquele que se apresenta com superfície oclusal ampla e com paredes paralelas. Quanto mais fino, torna-se menos resistente às cargas oclusais se comparados com rebordos mais amplos.
- Forma da abóbada palatina: a forma da abóbada palatina varia consideravelmente de um paciente para o outro. A forma mais favorável é aquela cuja profundidade é mediana com vertentes bem definidas. Normalmente tem forma em U e suporta bem o deslocamento vertical e lateral da prótese. Uma abóbada palatina plana apresenta dificuldades de estabilização, causando perda de retenção, especialmente durante a função mastigatória. Também é desfavorável para a retenção protética, uma abóbada palatina elevada, estreita e em forma de V.
- Língua: apresenta, algumas vezes, anormalidade de tamanho e forma, função e posição. Uma língua estreita e pequena facilita a moldagem, mas compromete o vedamento. Ao contrário, uma língua larga e grande constitui um excelente vedamento, porém, dificulta a moldagem. O tamanho da língua não varia com a idade. No entanto, a falta dos dentes proporciona uma forma lingual mais ampla pelo auxílio excessivo da língua no preparo do bolo alimentar.[7]
- Saliva: a quantidade e a qualidade da saliva afetam a estabilidade e a retenção das próteses e o conforto do paciente. O excesso de saliva não é comum, mas pode acontecer após a instalação de próteses novas. A sensação de corpo estranho aumenta o fluxo salivar, porém isso se normaliza com o tempo. A xerostomia, ou boca seca, apresenta como inconveniente mais grave a deficiência na retenção

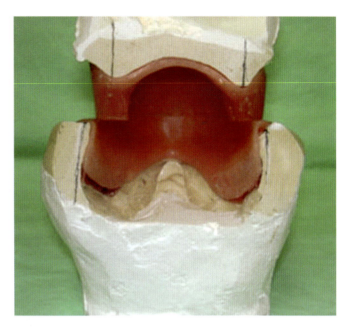

Fig. 10.7: A desarmonia no tamanho dos arcos pode ser bem observada nesta vista posterior dos planos de cera articulados.

da prótese e consequente ulceração da mucosa por movimentação. Causa também dificuldade na fala (disartria), disfagia, mau hálito, adesão da mucosa, candidíase, queilite angular, estomatite induzida por prótese, perda ou redução do paladar.[26] Esse quadro leva o paciente à perda de apetite e consequente perda de peso, reduzindo a qualidade de vida.[14]

Efeitos das próteses totais sobre os tecidos bucais

O uso de próteses totais sobrecarrega os tecidos biológicos que as suportam. A mucosa oral do edentado tem pouca tolerância à lesão ou à irritação, já que ela não foi naturalmente programada para essa função.[8]

Lesões da mucosa oral são complicações frequentes do uso de prótese total[8-10,27] e, normalmente, os pacientes não percebem que seus tecidos bucais estão lesionados ou deformados. As lesões constituem um grupo heterogêneo com relação à patogenia e incluem:

- Estomatite protética: é uma inflamação crônica da mucosa de suporte protético e pode ser de natureza localizada ou generalizada. Caracteriza-se por um eritema difuso ou hiperplasia papilar inflamatória. Afeta a mucosa palatina em cerca de 50% dos usuários de prótese total ou removível. Os fatores etiológicos[29,30] mais comumente encontrados são colonização por cândida, infecção bacteriana, traumatismo provocado por próteses mal adaptadas ou hábitos parafuncionais. Uma grande parte dos pacientes com estomatite protética não percebem sua presença. Um pequeno número se queixa de uma sensação de queimação ou ardência na mucosa palatina. Nos pacientes idosos, as estomatites causadas por cândida e infecção bacteriana são muito comuns devido à baixa imunidade, diminuição do fluxo salivar e dificuldades motoras na higienização das próteses[31] (Fig. 10.8A).
- Hiperplasia de tecidos moles ou épulis fissurado: é uma reação comum e assintomática associada aos bordos da prótese total, que aparece na mucosa livre. Ao exame clínico, esse tecido apresenta-se hiperêmico e edemaciado. Resulta do uso de próteses totais mal adaptadas ou com sobrextensão.[28] No entanto, como os rebordos residuais reabsorvem, até as próteses mais bem adaptadas podem se tornar sobre-estendidas com o tempo (Fig. 10.8B).
- Queilite angular ou perleche: é caracterizada por lesões dos ângulos da boca que incluem maceração, eritema e formação de crostas. Geralmente está relacionada com a presença de estomatite por prótese associada à cândida[31] ou infecção bacteriana. É secundária às condições locais ou sistêmicas predisponentes, tais como DVO diminuída, deficiências nutricionais ou anemia por deficiência de ferro.[14]
- Úlceras traumáticas: São pequenas e dolorosas. Podem aparecer devido à má adaptação de próteses velhas ou alguns dias após a colocação de próteses novas. Normalmente desaparecem em poucos dias após a remoção do fator irritativo.

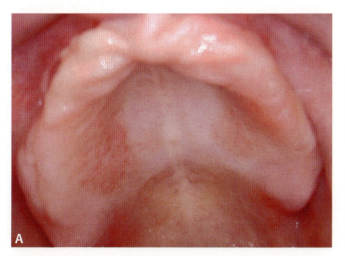
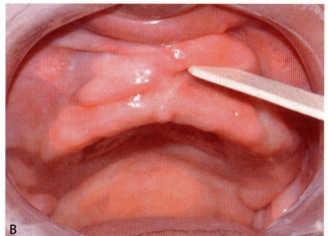

Fig. 10.8: Principais patologias associadas ao uso de prótese total. (A) Estomatite protética nas laterais do palato. (B) Épulis fissurado na região anterior da maxila.

Quando nenhum tratamento é realizado, o paciente se adapta à situação dolorida, e a condição pode levar, gradualmente, a uma hiperplasia por irritação da prótese.

- Carcinoma induzido por prótese: pode surgir devido á irritação crônica da mucosa pela prótese,[7,28] entretanto, essa afirmação não tem suporte científico.[32] Uma vez que os sintomas dos estágios iniciais dos carcinomas orais em geral são os mesmos daqueles que resultam da irritação clínica por prótese, todos aqueles que usam próteses totais devem ser vistos regularmente para uma inspeção e palpação da cavidade oral e tecidos circunvizinhos.

Exame Radiográfico

O exame radiográfico traz informações que, somadas à anamnese e ao exame clínico extra e intrabucal, completam o diagnóstico do caso clínico. O exame por imagem mais indicado para avaliação dos rebordos edêntulos é a radiografia panorâmica (Fig. 10.9). Por meio desta, é possível se ter uma visão ampla dos maxilares e estruturas adjacentes, além de ser um exame de simples execução, baixo custo, grande disponibilidade no mercado e rico em informações.

É prudente que sejam solicitadas no inicio do tratamento antes de se propor qualquer modalidade terapêutica. Com seu auxílio, pode-se observar a presença de dentes inclusos, restos radiculares, cistos e tumores ósseos dos maxilares e extrusão das tuberosidades, dentre outras condições que podem requerer algum tipo de intervenção previamente ao início da confecção da prótese total. A radiografia panorâmica proporciona também alguma ideia da altura óssea, caso se deseje utilizar implantes, devendo ser solicitado posteriormente um exame mais preciso, como a tomografia computadorizada.

Outro exame radiográfico que pode ser empregado de modo complementar à radiografia panorâmica é a radiografia oclusal. Estas são indicadas quando na panorâmica são detectadas condições intraósseas que possam comprometer a confecção da prótese.

Nos pacientes parcialmente dentados, devem ser solicitadas radiografias periapicais dos elementos dentários presentes, para a avaliação detalhada das condições periodontais e endodônticas. Esse exame auxilia na decisão do aproveitamento ou não desses elementos.

Análises dos Modelos de Estudo

Em pacientes edêntulos, o modelo de estudo é utilizado quando houver necessidade de um exame mais acurado da altura, espessura e irregularidade dos rebordos. A montagem dos modelos em articulador semiajustável (ASA) confirmará o espaço existente entre os rebordos residuais superior e inferior, principalmente, na região das tuberosidades. Essa informação é importante, porque a falta de espaço nessa região pode causar o fracasso de muitas próteses (Fig. 10.10).

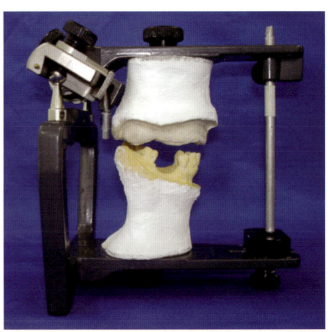

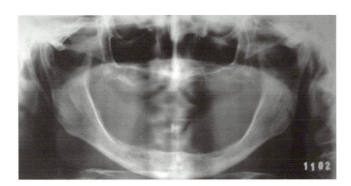

Fig. 10.9: Radiografia panorâmica de paciente edêntulo.

Fig. 10.10: Modelos de estudo montados no ASA, evidenciando falta de espaço interoclusal na região posterior.

Em pacientes parcialmente dentados, a informação diagnóstica mais importante que se obtém dos modelos de estudo montados no articulador está relacionada com o plano oclusal, mostrando as condições de extrusão, migração e inclinação dos dentes presentes. Essa informação é fundamental, porque auxiliará na decisão a respeito da manutenção ou não desses dentes. Nos pacientes que venham a ter indicação para uma prótese total imediata, os modelos de estudo servirão como registro prévio à extração.

PLANO DE TRATAMENTO

Para o desenvolvimento de um plano de tratamento adequado, deve-se levar em consideração os fatores psicológicos, sistêmicos e locais observados durante a anamnese. A investigação desses fatores antes de apresentar ao paciente as opções de tratamento significará, muitas vezes, a diferença entre o sucesso e o fracasso nos serviços prestados.[8-10]

A análise desses fatores ajudará na tomada de decisão a respeito de qual o planejamento protético será indicado com prótese total removível: prótese total convencional, prótese total imediata, sobredentaduras sobre dentes ou implantes.

Baseado no tipo de tratamento indicado, deve-se estabelecer um roteiro em uma sequência lógica de todos os procedimentos necessários prévios à confecção da prótese.

Prótese Total Convencional

Para o desenvolvimento de um plano de tratamento adequado quando a opção é uma prótese total convencional, pode ser necessária a correção das bases protéticas por meio de procedimentos cirúrgicos e/ou não cirúrgicos.[8-10] Esses procedimentos são necessários para melhorar a retenção e a função das próteses e para o tratamento de processos patológicos locais.

É preciso que o paciente tenha conhecimento do problema e, geralmente, uma explicação lógica, acompanhada de radiografias e modelos de estudo, o conscientizará da necessidade do tratamento.

Os procedimentos não cirúrgicos são recomendados para recuperar os tecidos deformados pelo uso de próteses antigas, permitindo a moldagem e o início da confecção das novas próteses. Dentre os procedimentos incluem:

- Recorte dos bordos protéticos, nos casos de ulcerações ou épulis fissurado, causados por sobre extensão devido à reabsorção do rebordo. A remoção do agente irritante normalmente promove a redução total da hiperplasia. Caso sua remição seja parcial, indica-se uma intervenção cirúrgica, a qual será mais conservadora, já que o edema e a inflamação foram reduzidos.
- Recorte da base da prótese na região do forame mentoniano, nos casos em que esteja proeminente, provocando dor ou parestesia durante o uso da prótese.
- Condicionamento tecidual, com material temporário resiliente, nos casos de estomatites causadas por próteses mal adaptadas ou hábitos parafuncionais.
- Orientação de higienização das próteses, nos casos de estomatite associada à retenção de placa na superfície da prótese. Recomenda-se a escovação com sabão neutro e imersão em uma solução de hipoclorito de sódio[33,34] (diluição de 5 ml de água sanitária comum em 200ml de água filtrada), durante 20 min., uma vez por semana. Após a imersão, a prótese deve ser abundantemente lavada em água corrente.
- Tratamento da mucosa com antimicóticos, nos casos de estomatite causada por candidíase.[10,35]
- Correção articular das próteses em uso, nos casos de desordens temporomandibulares (DTMs) associadas à perda da DVO. Deve-se restabelecer a distância vertical dessas próteses por meio de reembasamento com material rígido e/ou acréscimo de resina acrílica nas superfícies oclusais dos dentes posteriores. Em casos de perda acentuada da DVO, recomenda-se remover a prótese inferior por alguns dias, o que permitirá o descanso das articulações, facilitando o procedimento de recuperação da DVO.
- Tratamento da xerostomia, em função de sua etiologia. Se o fator etiológico for medicamentoso, deve-se, em conjunto com o clínico, buscar a substituição dos medicamentos. Caso a origem da boca seca seja outra, ou na impossibilidade de substituição dos medicamentos, pode-se utilizar substitutos salivares (saliva artificial) e/ou indutor de saliva (sialagogos). Em xerostomias irreversíveis, deve-se evitar o uso de prótese total convencional,

optando pela confecção de prótese total fixa do tipo protocolo, já que a xerostomia não contraindica implantes.[14]

Algumas vezes, o paciente edentado apresenta determinadas condições dos tecidos de suporte que requerem um tratamento cirúrgico. Dentre elas destacam-se:

- Lesões de tecido mole, tipo épulis fissurado, que não regrediram após a remoção do fator irritativo (recorte do bordo e reembasamento da prótese com material resiliente).
- Inserções dos freios nas proximidades do rebordo, que dificultam a obtenção da extensão ideal da borda da prótese. Frequentemente, os freios se tornam proeminentes como resultado da reabsorção dos rebordos residuais. A frenectomia poderá ser feita previamente ao tratamento protético ou na colocação da prótese nova.
- Tuberosidades pendulares fibrosas e móveis devem ser eliminadas mesmo que não interfiram no plano oclusal, melhorando a estabilidade da prótese.
- Tuberosidade óssea extruída, que invada o plano oclusal, tem indicação cirúrgica, desde que não haja pneumatização do seio maxilar (Fig. 10.11A).
- Tuberosidade óssea retentiva têm recomendação cirúrgica, principalmente, em casos de retentividade bilateral, devido à dificuldade de inserção da prótese (Fig. 10.11B).
- Tórus palatino raramente precisam ser eliminados. É possível construir próteses satisfatórias incluindo o tórus dentro de sua área basal. As indicações específicas para sua remoção incluem os seguintes casos: tórus volumoso, que impede a construção de uma prótese superior com extensão e estabilidade adequadas; tórus que provocam retenção de partículas de alimentos, causando um estado inflamatório crônico; tórus que se estende além do limite palato duro e mole, impedindo o vedamento palatino posterior; tórus que causam preocupação ao paciente por cancerofobia.[8-10]
- Tórus mandibular geralmente está localizado tão próximo do assoalho bucal que impede um selamento periférico adequado, necessitando sua remoção.
- Exostoses ósseas, como rebordos espinhosos e retenções, podem ocorrer nos dois maxilares, devendo ser eliminadas, pois causam dor se forem recobertas com as próteses.
- Reposicionamento do nervo mentoniano, nos casos em que o recorte da base da prótese não foi suficiente para o alívio da sintomatologia.

Todas as intervenções cirúrgicas descritas devem ser consideradas no contexto de seus efeitos deletérios potenciais sobre a reabsorção dos rebordos residuais. Por isso, todo procedimento cirúrgico que se faça deverá ser o mais conservador possível. Dificilmente uma boca edêntula necessita de uma preparação cirúrgica extensa. Após as correções necessárias das

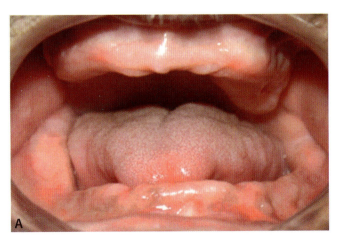
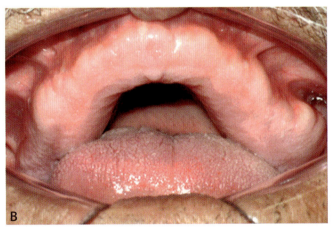

Fig. 10.11: Aspecto intraoral dos principais achados relacionados às tuberosidades. (A) Extrusão observada na tuberosidade direita e (B) retentividade óssea observada no lado direito.

bases protéticas, a confecção da prótese total se dará de acordo com os princípios e técnicas usuais.

Prótese Total Imediata

A prótese total imediata é confeccionada previamente às extrações dos dentes remanescentes. Em alguns casos, são necessárias extrações seletivas prévias à sua confecção.[10] Sua instalação é realizada no mesmo ato clínico das exodontias e eventuais manobras de regularização óssea.[36]

É importante que paciente e profissional entendam as limitações do procedimento. Por não ser possível a prova final de uma prótese imediata, o resultado pode não atender às expectativas, surpreendendo negativamente. Por isso, é de extrema importância que o dentista determine os anseios do paciente com relação ao tratamento e, caso esses sejam exacerbados, o indivíduo deve ser paulatinamente instruído no decorrer das consultas clínicas, para compreender as limitações da prótese.[36]

A prótese total imediata é uma opção bastante satisfatória quando a atividade social e profissional do paciente não permite um período edêntulo. A razão mais convincente para sua indicação é o fato de o paciente não ficar sem dentes ou interromper o seu estilo de vida normal, no que diz respeito a atividades funcionais e sociais, como comer, conversar, sorrir e interagir.[37-39] Esta prótese torna a transição do estado de dentado para o de portador de prótese total muito mais fácil[39] (Fig. 10.12).

A principal vantagem de uma prótese imediata é a manutenção da aparência do paciente. O suporte peribucal, o tônus muscular e a DVO podem ser mantidas inalteradas e torna-se mais fácil reproduzir, se desejado, a forma e a posição dos dentes naturais, principalmente dos anteriores.[37-39] Quando a harmonia facial está comprometida pelo mau posicionamento dentário, perdem-se as referências e poderá comprometer o resultado final, limitando esse tratamento.

Como desvantagem, pode-se citar a dificuldade na moldagem e nos registros interoclusais. A presença de um grande número de dentes remanescentes sem possibilidade de extração seletiva impossibilita a prova de dentes na fase de confecção, podendo comprometer a estética.[37,38] Dentes com grandes extrusões que dificultem ou impeçam os registros do plano oclusal e da relação cêntrica devem ser removidos ou ajustados

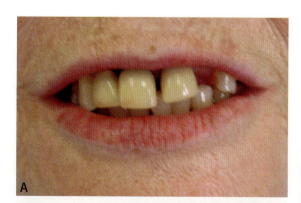
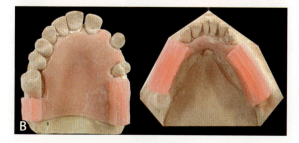
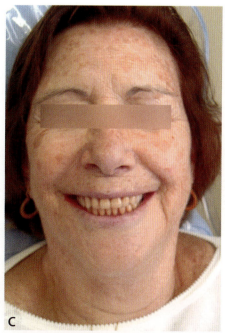

Fig. 10.12: Paciente indicada para exodontia total, devido à perda óssea severa generalizada. (A) Aspecto intraoral inicial; (B) modelos com placas de montagem e planos de cera para o registro da relação maxilomandibular, montagem dos modelos em ASA e confecção das próteses imediatas; e (C) próteses imediatas instaladas logo após as exodontias.

antes do tratamento. Pelo fato de ser um procedimento mais difícil e exigente, necessita de consultas mais longas e adicionais, elevando o custo e dificultando esse procedimento em idosos.[37,38]

Poucas situações contraindicam a prótese imediata. O alto rico cirúrgico do paciente, que comprometa a realização de uma cirurgia de grande porte, deve ser levado em consideração e pode contraindicar o tratamento. Pacientes identificados como não cooperadores não são capazes de entender e valorizar o propósito, a necessidade e as limitações dessas próteses. Outra contraindicação seria a inaptidão do profissional em confeccioná-las.

O plano de tratamento para o paciente parcialmente dentado incluirá a decisão a respeito do aproveitamento ou não de raízes, a sequência de remoção dos dentes e a extensão e o tipo de cirurgia oral. A preservação de raízes é importante na manutenção do rebordo e como auxiliar na retenção das próteses por meio do uso de dispositivos intrarradiculares (Fig. 10.13). A decisão de mantê-las é complexa e depende de quatro fatores simultâneos: as condições periodontais ou de suporte, possibilidade de receberem tratamento endodôntico, do número e da localização delas. Serão extraídos dentes com muita mobilidade, extruídos de seus alvéolos ou com evidência radiográfica de infecção. O ideal é que se tenha dois ou mais dentes distribuídos, não alinhados, em hemiarcos opostos e em condições periodontais e endodônticas adequadas.

A disponibilidade de materiais para condicionamento tecidual permite considerável versatilidade na correção e refinamento da superfície de adaptação da prótese, tanto na fase de instalação quanto nas subsequentes.

Sobredentaduras

As próteses totais removíveis que possuem dispositivos de retenção adicionais ao rebordo edêntulo são chamadas de *overdentures* ou sobredentaduras, elas representam uma possibilidade de aumentar o conforto do paciente usuário de próteses totais ao passo que aumenta a sua retenção e estabilidade.

Quando essas próteses foram inicialmente idealizadas por Ledger,[40,41] seu objetivo maior era interromper o processo de reabsorção óssea inevitável após a perda do elemento dental. Dessa forma, raízes dentais eram mantidas sob as próteses com a intenção de preservar a estrutura óssea. Guilmore apud Augsburger[42] propuseram a adição de sistemas de retenção a essas raízes de forma que também auxiliassem na retenção e estabilização das próteses. Essa modalidade de tratamento foi bastante empregada

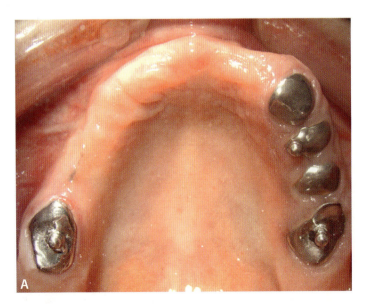
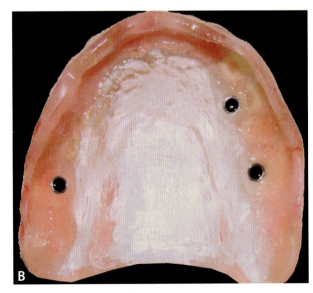

Fig. 10.13: (A) Algumas raízes dentais foram mantidas apenas com o objetivo de preservar o rebordo ósseo (elementos 23 e 25) e outras receberam dispositivos de retenção (16, 24 e 26). (B) Superfície interna da prótese com as cápsulas retentivas.

e, ainda hoje, diversas empresas comercializam esses dispositivos de retenção calcináveis para serem incluídos em incrustações para raízes dentais que serão mantidas sob próteses totais. Porém, a manutenção desses elementos não possui prognóstico preciso, pois continuam sujeitos a cárie, doença periodontal, problemas endodônticos e susceptíveis a fratura[43-45] (Figs. 10.14 e 10.15).

Com os avanços nas pesquisas e investimento em tecnologia na área da implantodontia, os implantes tornaram-se uma alternativa bastante confiável e previsível para substituir essas raízes, que vêm sendo cada vez menos empregadas.

Os implantes osseointegráveis representam um divisor de águas na história da odontologia. Com a descoberta da osseointegração e desenvolvimento dos implantes surgiram novas opções para reabilitação dos arcos edêntulos e, atualmente, é inevitável que essa possibilidade não seja considerada.

A associação dos implantes com as próteses totais removíveis propicia uma série de vantagens. Sem dúvida, o principal benefício é o aumento da retenção e estabilidade das próteses, em especial as inferiores, que por possuírem menor área chapeável, são comumente alvo de críticas por parte do paciente. Além disso, essas próteses são de execução relativamente simples, apresentam boa aceitabilidade e reduzem a perda óssea devido à instalação dos implantes. A possibilidade de redução do recobrimento palatino é citada como uma vantagem, porém, estudos comprovam que, à medida que o suporte mucoso reduz, há um maior direcionamento de cargas para os implantes.[46] Parece ser mais prudente aproveitar o suporte mucoso e reduzir o recobrimento palatino apenas o necessário. Já em relação às suas desvantagens, são relevantes o custo mais elevado que o de uma prótese total convencional, a necessidade de realização de cirurgia prévia para a instalação dos implantes, o que pode ser um limitante para esse tipo de tratamento, além da higienização ser pouco mais complexa, devido à presença dos dispositivos de retenção.[47]

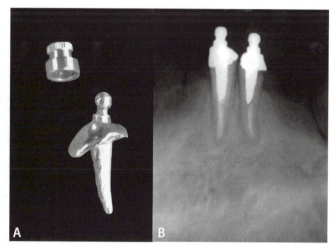

Fig. 10.14: (A) Núcleo metálico fundido com dispositivo de retenção e (B) radiografia periapical dos núcleos cimentados às raízes.

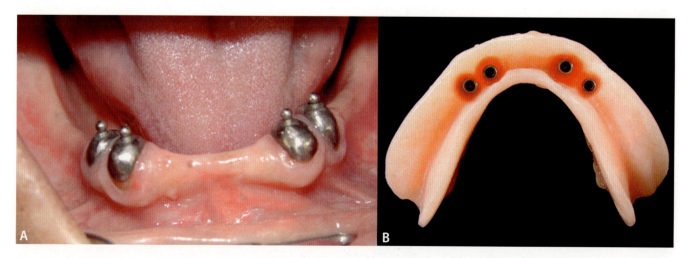

Fig. 10.15: (A) Núcleos instalados em raízes dentais. (B) Base da sobredentadura após a captura das cápsulas de retenção.

As *overdentures* possuem algumas contraindicações que limitam a possibilidade de sua confecção. Uma dessas é o estado de saúde geral do paciente, o que poderia impedi-lo de submeter-se ao procedimento cirúrgico. Problemas motores que impeçam os pacientes de encaixar e remover a prótese dos retentores, bem como de higienizá-la, pode contraindicar essa modalidade protética.[47]

O paciente deve possuir quantidade de osso remanescente suficiente para a instalação dos implantes. Quando se trata da mandíbula, normalmente isso não é um problema, pois os implantes são posicionados na região anterior, entre os forames mentonianos, onde se costuma observar boa quantidade de osso residual. Já na maxila, encontramos as piores situações. Devido ao seu padrão de reabsorção centrípeta, muitas vezes existem grandes perdas ósseas na região anterior em espessura, e devido à expansão do seio maxilar, a região posterior pode ter a altura óssea bastante limitada. Existem, descritas na literatura, uma série de técnicas para aumento do rebordo residual por meio de enxertos. Por outro lado, se o osso residual for muito volumoso, como em pacientes que perderam os dentes recentemente, o espaço interoclusal pode ser pequeno para a instalação dos dispositivos de retenção.

Dependendo do número de implantes utilizados, da sua distribuição no arco e do tipo de dispositivo de retenção selecionado, a *overdenture* pode ser apenas implantorretida e mucossuportada, quando o objetivo dos implantes é apenas melhorar a retenção da prótese, ou implantorretida e implantossuportada, quando os implantes, além de aumentarem a retenção da prótese, também são responsáveis pelo seu suporte.[47-49]

No quadro 10.1, estão expostas as diferenças estruturais e comportamentais entre os dois tipos de prótese.

Existem no mercado diversos tipos de dispositivos de retenção, que podem ser divididos em três grupos: retentores tipo barra clip, retentores tipo anel de retenção e retentores magnéticos. A escolha do sistema que será empregado dependerá basicamente do comportamento biomecânico que se espera da prótese, do número e localização dos implantes e do custo/benefício.

Na escolha do sistema devemos lembrar, também, que o paciente idoso busca um tratamento simples que proporcione conforto, segurança.[50]

Sistema tipo anel de retenção

Nesse sistema, os implantes permanecem isolados e a retenção da prótese se dá por abotoamento. Nos implantes, são aparafusados os componentes com encaixe esférico (tipo bola ou em anel cilíndrico) e o anel de retenção é fixado na base da prótese (Fig. 10.16).

As *overdentures* retidas por esse tipo de conexão são simples de confeccionar e de higienizar e possuem baixo custo, porém requerem manutenção para a troca do anel de borracha.[50]

A prótese retida por esse sistema conta primordialmente com o suporte mucoso e está sujeita à resiliência da fibromucosa, por isso, essa conexão permite maior movimentação da prótese em todas as direções, funcionando como um sistema semirrígido. Por todas as suas características, são bastante utilizados, principalmente em pacientes idosos, pois podem ser utilizados apenas dois implantes na região dos caninos para reter a prótese total inferior, melhorando sua

Quadro 10.1: Diferenças estruturais e comportamentais entre dois tipos de *overdenture*.

	Implantorretida e mucossuportada	Implantorretida e implantossuportada
Distribuição das cargas	Carga distribuída entre implantes e rebordo	Carga direcionada aos implantes
Número de implantes	Menor número de implantes	Maior número de implantes
Distribuição dos implantes	Posicionados na região anterior	Mais espalhados no arco
Tipo de retentor	Uso de um retentor que permita a movimentação da prótese (semirrígido)	Uso de retentores que limitam a movimentação da prótese (rígido)
Características da prótese	Procedimentos de moldagem como na PT convencional	Prótese deve ser adaptada à mucosa, porém o selamento torna-se menos crítico

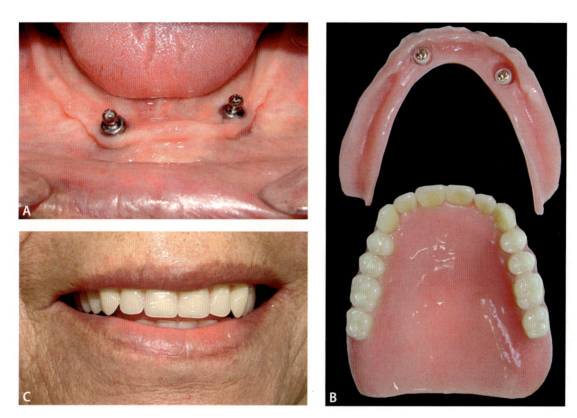

Fig. 10.16: (A) Retentores tipo bola instalados em implantes osteointegrados. (B) Prótese total superior convencional e sobredentadura inferior. (C) Próteses instaladas.

retenção e estabilidade.[50] Talvez seja esse o grande trunfo dos implantes osteointegráveis, que, de forma simples, melhora o desempenho da prótese quando em função e garante segurança ao paciente.

Sistema barra-clip

Caracteriza-se pela a união dos implantes por barras metálicas e pela retenção da prótese a essas barras por meio de clip (Figs. 10.17 e 10.18). Seu princípio de funcionamento é a distribuição das cargas entre os implantes, já que estes se encontram unidos. Por esse motivo, podem ser usados na mandíbula, mas são especialmente indicadas para *overdentures* maxilares, onde o osso é de pior qualidade e se deseja sempre uma maior distribuição da carga.[47]

Esse sistema exige um planejamento mais rigoroso, pois o espaço interoclusal necessário é maior, devido ao volume da barra, e é necessário planejar adequadamente a distância entre implantes, de forma que haja espaço para a colocação do clip. Pode funcionar como um sistema semirrígido ou rígido, permitindo ou não a movimentação da prótese. Essa classificação vai depender da disposição dos segmentos da barra e da secção transversal desta. Quanto mais implantes forem instalados, mais segmentos de barra serão confeccionados. Com isso, a movimentação da prótese é cada vez mais limitada e, assim, o sistema torna-se rígido.

Quanto menos segmentos de barra existir posicionados na região anterior do arco, maior a possibilidade de movimentação da prótese, que realiza rotação ao redor da barra. Nesse caso, o sistema barra clip atua como um sistema semirrígido. Ao passo que quanto mais segmentos de barra forem confeccionados e distribuídos pelo arco, a movimentação da prótese é limitada, muitas vezes funcionando quase que como uma prótese fixa e, assim, o sistema torna-se rígido.

Já a respeito da secção transversal da barra, podem ser encontradas barras esféricas, ovais ou paralelas que restringem em ordem crescente a movimentação da prótese ao seu redor. O tipo de barra deverá ser selecionado dependendo da forma como o sistema atuará, isto é, se rígido ou semirrígido.[45]

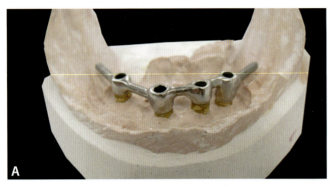
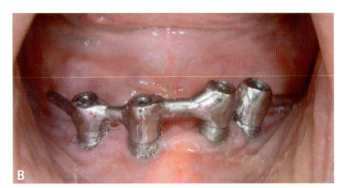

Fig. 10.17: Barra metálica confeccionada no modelo de gesso (A) e instalada sobre implantes osteointegrados (B).

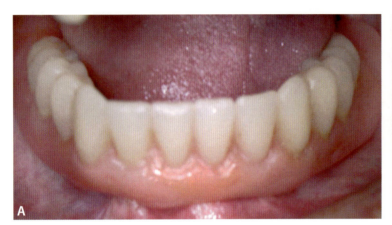
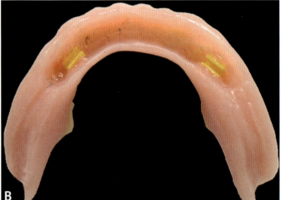

Fig. 10.18: (A) Aspecto intraoral de *overdenture* e (B) clips capturados na base da prótese.

A higienização desse sistema é mais complexa, pois o paciente precisará higienizar a região entre a barra e a fibromucosa, exigindo um pouco mais de sua habilidade. Outra desvantagem é o seu custo, pois, normalmente são confeccionadas com quatro implantes e, além dos componentes protéticos, é necessário uma etapa laboratorial para fundição da barra.

Sistema magnético

Essa conexão, quando utilizada, também mantém os implantes isolados, com bases metálicas em oposição a pequenos imãs que são fixados na prótese. A retenção desse sistema é fornecida pela energia magnética entre esses componentes. São de simples confecção e higienização, porém é o que proporciona menor retenção à prótese, sendo normalmente indicados para *overdentures* sobre raízes fragilizadas.[48,51]

Além da baixa força retentiva, vêm sendo cada vez menos usados, pois podem sofrer corrosão quando em contato com os fluidos orais e causar pigmentação dos tecidos e da prótese.

REFERÊNCIAS

1. Nasri F. Demografia e epidemiologia do envelhecimento. O envelhecimento populacional no Brasil. Einstein. 2008; 6(supl 1): s4-s6.
2. Brasil. Projeção da população do Brasil por sexo e idade para o período 1980-2050 – revisão 2004: Meodologia e resultados; Estimativas anuais e mensais da população do Brasil e das unidades da federação: 1980-2020: Metodologia; Estimativas das populações municipais: Metodologia. Rio de Janeiro: IBGE; 2004.
3. Brasil. Ministério da Saúde. Estatuto do idoso. 1ª edição, 2ª reimpressão. Brasília: Ministério da Saúde; 2003.
4. Brasil. Lei n. 10.741, de 01 de outubro de 2003. Dispõe sobre o estatuto do idoso e dá outras providências. Brasília: Ministério da Saúde; 2003.
5. Brasil. Ministério da Saúde. Projeto SB Brasil 2003: condições de saúde bucal da população brasileira 2002-2003: Resultados principais. Brasília: Ministério da Saúde, 2004.
6. Marchini L. Plano de tratamento integrado em odontogeriatria. In: Brunetti RF, Montenegro FLB. Odontogeriatria: Noções de interesse clínico. São Paulo: Artes Médicas; 2002. p. 164-173.

7. Brunetti RF, Montenegro FLB, Marchini L. Prótese dentária na terceira idade. In: Brunetti RF, Montenegro FLB. Odontogeriatria: Noções de interesse clínico. São Paulo: Artes Médicas; 2002. p. 251-320.
8. Boucher CO, Hickey JC, Zarb GA. Protesis para el desdentado total. 7. ed. Buenos Aires: Mundi; 1977.
9. Turano JC, Turano LM. Fundamentos de prótese total. 7. ed. Rio de Janeiro: Quintessence; 2004.
10. Jonhson DL, Stratton RJ. Fundamentos de prótese removível. Rio de Janeiro: Quintessence; 1988.
11. Rich BM, Augenbraun H. Treatment planning for the edentulous patient. J Prosthet Dent. 1991; 66(6): 804-6.
12. Barros JJ. Cirurgia bucal para o idoso. In: Brunetti RF, Montenegro FLB. Odontogeriatria: Noções de interesse clínico. São Paulo: Artes Médicas; 2002. p. 193-215.
13. Peterson LJ, Ellis E, Hupp JR, Tucker MR. Cirurgia oral e maxilofacial contemporânea. 3. ed. Rio de Janeiro: Guanabara Koogan; 2000.
14. Porter S. Dry mouth: A significant problem. In: Final programme of FDI Annual World Dental Congress, 2010. Salvador: FDI; 2010. p. 33.
15. Sena MF, Lima JF, Ferreira MAF. Condição oral dos pacientes com Síndrome de Sjögren: Uma revisão sistemática. Revista Brasileira em Promoção de Saúde. 2006; 19(4): 234-9.
16. Lucas VS, Carr L, Becker PJ. Post-insertion visits in medicated complete denture wearers. J Dent Assoc S Afr. 1996; 51(1): 25-8.
17. Green AJ, Harman L. Influence of diuretics on complete denture retention: a preliminary report. J Prosthet Dent. 1980; 43(5): 506-7.
18. Shankland WE. Four common herbs seen in dental practice: properties and potential adverse effects. Cranio. 2009; 27(2): 118-24.
19. Marx Re, Sillo JE, Ulloa JJ. Oral Bisphosphonate – induced Osteonecrosis: Risk factors, prediction of risk using serum CTX testing, prevention, and treatment. J Oral Maxillofac Surg. 2007; 65: 2397-410.
20. Gegler A, Cherubini K, Figueiredo MAZ, Yurgel LS, Azambuja AA. Bisfosfonatos e osteonecrose maxilar: revisão da literatura e relato de dois casos. Revista Brasileira de Cancerologia. 2006; 52(1): 25-31.
21. Almeida LHM, Farias ABL, Soares MSM, Cruz JSA, Cruz RES, Lima MG. Disfunção Temporomandibular em idosos. RFO. 2008; 13(1): 35-8.
22. Rios ACFC. Disfunção craniomandidular (DTM) em idosos. Estudo da relação entre índice de disfunção e escala de ansiedade. [Dissertação]. Salvador: Faculdade de Odontologia da Universidade Federal da Bahia; 2001.
23. Osteberb T, Carlsson GE. Symptoms and signs of mandibular dysfunction in 70 years old men and women in Gothenburg, Sweden. Con Dent Oral Epidemiol. 1979; 7: 315-21.
24. Johansson A, Well L, Carlsson GE, Söderfeldt B, Holling A. Gender difference in symptoms relatd to temporomandibular disordens in a population of 50 years old subjets. J Orafac Pain. 2003; 17(1): 29-35.
25. Gennari Filho H. O exame clínico em prótese total. Revista Odontológica de Araçatuba. 2004, 25(2). 62-71.
26. McMillan AS, Leung KCM, Leung WK, Wong MC, Lau CS, Mok TMY. Impact of Sjögren's syndrome on oral health-related quality of life in southern Chinese. J Oral Rehabil. 2004; 31: 653-9.
27. Feltrin PP, Zanetti AL, Marucci G, Araújo VC. Prótese total mucossuportada: lesões da mucosa bucal. Rev Assoc Paul Cir Dent. 1987; 41(3): 150-9.
28. Coelho CMP, Zucoloto S. Hiperplasia fibro-epitelial inflamatória da cavidade oral. Rev Assoc Paul Cir Dent. 1998; 52(5): 383-7.
29. Penha SS, Birman EG, Silveira FRX. Frequency and enzymatic activity (proteinase and phospholipase) of candida albicans from edentulous patients with and without denture stomatitis. Pesqui Odontol Brás. 2000; 14(2): 119-22.
30. Oliveira TRC, Frigerio MLMA, Yamada MCM, Birman EG. Avaliação de estomatite protética em portadores de próteses totais. Pesqui Odontol Bras. 2000; 4(3): 219-24.
31. Jorgensen EB. Prosthodontics for the eldery: diagnosis and treatment. London: Quintessence books; 1999.
32. Swanson AE, Spouge JD. Traumatic hyperplasia of the gingival-alveolar fibrosis. J Canad Dent Assoc. 1981; 47: 52-6.
33. Barnabé W, Mendonça Neto T, Pimenta FC, Pegoraro LF, Scolaro JM. Efficacy of sodium hypochlorite and coconut soap used as disinfectant agents in the reductionof denture stomatitis Streptococcus mutans and candida albicans. J Oral Rehabil. 2004; 3(5): 453-9.
34. Webb BC, Thomas CJ, Harty DWS, Willcox MDP. Effectiveness of two methods of denture sterilization. Journal of Oral Rehabilitation. 1998; 25: 416-23.
35. Chow CKW, Matear DW, Lawrence HP. Efficacy of antifungal agents in tissue conditioners in treating candidiasis. The Gerodontology Association. 1999; 16(2): 110-8.
36. Cerveira Netto H. Prótese Total Imediata. São Paulo: Pancast; 1987.
37. Genovese WJ, Cerri A, Leandro LF, Ostronoff A. Prótese total imediata: limitações e possibilidades. Quintessência. 1981; 8(11): 23-6.
38. Kaniff AA, Sommerfeld RM. A case presentation of maxilary immediate denture opposing a mandibular overdenture. Ill Dent J. 1985; 54(2): 84-7.
39. Seals RR Jr, Kuebker WA, Stewart KL. Immediate complete dentures. Dent Clin North Am. 1996; 40: 151-67.
40. Ledger E. On preparing the mouth for the reception of a full pit of artificial teeth. Br J Dent Sci. 1856; 01: 90.
41. Henking JP. Overdentures. J Dent. 1982; 10: 217.
42. Augsburger RH. The Gilmore attachment. J Prosthet Dent. 1966; 16: 1090.

43. Brewer AA, Morrow RM. Overdentures. St. Louis: Mosby; 1975.
44. Burns DR. The mandibular complete overdenture. Dent Clin N Am. 2004; 48: 603-23.
45. Eckert SE, Carr AB. Implant-retained maxillary overdentures. Dent Clin N Am. 2004; 48: 585-601.
46. Ochiai KT, Williams BH, Hojo S, Nishimura R, Caputo AA. Photoelastic analysis of the effect of palatal support on various implant-supported overdenture designs. J Prosthet Dent. 2004; 91(5): 421-7.
47. Telles D, Hollweg H, Castellucci L. Prótese total – convencional e sobre implantes. 20. ed. São Paulo: Editora Santos; 2004.
48. Bonachela WC, Rossetti PHO. Overdentures: das raízes aos implantes osseointegrados – planejamento, tendências e inovações. 10a reimpressão. São Paulo: Editora Santos; 2003.
49. Dinato JC, Polido WD. Implantes osseointegrados – cirurgia e prótese. 2. ed. São Paulo: Livraria Editora Artes Médicas; 2004.
50. Christensen GJ. Treatment of the edentulous mandible. J Am Dent Assoc. 2001; 132(2): 231-3.
51. Gonda T, Ikebe K, Ono T, Nokubi T. Effect of magnetic attachment with stress breaker on lateral stress to abutment tooth under overdenture. J Oral Rehab. 2004; 31: 1001-6.

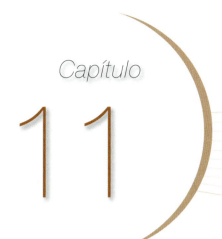

Capítulo 11

Prótese Parcial Removível, uma Boa Opção para o Idoso

Silvana Marques Miranda Spyrides, Eduardo Shigueyuki Uemura, João Maurício Ferraz da Silva

Os avanços em diversas áreas vivenciados no século XXI possibilitaram um aumento na expectativa de vida da população. Segundo o Instituto Brasileiro de Geografia e Estatística (IBGE), os resultados parciais do censo 2010 mostram uma mudança na pirâmide etária da população brasileira, havendo uma diminuição no número de crianças e jovens e um aumento da população idosa quando comparados ao censo do ano 2000. A queda da taxa de fecundidade e da mortalidade infantil, aliados à maior expectativa de vida da população, explicam essa mudança no padrão demográfico. É importante ressaltar que essa é uma tendência mundial e não exclusiva de nosso país, a *American Medical Association* apresenta dados que provam que os idosos estão vivendo mais e em condições mais saudáveis. Grande parte da população idosa, hoje em dia, vive de maneira independente e ativa, mantendo a atenção com sua saúde e, dessa maneira, podendo desfrutar de uma vida mais agradável. O crescimento da população de idosos, em números absolutos e relativos está ocorrendo a um nível sem precedentes. Em 1950, eram cerca de 204 milhões de idosos no mundo e, já em 1998, quase cinco décadas depois, este contingente alcançava 579 milhões de pessoas, um crescimento de quase 8 milhões de pessoas idosas por ano. As projeções indicam que, em 2050, a população idosa será de 1.900 bilhão de pessoas, montante equivalente à população infantil de 0 a 14 anos de idade.[1]

O aumento da expectativa de vida é reflexo de uma melhoria na qualidade das diversas áreas da saúde. Com o aumento da população acima de 60 anos, surge um novo perfil de paciente, sendo necessário um estudo mais aprofundado da senilidade. Diante desse quadro, novos conceitos de tratamento surgem com a intenção de propiciar ao idoso a ação necessária e adequada para que ele tenha uma velhice digna. Além disso, essa nova concepção de tratamento deve apresentar também um enfoque social, tratando os idosos não com piedade ou insensibilidade, mas objetiva e concretamente, preocupando-se com eles, uma vez que seus interesses até hoje em dia foram tratados com certo desprezo.[6] O envelhecimento é um processo inevitável e continuo, porém, por meio dos métodos preventivos e avanços nas áreas da saúde é possível que esse processo seja vivido de forma bastante agradável.

A Odontologia, sendo uma importante área da saúde, também precisa caminhar junto com as mudanças no quadro etário da população. Já na década de 1950, o Dr. Saul Kamen demonstrou preocupação com a saúde bucal de pacientes idosos em instituições, asilos e casas de repouso. A partir daí, a atenção voltada à terceira idade foi constante. Na década de 1960 o Dr. Ronald Ettinger defendeu tese de mestrado e publicou diversos artigos relacionados ao tema. O aumento da população idosa e a necessidade de tratamento desses pacientes incentivaram a evolução dessa área, culminando com o surgimento da especialidade da Odontogeriatria na década de 1980, que permanece em constante atualização até os dias de hoje.

O idoso apresenta uma série de aspectos relacionados ao corpo e a mente, que são próprios do envelhecimento, mesmo este sendo saudável, mudanças irão ocorrer. Enfraquecimento dos ossos, pele, músculos, perda da audição, visão, da capacidade reprodutiva são apenas alguns exemplos de que, mesmo saudável, o idoso apresenta características próprias que o diferenciam das outras faixas etárias. Essas alterações devem ser conhecidas pelos profissionais da saúde para que a abordagem a esses pacientes seja a mais eficaz possível.[18]

Em se tratando da Odontologia esse aspecto não se torna diferente, o paciente idoso vai apresentar alterações no sistema estomatognático. As mudanças nas diferentes estruturas orofaciais podem ser relacionadas puramente à idade ou também estar relacionadas a alguma doença, ou ainda ser uma combinação de ambas. Além disso, variam de acordo com cada indivíduo e suas características físicas e psíquicas. A abordagem ao idoso pelo cirurgião-dentista deve ser bastante cuidadosa, é importante conhecermos o paciente, uma vez que cada idoso apresenta uma saúde bucal diferente, com preocupação diferente, consciência da necessidade de tratamento diferente e condição de realizar o tratamento diferente.[15]

Houve grandes mudanças no conceito da Odontologia, hoje em dia ela é baseada na prevenção, preservação e estética. Porém, por se tratarem de conceitos relativamente novos, os idosos não receberam os benefícios de prevenção à cárie que os jovens de hoje recebem e instruções e tratamentos adequados que visam à preservação das estruturas dentais.[3,15] Os idosos são afetados por cáries, doença periodontal, função salivar muitas vezes diminuída, dores articulares, dores orofaciais e artrite na articulação temporomandibular. Diante desse quadro, conclui-se que os pacientes da terceira idade apresentam dentes afetados e ausências dentárias dentro de um sistema estomatognático que sofreu alterações advindas da idade, sendo dever do cirurgião-dentista estabelecer um plano de tratamento adequado ao idoso e executá-lo de maneira a ter um prognóstico favorável para cada caso.

Dentro da Odontologia, a especialidade que caminha lado a lado com a Geriatria é a Prótese Dentária. Isso devido à falta de prevenção e preservação, tendo, então, o idoso a necessidade de troca ou reparo de próteses já existentes. Além disso, com o aumento da quantidade de idosos e a continuação das doenças periodontais de prognóstico incerto, Douglass et al.[8] sugerem uma necessidade substancial por próteses parciais fixa e removível.

A Prótese Parcial Removível (PPR) é um dos tipos de prótese mais antigos que existem, são peças protéticas que têm a finalidade de repor um ou mais dentes ausentes, restabelecendo a estética e função em pacientes parcialmente dentados. O aparelho protético removível se caracteriza também por manter uma relação de íntimo contato com elementos biológicos (dentes suporte e rebordo residual), não devendo causar danos a essas estruturas.

A PPR como opção reabilitadora de pacientes idosos deve sempre ser colocada com dignidade e posicionamento devidos, uma vez que sua efetividade clínica já é comprovada. Esse tipo de prótese desempenha papel fundamental na reabilitação de pacientes parcialmente dentados com grandes espaços protéticos ou em casos de extremidade livre (Classes I e II de Kennedy). Segundo Jones et al.,[11] a Prótese Parcial Removível, na prática clínica, continua sendo um tratamento viável, os avanços técnicos melhoraram a qualidade deste tipo de aparelho e, consequentemente, a qualidade de vida de quem os usa. Além da eficácia clínica já comprovada, a PPR apresenta uma grande aplicabilidade social, principalmente em países subdesenvolvidos e em desenvolvimento.[6]

Devido às características do mundo moderno, houve necessidade da realização de tratamentos mais duradouros que fossem capazes de restabelecer estética e funcionalmente os pacientes, integrando-os à sociedade. O surgimento da implantodontia, em 1969, e sua evolução, que continua até os dias de hoje, possibilitaram uma nova maneira de reabilitação de pacientes parcialmente ou totalmente edentados. As próteses mais modernas apresentam como grande vantagem a estética e o conforto. Os implantes dentários têm se solidificado como tratamento seguro e eficaz, os índices de sucesso podem atingir 98% dos casos, fazendo esse tipo de reabilitação ser a mais procurada em clínicas e consultórios hoje em dia. Comparados às outras próteses, as próteses sobre implantes osseointegrados apresentam a vantagem de restabelecer a mastigação e a estética de forma mais eficaz, tendo como principais fatores limitadores a quantidade de osso disponível e a condição financeira do paciente. Estudos demonstram que pacientes idosos podem ser altamente motivados a tratamentos com implantes, e um sucesso pode ser atingido, principalmente nos casos de edentulismo total. Porém, é importante ressaltar que os fatores limitadores aumentam devido aos problemas apresentados por essa faixa etária. As osteopatias, desordens de metabolismo ósseo, problemas hormonais, eventuais radioterapias, além da grande reabsorção óssea e possíveis inflamações e infecções presentes na boca são alguns fatores que limitam a realização de implantes em pacientes idosos. Sem dúvida, a implantodontia veio revolucionar a Odontologia, porém, muitas vezes, essa especialidade tende a depreciar o papel reabilitador das próteses parciais removíveis, supervalorizando as qualidades dos implantes, que nem sempre é a melhor indicação para o idoso.[6]

Defender a PPR pode soar como algo estranho hoje em dia, porém ela ainda se encaixa perfeitamente às necessidades dos pacientes e consultórios. Sua rapidez na confecção, capacidade de repor grande quantidade de dentes ausentes, mesmo em casos de extremidade livre, sua imensa aplicabilidade social devido ao relativo baixo custo, facilidade de higienização tanto da peça quanto dos dentes suporte são alguns fatores que podem fazer com que uma PPR seja indicada perante as Próteses Parciais Fixa e os implantes osseointegrados. Outra característica exclusiva da PPR é a possibilidade de reabilitar áreas edêntulas com grandes perdas ósseas, não só repondo os elementos dentários, mas também devolvendo o volume ósseo perdido restabelecendo assim também os contornos faciais, devolvendo a estética ao paciente. De maneira nenhuma estamos descartando as reabilitações com implantes e próteses fixas, apenas destacando que ao somarmos os aspectos cirúrgicos, desgastes dentários, tempo de confecção, estado de saúde geral e financeiro podemos chegar a um resultado que faça com que a PPR passe a ser a prótese de eleição para os pacientes idosos, especialmente se estes já estão em idade avançada e com expectativa de vida reduzida.[7]

A PPR, não diferente das outras áreas da Odontologia, também tem a necessidade de mudanças para acompanhar as novas tendências. Além da indicação em sua forma convencional, hoje, a PPR pode ser usada associada aos tratamentos com próteses fixa e também com implantes, através de sistemas de encaixes e componentes protéticos sobre implantes que auxiliam no suporte e retenção das próteses removíveis. Além disso, em fases provisórias a PPR é uma excelente opção. Em reabilitações com implante, durante o período de osseointegração, a PPR é perfeitamente indicada, sendo também a prótese de escolha em grandes reabilitações, nas fases de adaptação a uma nova DVO.

Não existe dúvida de que a PPR perdeu um pouco de seu espaço nas grandes reabilitações protéticas na era dos implantes osseointegrados. Naturalmente os pacientes irão preferir próteses mais estéticas e confortáveis, porém, por estarmos tratando de uma ciência não exata, cada indivíduo apresenta as suas características. Tal fato torna a Odontologia uma ciência extremamente interessante e desafiadora, pois possibilita ao cirurgião-dentista demonstrar e aplicar todo o seu conhecimento ao planejar, indicar e executar o tratamento adequado para cada paciente. Dessa maneira, as diferentes áreas da Odontologia sempre terão seu espaço, e a PPR não é diferente, mesmo diante de toda a evolução a PPR, ela continua tendo um papel de extrema importância nas reabilitações, se posicionando como uma das opções mais seguras e eficazes.

DIAGNÓSTICO

Na área da saúde, o diagnóstico é baseado em uma série de passos executados pelos profissionais que objetivam estabelecer as condições de normalidades e anormalidades dos elementos que compõem o organismo considerado. Com essas informações e conhecendo os materiais e técnicas disponíveis para atuar nesse indivíduo, uma programação terapêutica que objetiva manter e melhorar o estado de saúde existente é, então, proposto.[7]

A atividade do diagnóstico constitui-se no processamento mental das informações colhidas nos exames clínico e complementares, possibilitando ao profissional determinar uma eventual doença por meio dos seus sinais e sintomas. O diagnóstico é, então, formulado levando-se em consideração o conjunto de elementos que compõem o sistema estomatognático e em função das doenças que o afetam e que impedem a sua função normal e harmoniosa.[16]

Essas atividades, quando direcionadas ao tratamento de pacientes parcialmente dentados, são amplas e voltadas não só para os parâmetros da Odontologia, mas é importante a visão geral do indivíduo, principalmente em se tratando de pacientes idosos.

As informações necessárias para o estabelecimento do diagnóstico são obtidas por meio de uma anamnese detalhada, exames clínico, radiográfico e de modelos de estudo.

Anamnese

O primeiro passo para a determinação do diagnóstico é a realização de uma anamnese detalhada, englobando todos os aspectos de interesse ao cirurgião-dentista. Nessa etapa deve ser levantada toda a história médica, familiar e odontológica do paciente, o que nos fornecerá subsídios para conhecer o paciente como um todo, facilitando o estabelecimento do diagnóstico e de um plano de tratamento adequado para aquele paciente.

A anamnese completa possibilita também uma melhora no relacionamento paciente/profissional, o que é de extrema importância para o sucesso do tratamento. O cirurgião-dentista, em geral, é procurado não só para tratamento de uma doença dental ou similar, mas, também, como uma pessoa onde o paciente possa contar seus problemas sem que estes sejam propalados. O relacionamento com esse paciente deverá ser verdadeiro, compreensivo, porém sem precisar invadir a sua privacidade.[16]

A relação paciente/profissional se torna ainda mais relevante quando tratamos de pacientes idosos, uma vez que eles, por diversos fatores, podem estar abalados psicologicamente. O estado psicológico com que um paciente idoso chega ao consultório depende muito da sociedade onde vive, se ele sofre preconceito ou não da maneira como ele atingiu a terceira idade, do estado de saúde atual, da sua relação familiar e das perspectivas futuras. Portanto, a abordagem deve ser bastante cuidadosa e com bastante atenção, de modo que o paciente perceba a preocupação e o envolvimento do profissional, consequentemente, a sua confiança será conquistada e o tratamento fluirá de maneira tranquila e prazerosa para ambas as partes.[5]

Dessa forma enfatizamos que na anamnese são obtidas informações que serão imprescindíveis na realização do plano de tratamento do paciente. Essas informações são muitas vezes negligenciadas pelos cirurgiões-dentistas, o que poderá acarretar em insucesso e insatisfação do paciente, e, muitas vezes, o profissional não sabe onde o erro foi cometido. Portanto, considere alguns fatores que podem influenciar no tratamento:

- *Saúde Geral:* imprescindível colher informações a respeito, principalmente em pacientes idosos, para determinar o tratamento. Dados colhidos na anamnese informarão a respeito de possíveis doenças sistêmicas, como hipertensão, diabetes, problemas cardíacos, administração de medicamentos, aspectos relacionados ao sistema nervoso entre outros, que irão traçar uma linha de atuação específica para cada paciente.
- *Psicossociais:* considerações a respeito da expectativa dos pacientes devem ser colhidas pelo profissional. Abrange o estado psicológico do indivíduo, sua perspectiva de vida, expectativa em relação ao tratamento, motivação e apoio familiar. Tais aspectos pessoais e psicológicos somados à possibilidade financeira de custear o tratamento também orientarão o profissional no diagnóstico e proposta de tratamento.
- *Ocupacionais:* pode soar estranho, porém a ocupação do paciente, sua disponibilidade de tempo em realizar o tratamento e sua posição social também são aspectos que irão nortear o planejamento do caso.

Exame Clínico

A segunda etapa do diagnóstico é a realização de um exame clínico bastante minucioso, avaliando-se todas as estruturas intra e extraorais no que diz respeito às suas características anatômicas e funcionais. É no exame clínico que os sinais e sintomas serão observados, orientando o profissional no diagnóstico de possíveis doenças. Além disso, o exame clínico é o que vai determinar a necessidade do preparo de boca I e mostrar as diretrizes do preparo de boca II, podendo todo o tratamento ser planejado, inclusive em relação ao tempo necessário para sua conclusão.

Exame extraoral

O exame clínico deve ser iniciado pelo exame das estruturas relacionadas ao sistema estomatognático extraorais. Essa fase é uma complementação da Anamnese, pois irá fornecer dados a respeito de condições extraorais que poderão interferir no planejamento do tratamento reabilitador.

Por meio da palpação realizamos o exame da Articulação Temporomandibular e dos músculos. Esse exame permite a verificação de sensibilidade ou edemaciamento dessas estruturas, além disso, os movimentos de lateralidade sem contato dentário darão uma perspectiva geral da mobilidade da mandíbula. Atualmente, muitos pacientes sofrem de disfunções musculares e articulares não diagnosticadas na região de cabeça e pescoço, reforçando a importância da avaliação minuciosa dessas estruturas. Músculos sensíveis à palpação, articulações com estalidos, crepitações ou limitações de movimento devem ser atentamente observadas e tratadas antes da confecção da prótese definitiva.[16]

Observando o perfil e a face do paciente é possível verificar a relação do terço inferior com o restante da face. É muito comum em paciente parcialmente dentado a perda da DVO, principalmente quando estão ausentes os elementos dentários posteriores. Nesses pacientes observa-se comprometimento estético, o chamado "perfil de polichinelo", onde o mento está pronunciado para frente e para cima, os lábios têm pouca exposição e os sulcos nasolabiais estão mais aparentes; lesões nas comissuras e, em algumas ocasiões, dores contínuas ou intermitentes nas ATMs. O fechamento excessivo da mandíbula poderá dar uma falsa impressão de que dentes antagonistas a uma falha protética sofreram extrusão e estão invadindo o espaço que antes era ocupado pelos dentes naturais e deveria constituir-se efetivamente no espaço protético.[4]

O exame extraoral somado às informações obtidas na anamnese fornecerá dados que serão relevantes no diagnóstico e, consequentemente, irão interferir no planejamento final da prótese a ser realizada.

Exame intraoral

O exame intraoral deve ser iniciado pela palpação dos músculos, verificando se o paciente apresenta alguma sintomatologia. A seguir, deve-se analisar a oclusão dos arcos dentários, analisando as relações dentais em contatos cêntricos e excêntricos, observando se há algum sinal de má oclusão. Quando no exame extraoral verificamos sinais de perda de dimensão vertical de oclusão (DVO), é importante, nessa etapa, avaliarmos com bastante precisão possíveis sinais intraorais de perda de dimensão, como desgastes dentários, extrusão e falta de espaço interoclusal.[18]

O exame clínico intraoral deve analisar ainda a presença ou não de lesões ou doença na gengiva, língua, palato, assoalho de boca e faringe, incluindo a apalpação para verificar a presença de linfadenopatia ou doenças neoplásicas.

Terminada a análise dos aspectos relativos à oclusão e outras estruturas, o exame clínico se volta para as estruturas dentais. Primeiramente, a higienização é verificada e classificada, aspecto de extrema importância para o sucesso de um trabalho reabilitador. Sem um hábito de higiene satisfatório, o paciente deve ser orientado e conscientizado da importância de um correto controle de placa, para que se possa obter sucesso no tratamento.

Exame dos dentes

Em relação aos suportes dentários, é importante a análise das seguintes características:

- *Suporte periodontal:* notar a presença ou ausência de gengivite, bolsas periodontais e também registrar a presença e o grau de mobilidade, principalmente dos dentes que servirão de suporte para a futura PPR.
- *Cárie:* verificar a incidência de cáries e sua localização.
- *Restaurações/coroas:* analisar a presença de restaurações ou coroas já existentes, verificar a presença de cáries secundárias, infiltrações, fraturas, estética, ou seja, diversos fatores que podem indicar se ainda são adequadas ou se precisam ser substituídas.
- *Número e distribuição dos dentes suporte:* em se tratando de pacientes parcialmente dentados, a distribuição dos dentes remanescentes no arco e o valor quantitativo dos dentes são de extrema importância para o planejamento do caso e, consequentemente, do prognóstico do tratamento. Segundo Roach,[21] a PPR deve seguir 4 princípios básicos:

retenção, suporte, estabilidade e reciprocidade. Segundo diversos estudos, esses requisitos são mais facilmente conseguidos quando a distribuição dos dentes suportes forma uma superfície (quadrado ou triângulo). Já quando esta distribuição é linear ou puntiforme, o prognóstico tende a ser menos favorável, o que faz com que a distribuição seja muitas vezes mais importante que o número de dentes remanescentes.[7] Porém, em reabilitações com PPR, quando a distribuição dos elementos remanescentes é semelhante, o prognóstico será mais favorável quanto maior for o número de dentes remanescentes com boa saúde periodontal.

Exame do espaço protético

O exame da fibromucosa do espaço protético é fundamental nas reabilitações protéticas, principalmente nos casos mucodentossuportados e/ou próteses de extremidade livre.

- *Resiliência da fibromucosa:* é a quantidade de compressão que a fibromucosa pode suportar, ou seja, o poder de devolução de esforços que ela apresenta. Miller[14] (1975), definindo resiliência objetivamente em relação à prótese, afirma ser a capacidade de deformação da mucosa sob a pressão da prótese.[20]
- *Forma dos rebordos residuais:* o rebordo residual pode apresentar variabilidade de espessura, estrutura e deslocamento de tecido. O planejamento e o prognóstico do aparelho protético dependerá da forma do rebordo, que pode ser horizontal, ascendente para distal, descendente para distal e ascendente/descendente.[9,20]
- *Plano oclusal:* o plano oclusal em pacientes parcialmente dentados pode estar alterado devido a movimentações dentárias. Ao sofrerem movimentos de mesialização ou extrusão, os dentes invadem os espaços protéticos, o que interfere no planejamento da prótese. É muito importante a avaliação do espaço intermaxilar, extrusões dentárias e perda de DVO interferem nesse aspecto, o que também deve ser estudado e levado em consideração ao elaborar o planejamento.[4]

Exame Radiográfico

O exame radiográfico irá auxiliar no diagnóstico e planejamento de um tratamento reabilitador, fornecendo informações relevantes relativas aos dentes remanescentes e ao tecido ósseo alveolar. As radiografias ajudam o cirurgião-dentista a correlacionar os dados relatados pelo paciente e os obtidos durante o exame clínico.

A qualidade do suporte ósseo deve ser atentamente analisada, principalmente dos dentes que servirão de suporte para a futura prótese. Atentar também ao alargamento da membrana periodontal e estabelecer uma relação deste fator com algum eventual contato oclusal prematuro.

Os exames radiográficos possibilitam a análise em busca de eventuais cáries dentárias, principalmente nas superfícies proximais e de recidiva em restaurações já existentes. O aspecto endodôntico também é possível de ser analisado por meio desses exames, a qualidade de tratamentos já existentes e a presença de lesões periapicais são facilmente verificáveis pelas radiografias.

Além disso, os exames radiográficos possibilitam a verificação de possíveis dentes supranumerários, dentes inclusos, raízes residuais ou qualquer outra condição patológica nas áreas edentadas.

Exame dos Modelos de Estudo

A obtenção de modelos de estudo é parte importante no processo de diagnóstico e determinação do planejamento, principalmente em casos de prótese. Para melhor cumprirem sua função adequadamente, os modelos devem ser obtidos por meio de moldagem com hidrocoloide irreversível, que irá constituir na cópia fiel dos arcos dentais superior e inferior, devendo ainda serem montados em articulador semiajustável.[7,20]

Os modelos de estudo apresentam diversas funções durante a fase de diagnóstico, em casos de PPR, a análise e utilização dos modelos se torna ainda mais importante em todo o processo.

- *Meio complementar do exame bucal:* permite uma visão dos detalhes anatômicos tanto por lingual quanto por vestibular. A oclusão também pode ser analisada por uma visão externa e interna, o que não é possível no exame intraoral, dando informações ao profissional a respeito de interferências durante os movimentos excursivos e em relação cêntrica. Permite a determinação do grau de sobremordida e o espaço interoclusal, fator determinante em planejamentos reabilitadores.

- *Análise topográfica da arcada dentária:* esta análise é mais específica para os casos de PPR. Com o auxílio de um delineador, pode-se determinar nos modelos de estudo o eixo de inserção da prótese, determinar o equador protético e, com essas informações em mãos, planejar os procedimentos em boca para receber corretamente a prótese a ser instalada.
- *Confecção de moldeiras individuais:* em casos onde uma moldeira individual se faz necessária para a realização da moldagem funcional, os modelos de estudo servirão para a confecção deste elemento.
- *Orientar o preparo de boca II:* os modelos de estudo são usados como orientadores do preparo de boca. Desgastes de planos de guia e preparos de apoio podem ser anteriormente confeccionados em modelo para orientarem o profissional na transferência destes para os elementos dentários em boca.
- *Planejamento e desenho da Prótese Parcial Removível:* passo imprescindível para o sucesso da futura prótese, a negligência desse passo possivelmente acarretará no fracasso do tratamento.

Resumindo os requisitos básicos no desenvolvimento do diagnóstico e planejamento de uma prótese parcial removível temos:

- Anamnese completa do paciente;
- exames intra e extraoral completos;
- exame radiográfico;
- modelos de estudo montados em articulador.

O processo de diagnóstico é algo complexo, o profissional deve ter em mente que chegará ao diagnóstico correto, apenas quando fizer a associação de todos os elementos envolvidos. Ao realizar todos os passos, as informações devem ser cruzadas, fechando, assim, o diagnóstico e oferecendo um plano de tratamento específico para aquele paciente.

INDICAÇÕES E CONTRAINDICAÇÕES

Henderson e Steffel[11] afirmam que o plano de tratamento final deve representar o melhor tratamento possível para o paciente, após a consideração de todos os fatores físicos, mentais, mecânicos, estéticos e econômicos envolvidos.

Dessa maneira, temos como indicações das Próteses Parciais Removíveis:

- reposição dos dentes naturais em pacientes com extremidades livre, com ou sem modificações;
- pacientes de classe IV extensas;
- pacientes com ausências dentárias anteriores associadas a grandes perdas ósseas;
- pacientes com espaços protéticos intercalares;
- impossibilidade de realização de próteses fixa ou implantossuportadas;
- como tratamento provisório em reabilitações extensas com próteses fixa dento ou implantossuportadas.

Como contraindicações podemos citar:

- pacientes com dificuldades motoras;
- pacientes com má higiene oral;
- pacientes com falsas perspectivas em relação à reabilitação com esse tipo de prótese.

Como visto, o diagnóstico, as indicações e o estabelecimento de um plano de tratamento depende de uma série de fatores. O mundo moderno exige cada vez mais uma abrangência multidisciplinar e um conhecimento completo do paciente, não só no aspecto biológico, mas também sociocultural, facilitando, dessa maneira, as etapas de planejamento e de execução, culminando com o sucesso do tratamento e satisfação do paciente.

PLANO DE TRATAMENTO

Após a fase de diagnóstico, onde colhemos todas as informações a respeito do paciente, temos condição de elaborar um plano de tratamento também denominado de planejamento global, que nos casos de Prótese Parcial Removível é dividido em etapas: fase curativa ou preparo de Boca I e fase específica onde se inclue o preparo de Boca II.

A reabilitação por meio de Prótese Parcial Removível deve ser entendida como uma etapa de reforço, instituída para complementar e subsidiar os tratamentos preventivos e curativos que conjuntamente irão recuperar e perpetuar as condições de saúde oral dos pacientes.[13]

A perda de dentes é geralmente causada por cáries e doença periodontal, patologias que são resultantes do acúmulo de placa bacteriana. A perda dentária gera um desequilíbrio no sistema estomatognático no que se refere ao posicionamento dentário, comprometendo a oclusão que em longo prazo pode comprometer a saúde de outros componentes do sistema. Diante disso, pacientes parcialmente dentados geralmente apresentam uma situação caótica de saúde oral, devendo o planejamento envolver todas as áreas da odontologia e não somente nos preocuparmos em repor os dentes ausentes. A reabilitação estética e funcional destes só será bem-sucedida se o paciente estiver com saúde oral. A execução da prótese deve ser o último passo em uma reabilitação, deve finalizar o processo.

O planejamento global vai do início ao fim do tratamento, incluindo a fase curativa e a específica que detém o planejamento e desenho da armação metálica da PPR.

Fase Curativa

Inicialmente, devemos então elaborar um Planejamento Curativo, ações que irão devolver as condições de normalidade do sistema estomatognático do paciente, deixando-o apto a receber uma PPR. Essa etapa é chamada também de Preparo de Boca I, ou fase curativa, onde são realizados todos os procedimentos clínicos anteriores à execução da prótese, com o objetivo de adequar a saúde oral do paciente.

No Preparo de Boca I devemos executar as ações necessárias diagnosticadas na fase inicial do tratamento. Uma sequência para os procedimentos é proposta a seguir:

- Manutenção da saúde periodontal;
- exodontia de raízes residuais e dentes comprometidos;
- tratamentos endodônticos necessários;
- remoção de tecidos cariados e posterior restaurações;
- restabelecimento da oclusão e do plano oclusal.

Ao término da fase curativa, o paciente deve apresentar uma saúde oral adequada, sem a presença de cáries, com saúde periodontal, ausência de dor ou sensibilidade e com boa higienização. Ao atingir este estágio, pode se iniciar o tratamento protético reabilitador propriamente dito.

Fase Específica

Terminada a fase curativa, inicia-se a fase específica ou protética que inclui o planejamento e execução dos procedimentos necessários para o recebimento da PPR.

Determinação da trajetória de inserção

O primeiro passo na execução de uma PPR é a determinação de sua trajetória de inserção, que segundo Applegate[2] é o percurso realizado pela prótese, do ponto inicial de contato de suas partes rígidas com os dentes suporte até o ponto de assentamento final.

Existem alguns métodos para a determinação dessa trajetória, método de Roach ou dos três pontos; método de Roth ou das bissetrizes e método de Applegate ou seletivo. Atualmente utiliza-se uma associação dos métodos de Roach com o de Applegate.

Por meio do método de Roach é estabelecida uma trajetória de inserção perpendicular ao plano oclusal, a partir desse ponto, inicia-se pelo método seletivo a escolha de uma trajetória de inserção que melhor estabeleça a relação entre critérios propostos por Applegate: retenção, interferências, estética e planos guia. Esses critérios que regem a determinação da trajetória de inserção são importantes e devem ser cautelosamente analisados, pois o sucesso da Prótese Parcial Removível depende deles.

Primeiramente devemos analisar as áreas de retenção dos dentes pilares. Nas armações confeccionadas em Cr-Co, o terminal retentivo dos retentores diretos deve ser posicionado com a ponta calibradora de 0,25 mm, de acordo com a flexibilidade desse tipo de liga. Essa é a retenção necessária para que a prótese não se desloque durante a função e também não sofra uma deformação permanente durante a inserção. A posição da área retentiva desejada tem influência direta na estética da prótese. Ao selecionarmos uma trajetória ideal, devemos ter em mente que devemos posicionar as áreas retentivas em regiões, dos dentes pilares, nas quais os terminais retentivos apareçam o mínimo possível durante a fala e sorriso. As PPR são baseadas em conceitos de reciprocidade, estabilidade, portanto, é ideal que as retenções sejam bem distribuídas, que estejam balanceadas em ambos os lados da arcada. Durante o delineamento, a mudança da inclinação da mesa do delineador pode alterar a inclinação do modelo e dessa maneira trabalhar com a retenção, determinando a posição, quantidade e distribuição ideais das retenções dos dentes pilares para casa caso.[7,13,17]

Outro aspecto analisado durante a determinação da trajetória de inserção são as interferências que algumas estruturas dentro da cavidade oral podem causar na inserção das PPR. Essas estruturas podem ser dentes, proeminências ósseas, áreas de retenção de tecido mole e exostoses. Muitas vezes podemos superar essas dificuldades alterando a inclinação do modelo durante o delineamento, mas em algumas ocasiões se faz necessário o recontornamento dentário, assim como um procedimento cirúrgico para a correção desses contornos indesejáveis de tecido mole ou ósseo.[7,13,17]

Para se obter um excelente resultado estético em reabilitação com PPR, os componentes metálicos devem ser ocultados o máximo possível e os dentes artificiais devem ser selecionados de forma que fiquem em harmonia com o rosto e sorriso do paciente. Para minimizar ao máximo o aparecimento dos componentes metálicos, deve-se ter atenção especial com relação à inclinação do modelo no delineador. A inclinação ideal, além de disfarçar os componentes metálicos, irá manter a saúde dos tecidos moles associados. Os terminais retentivos, por exemplo, posicionados no terço cervical, têm sua visibilidade diminuída e mantêm a saúde do tecido.[7,13,17]

Os planos de guia são superfícies paralelas que irão orientar a inserção da prótese. Na fase de delineamento, devemos sempre buscar uma trajetória que implique em menos desgaste possível das superfícies proximais dos dentes que receberão preparos de plano de guia, conservando ao máximo a estrutura dos dentes remanescentes.[7,13,17]

O processo de determinação da trajetória de inserção por meio do delineamento do modelo consiste em diversas fases e critérios importantes, que interferem no sucesso da reabilitação com PPR. Raramente conseguimos obter um resultado ótimo dos fatores envolvidos sem a necessidade de algum preparo, diante disso, o profissional deve avaliá-los a fim de determinar a melhor solução.

Localização dos eixos de rotação

A PPR, quando de sua execução, deve seguir alguns princípios, os quais são a retenção, o suporte e a estabilidade, fundamentais para o bom funcionamento do aparelho quando em função. A prótese sofre movimentos de rotação (mesial e distal) e de translação (vertical e horizontal), os quais são minimizados pelos princípios que regem a confecção de uma PPR.

Os movimentos de rotação são dados pelos eixos de rotação, que por sua vez podem ser reais ou virtuais. Os eixos reais de rotação estão presentes em casos de extremidade livre, uni ou bilaterais e são dados pelos apoios diretos. Já os eixos virtuais são inúmeros e estão presentes também em casos de prótese intercalar. A determinação dos eixos de rotação é essencial, pois irá determinar a posição dos retentores indiretos no planejamento final da prótese. Portanto, devemos selecionar primeiramente os retentores diretos.

Localização dos retentores diretos

Os retentores diretos irão impedir que a prótese se desloque em uma trajetória paralela e contrária a trajetória de inserção. São posicionados nos dentes suporte sempre vizinhos aos espaços protéticos.

Localização dos retentores indiretos

Os retentores indiretos de uma PPR têm como função impedir ou minimizar os movimentos rotacionais da prótese. As próteses de extremidade livre apresentam eixo real de rotação, dessa maneira esse tipo de prótese está sujeito a sofrer principalmente deslocamentos de rotação distal.

Em casos de extremidade livre, para posicionarmos o retentor indireto da melhor maneira possível, devemos traçar uma linha imaginária perpendicular ao eixo real de rotação, é no elemento dental que passa a linha imaginária indireta a melhor posição para o retentor. Muitas vezes a linha perpendicular passa por uma área estética ou que pode ser incomoda para o paciente, nesses casos, quando possível, podemos distalizar o retentor indireto.

Segundo Bonachela e Telles,[4] o critério para planejamento do retentor indireto se baseia na formação dos polígonos de sustentação ou polígono dos apoios descrito por Graber.[10] A função básica do retentor indireto é a de aumentar a área do polígono de apoio, visando neutralizar principalmente os movimentos de rotação em torno das linhas de fulcro que se formam nos retentores diretos, podendo levar a traumas nos tecidos circunjacentes à prótese e torque nos dentes pilares pelo comprometimento da eficiência dos retentores diretos.

Localização dos apoios

Os apoios irão atuar em diversas características das PPR. Eles apresentam papel fundamental na fixação das próteses, impedindo seu deslocamento oclusogengival (intrusão). Agem também transferindo parte das cargas exercidas sobre os dentes artificiais para o dente suporte de maneira adequada. Além disso, podem atuar como retentores indiretos colaborando com a estabilidade da peça.

Os apoios diretos devem ser posicionados adjacentes aos espaços protéticos em casos dentossuportados e em casos de extremo livre longe do espaço protético, ou seja, na mesial dos dentes suporte. Os indiretos serão posicionados de acordo com o planejamento do retentor indireto para cada caso específico.

Preparo de boca II

Terminado o planejamento da peça protética, iniciam-se os procedimentos clínicos necessários para a confecção da prótese, chamado de *Preparo de Boca II*.

- *Planos Guia:* Duas ou mais áreas planas, preparadas nas superfícies axiais dos dentes pilares, paralelas entre si e à trajetória de inserção selecionada, proporcionam e orientam um único sentido de inserção e remoção da prótese.
- *Recontornamento:* modificação do contorno do dente por desgaste (ameloplastia) ou acréscimo. O acréscimo é feito quando existe falta de retenção, geralmente em caninos e pré-molares inferiores e superfícies inadequadas ao preparo de planos de guia; já o desgaste é feito quando há excesso de retenção.
- *Preparos para apoio:* Cavidades realizadas com o objetivo de alojar o apoio para que este não interfira na oclusão e facilite a transmissão de cargas mastigatórias paralelamente ao longo eixo dos dentes suportes.

TIPOS DE TRATAMENTO

Na reabilitação oral, as informações a respeito do paciente e do caso, colhidas durante todo o processo, irão orientar no tipo de tratamento. As reabilitações com Prótese Parcial Removível podem ser solucionadas de diversas maneiras, basta o profissional ter o conhecimento adequado para ser capaz de indicar e executar o tratamento adequado para aquele paciente.

Estando a Odontologia em constante evolução, novas técnicas e conceitos surgem também na área da Prótese Parcial Removível, aumentando o leque de possibilidades restauradoras da estética e função. A PPR convencional, como já dito, é uma das formas mais antigas de reabilitação, apesar de seu uso ter diminuído com o surgimento dos implantes, ainda é bastante utilizada, executando de maneira bastante adequada o seu papel reabilitador.

Em grandes reabilitações, a prótese provisória é muito importante, uma vez que antes de se instalar as peças definitivas é imprescindível que o paciente apresente saúde bucal. Durante essa fase, ao executarmos exodontias, restaurações diretas e adequação periodontal, as próteses parciais removíveis provisórias irão nos orientar em relação à função, à relação maxilomandibular e à estética, além de motivar o paciente para a sequência do tratamento.

Após a fase provisória, o tratamento definitivo é realizado com mais segurança e conforto pelo profissional. Casos de extremidade livre podem ser solucionados utilizando-se próteses convencionais com bastante eficiência, devolvendo função ao paciente. Nas classes IV, onde há comprometimento estético e muitas vezes o suporte labial é perdido, devido à grande reabsorção óssea, as PPR convencionais também são bastante eficazes, devolvendo não só função, mas também a estética e a fonética.

O caso clínico a seguir foi reabilitado com PPR convencional no arco superior e prótese do tipo *overdenture* no arco inferior, devido ao número e distribuição de remenescentes dentários. As *overdentures* também são excelentes formas reabilitadoras, encaixes tipo *O'ring* quando há poucos dentes remanescentes oferecem excelente retenção e estabilidade, além da estética ser favorecida pela ausência de grampos metálicos (Figs. 11.1-11.5).

A maior desvantagem da PPR é a estética, na maioria das vezes prejudicada pela presença dos grampos metálicos visíveis durante a fala e sorriso, principalmente nos dentes anteriores. Com o aumento da exigência estética por parte da sociedade, a Odontologia foi obrigada a se adequar a esse novo conceito. No caso das PPR, novas técnicas como as PPR de inserção rotacional foram desenvolvidas com esse intuito. Além disso, os grampos de acetato apareceram como opções mais estéticas de reabilitação. Esses grampos de acetato, como o Dental-D, são injetados sob calor e pressão e podem ser confeccionados com a cor do elemento dental, mimetizando o dente suporte e, consequentemente, mascarando sua presença (Figs. 11.6-11.8).

O paciente parcialmente dentado muitas vezes, além das ausências dentárias, apresenta comprometimento dos elementos remanescentes, necessitando estes de tratamentos restauradores. Sendo indicadas *inlays/onlays* metálicas, coroas totais unitárias e/ou próteses parciais fixas. Nesses casos, a PPR pode estar associada a essas restaurações no planejamento

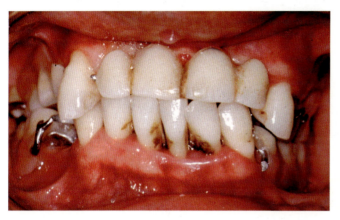

Fig. 11.1: Caso Inicial – Comprometimento estético, periodontal e funcional.

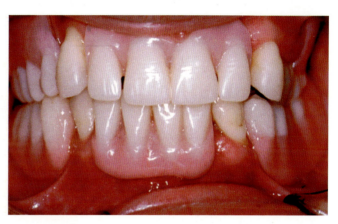

Fig. 11.2: Acompanhamento com provisórios após fase curativa.

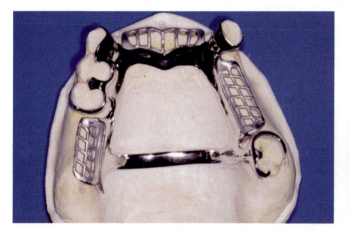

Fig. 11.3: Obtenção da armação metálica após planejamento específico.

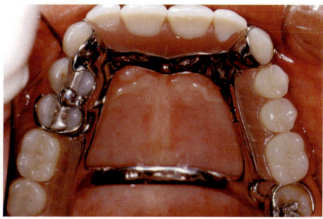

Fig. 11.4: Vista oclusal de uma PPR convencional a grampos.

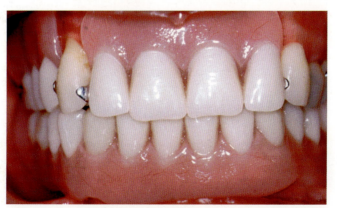

Fig. 11.5: Reabilitação superior com PPR e inferior com *overdenture* tipo *O'ring* sobre raízes.

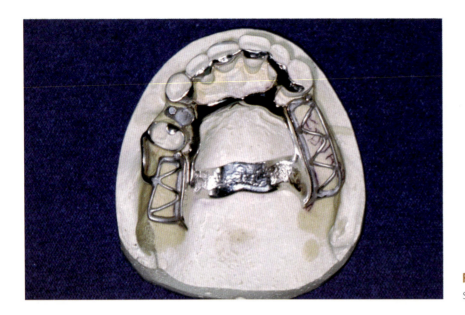

Fig. 11.6: Armação metálica de PPR com suporte para grampo de acetato.

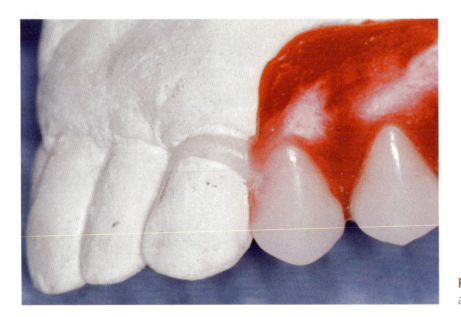

Fig. 11.7: Vista vestibular do grampo de acetato Dental-D.

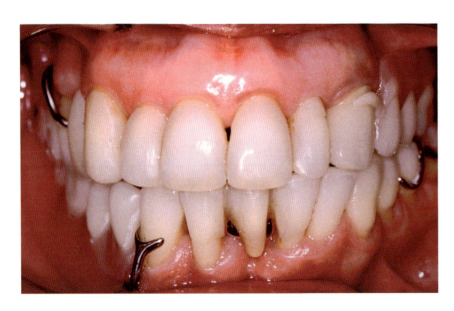

Fig. 11.8: Mimetismo do grampo de acetato comparado aos metálicos.

reabilitador, são as chamadas Próteses Conjugadas. Pode-se lançar mão dessas associações para se melhorar as propriedades de suporte, retenção e estabilidade por meio de fresagens e encaixes de semiprecisão e precisão, que possibilitam excelentes resultados nestes princípios básicos. Além desses aspectos, os encaixes favorecem a estética, uma vez que muitas vezes os grampos extracoronários são eliminados quando da presença de coroas com encaixes (Figs. 11.9-11.12). A importância de uma boa comunicação entre profissional e laboratório de prótese nestes casos é essencial, as próteses conjugadas devem ser realizadas com extrema precisão por parte dos dois profissionais.

A Implantodontia revolucionou o campo das reabilitações, aumentando ainda mais as opções de tratamento, melhorando principalmente a estética e o conforto dos pacientes. Porém, como já citado, existem limitações na utilização dos implantes osteointegrados, principalmente em idosos. Dessa maneira, a PPR continua sendo uma opção bastante viável e interessante de tratamento, podendo, em alguns casos, ser utilizadas conjugadas com implantes. Casos onde os remanescentes estão dispostos em linha ou ponto são desfavoráveis, nessas situações, há a possibilidade de colocação de implantes no hemiarco oposto com a intenção de formar um polígono entre os retentores, aumentando a retenção, o suporte e a estabilidade da prótese (Figs. 11.13-11.16).

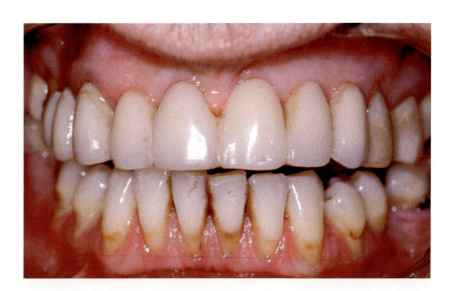

Fig. 11.9: Caso inicial – PPF extensa confeccionada inadequadamente em resina.

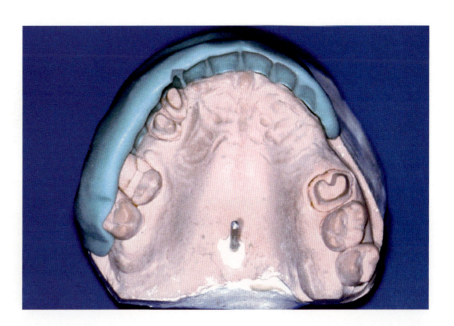

Fig. 11.10: Exodontias do 24 e 25 impossibilitaram a reabilitação com PPF.

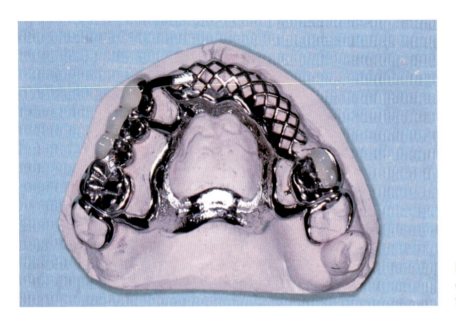

Fig. 11.11: Estrutura de PPR conjugada com PPF com encaixe (mesial do 13) e fresagem.

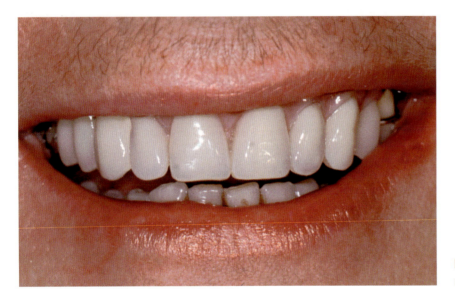

Fig. 11.12: Reabilitação estética e funcional concluída.

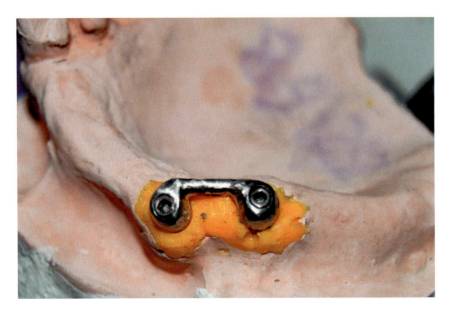

Fig. 11.13: Implantes unidos para utilização de sistema barra-clip.

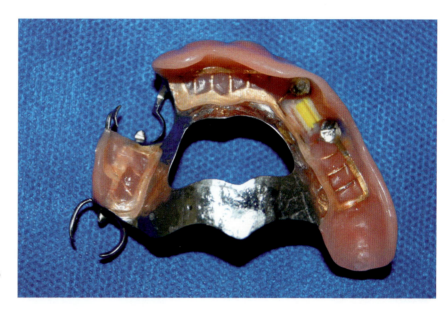

Fig. 11.14: Clip de náilon posicionado no hemiarco direito.

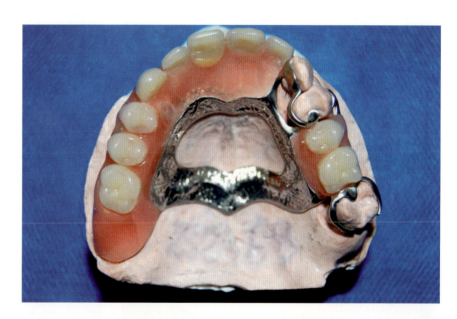

Fig. 11.15: Prótese acrilizada.

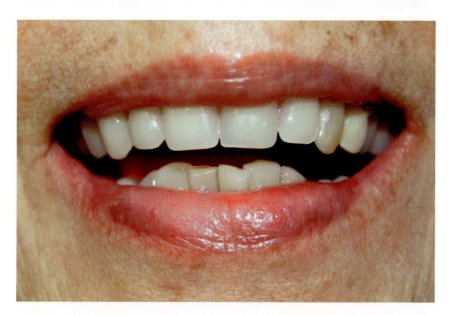

Fig. 11.16: Caso finalizado.

As possibilidades reabilitadoras são grandes, e, dependendo da complexidade do caso, essas opções podem aumentar mais ainda. Diante disso, ressaltamos mais uma vez a importância dos dados obtidos em todas as fases do tratamento, desde a anamnese até o planejamento protético. Em casos bastante complexos, a associação da PPR com implantes e/ou coroas podem ser utilizadas, os encaixes são sempre boas opções em casos mais elaborados, devendo o profissional buscar sempre as melhores soluções para o caso em específico (Figs. 11.17-11.21).

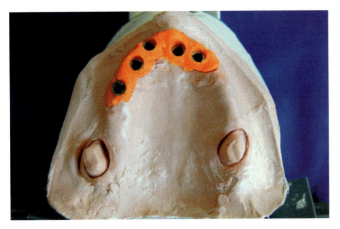

Fig. 11.17: Caso conjugado implante-dente-PPR.

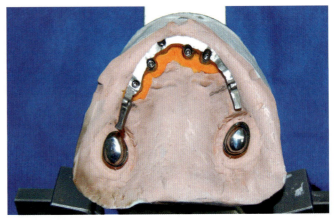

Fig. 11.18: Infraestruturas: barra e *copings*.

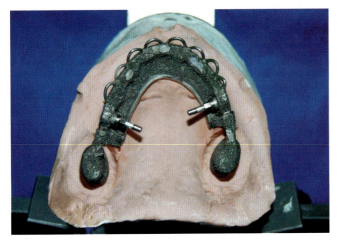

Fig. 11.19: Supraestrutura com sistema MK 1.

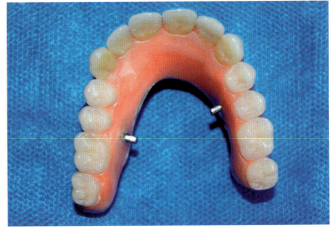

Fig. 11.20: Vista oclusal da PPR com sistema de retenção.

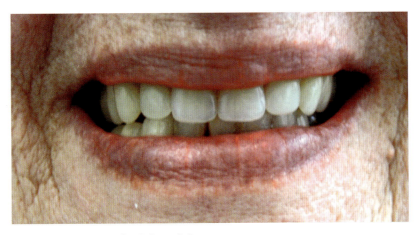

Fig. 11.21: Aspecto final da reabilitação.

Atualmente, as próteses parciais removíveis podem ser utilizadas de maneira eficaz na reabilitação de casos simples ou os mais complexos. A evolução das áreas da Odontologia, especificamente a Prótese, deu ao profissional, além das próteses convencionais, mais opções de tratamento, o que permite que a reabilitação do paciente seja considerada a mais eficiente para aquele caso específico.

RESUMO

A melhoria na qualidade de vida das pessoas aumentou a expectativa de vida, consequentemente houve um aumento da população idosa. Essa faixa da população necessita um tratamento especializado por parte dos profissionais da saúde, devido às diversas características inerentes a esses pacientes. Apesar de toda a evolução da Odontologia reabilitadora com o surgimento de novas opções de tratamento, a PPR continua sendo uma excelente opção para o idoso.

REFERÊNCIAS

1. Andrews GA. Los desafios Del proceso de envejecimento em lãs sociedades de hoy y Del futuro. In: Encuentro Latino Americano y Caribeño sobre lãs personas de edad. Anais Seminarios y Conferências – CEPAL 2, 2000, Santiago, Chile.
2. Applegate OC. Essentials of Removable Partial Denture Prosthesis. W. B. Saunders Company, 2a. ed. 1959, Philadelphia, USA.
3. Berg T. Geriatric considerations for prosthodontic therapy. Gerodontology. 1984; 3(4): 237-42.
4. Bonachela WC, Telles DM. Planejamento em Reabilitação Oral com Prótese Parcial Removível. São Paulo: Ed. Santos, 1ª ed. 1998.
5. Boraks S. Diagnóstico Bucal. Editora Artes Médicas. 2ª Ed. 1996, São Paulo, Brasil.
6. Brunetti RF, Montenegro FLB. Odontogeriatria: Noções de interesse clínico. Editora Artes Médicas, 1ª. ed. 2002, São Paulo, Brasil.
7. De Fiori SR. Atlas de Prótese Parcial Removível. Pancast editorial, 4ª. ed. 1993, São Paulo, Brasil.
8. Douglass C, Gillings D, Sollecito W, Gammon M. The potencial for increase in the periodontal diseases of the aged population. J Periodontol. 1983; 54(12): 721-30.
9. Elbrecht A. Systematik der abnehmaren partiellen prosthesen. v.1, 1937, p.215
10. Graber G. Aspectos estáticos y biodinamicos de la planificação del esqueleto in: Atlas de protesis parcial. 2ª ed. Barcelona, Ediciones cientifica y tecnicas, 1993, p 94-5.
11. Henderson D; Steffel V.L. Prótese Parcial Removível de McCracken São Paulo; Artes Médicas, 1979.
12. Jones JD, Turkyilmaz I, Garcia LT. Removable Partial Dentures – Treatment now and for the future. Tex Dent J. 2010; 127(4): 365-72.
13. McGivney GP, Castleberry DJ. Prótese Parcial Removível de McCracken. Artes Médicas, 2ª. Ed.,1994, São Paulo, Brasil.
14. Miller E.L. An approach to removable denture design based on biomechanical principles J. Dent. Assoc. South Afr. V.30 n.1 p.83-7, jan 1975.
15. Mulligan R. Geriatrics: Contemporary and future concerns. Dent Clin N Am. 2005; 49: 11-3.
16. Shillingburg HT, Hobo S, Whitsett LD, Jacobi R, Brackett SE. Fundamentos de prótese fixa. Editora Quintessence, 4ª. ed. 2007, São Paulo, Brasil.
17. Todescan R, da Silva EEB, da Silva OJ. Atlas de Prótese Parcial Removível. Ed. Santos, 1ª. ed, 1996, São Paulo, Brasil.
18. Toniolo-Neto J, Weckx LW, Halker E, Lopes CH, de Menezes Succi RC, de Paiva TM et al. Safety of simultaneous pneumococcal and influenza vaccination in eldery patients in Brazil. Drugs Aging. 1999; 15(1): 43-5.
19. IBGE. www.ibge.gov.br
20. Zanetti AL, Laganá DC. Planejamento: Prótese Parcial Removível. Sarvier editoras de livros médicos, 2ª. ed. 1996, São Paulo, Brasil.
21. Roach F.R. Principles and essentials of bar clasp partial denture. J. Am. Dent. Assoc. v1; n17; p.124-30; Jan 1930.

Capítulo 12

Estética Dental na Terceira Idade

Terumitsu Sekito Junior, Thessia Bazhouni Bader Sab, Marcela Mendes Medeiros Michelon

INTRODUÇÃO

O conceito de velhice parece estar fortemente ligado à cronologia. A população de idosos no Brasil e no mundo tem crescido em ritmo acelerado.[1] Segundo a Organização Mundial de Saúde, alguém é velho quando atinge mais de 60 anos de idade. Entretanto, o fato de ser jovem ou velho torna-se incerto a partir do momento em que se observa profunda transformação nas noções de juventude e velhice ao longo do tempo.

O idoso de antigamente era visto como aquele indivíduo sedentário físico e emocionalmente, debilitado e não produtivo no mercado de trabalho. A idade cronológica era o fator decisivo na medida de envelhecimento.[2] Já a sociedade moderna atual, por exemplo, é constituída de indivíduos de 60 anos ativos e saudáveis, que buscam na medicina o caminho para estarem física e psicologicamente equilibrados. São pessoas que almejam qualidade de vida e conforto, e que, por serem tão ativas como as pessoas de 40 ou 50 anos de idade, também querem se beneficiar dos tratamentos estéticos disponíveis no mercado.[3]

O campo da odontologia estética moderna tem recebido estas pessoas e observado uma mudança de paradigma. O idoso de 60 anos, como todos com idade menor que esta, busca melhorar a aparência dos seus dentes através de clareamentos, restaurações em resinas compostas ou cerâmicas, ortodontia, cirurgia periodontal estética e implantes dentários. Soluções que melhorem a sua autoestima e que os deixem mais bonitos e saudáveis quanto possa ser. Beall relatou em seu estudo que o sorriso é considerado uma parte importante no estereótipo da atração física e que possui um papel claro na percepção que os outros têm de sua aparência e personalidade.[4] Por esse e outros motivos, cada vez mais nos deparamos com essa faixa etária buscando renovação estética do sorriso.

Assim, as etapas que envolvem a transformação do sorriso dentro da odontologia restauradora estética serão abordadas neste capítulo, e algumas considerações serão feitas para um melhor entendimento de como aplicar tais técnicas nestes pacientes de terceira idade.

AVALIAÇÃO DE QUEIXAS PRINCIPAIS E EXPECTATIVAS DO PACIENTE

Avaliação Inicial

A primeira consulta de um paciente idoso não deve ser diferente do que já é hábito para pacientes de outras idades. Deve-se colher as informações pessoais, gerais e específicas, no intuito de tomar conhecimento de sua história de saúde pregressa, tratamentos odontológicos anteriores e expectativas quanto ao tratamento dentário estético que será realizado.[5] O cirurgião-dentista deve ampliar seus conhecimentos na área da odontogeriatria para proporcionar um tratamento correto, eficaz e com um máximo de conforto ao paciente idoso, pois esses pacientes apresentam uma grande variação no que se refere às condições sistêmicas, psicológicas e sociais, além de serem portadores de várias alterações decorrentes do processo natural de envelhecimento.[1]

É indispensável a utilização do recurso das radiografias (panorâmica e periapical completa) para auxílio no diagnóstico. Também se faz importante a tomada de fotografias de face e intraorais, que auxiliará na análise dos componentes faciais, nas possibilidades de tratamento e suas limitações específicas. Além disso, é primordial a confecção de modelos de estudo articulados, principalmente quando se trata de uma reabilitação estética.

Os idosos de hoje diferem-se principalmente pelo fato de muitas vezes possuírem grande parte de sua dentição natural, o que aumenta a necessidade de atenção odontológica.[5] Dessa forma, o sucesso do tratamento dentário na terceira idade deve se basear não somente na aplicação de técnicas inovadoras da ciência odontológica, mas num tratamento completo adaptado às condições sistêmicas da saúde física e psicológica.

Devemos sempre ter em mente que o processo do tratamento inicia-se então com a entrevista do paciente, meticulosa avaliação e planejamento, continua com o tratamento propriamente dito e culmina na implementação de acompanhamento e revisões regulares.[6]

Queixa Principal

A queixa principal deve ser atenciosamente escutada e discutida. Normalmente o paciente mostra insatisfação quanto à forma, posição ou cor de seus dentes, ou ainda pretendem melhorar resultados de tratamentos realizados previamente. É papel do profissional saber qual o tratamento ideal para cada paciente e saber orientar quanto às reais possibilidades e limitações, no sentido de atender suas expectativas, principalmente quando este solicita uma melhoria estética do sorriso.

EXAME E ANÁLISE DOS COMPONENTES FACIAIS

Um sorriso é constituído de elementos como lábios, dentes e gengiva, além dos componentes faciais. Quando todos esses elementos estão unidos em proporções apropriadas, eles agem em sinergia de forma a criar um belo sorriso.[6,7]

Não existem regras fixas para odontologia estética, porém, numa análise mais ampla, as características de um sorriso que agradam a maioria e que podem ser reproduzíveis acabam tornando-se modelos para alcançar uma reabilitação estética, a mais natural possível.

Da mesma forma, como nos problemas funcionais, seguimos condutas que nos levam ao diagnóstico das anomalias, os problemas estéticos também necessitam de parâmetros para melhores finalizações dos casos.[8]

Nesse sentido, apresentaremos aqui alguns dos principais componentes dentofaciais, um guia rápido, que pode auxiliar no diagnóstico a partir do exame estético inicial e no planejamento dos casos.

GUIA EXPRESSO 1 – DOS FUNDAMENTOS DE ESTÉTICA ESSENCIAIS

- Análise das referências pontuais.
- Altura das bordas incisais (barras azuis).

Idealmente, as bordas incisais dos dentes anterossuperiores relacionam-se entre si da seguinte maneira: incisivo central mais longo em relação ao incisivo lateral; incisivo lateral mais curto em relação ao central e ao canino, e canino mais longo em relação lateral e ao central. Muitas vezes os centrais e os caninos encontram-se numa mesma altura de bordas incisais quando vistos por um ângulo diagonal lateral. Pelo ângulo frontal tendem a seguir a gradação incisivo central > incisivo lateral > canino.

Zênite (pontos pretos) e Altura da Margem Gengival (triângulo verde)

O arcabouço gengival tem papel de destaque no relacionamento com os dentes anterossuperiores.

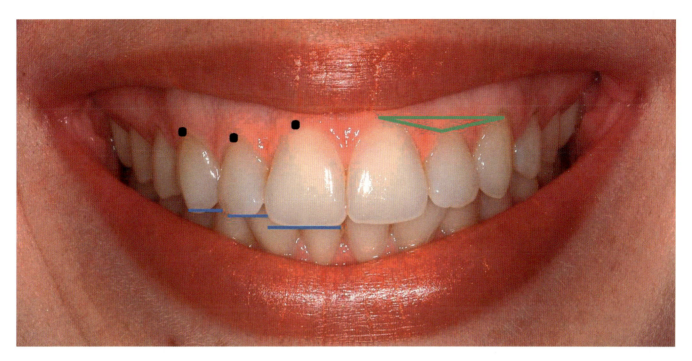

Guia Expresso 1: Marcadores das análises estéticas.

Devido à inclinação axial natural, esses elementos apresentam um ponto distal mais apical da margem rósea chamado zênite gengival.[9] Unindo-se os zênites dos incisivos e canino, tem-se a formação de um triângulo (verde) com ápice voltado para o zênite do incisivo lateral. Esse triângulo gengival formado pode ser frequentemente encontrado em sorrisos esteticamente agradáveis, devendo ser reproduzido quando se busca a harmonia do sorriso.

Ameias Incisais (vermelho)

A abertura das ameias incisais é de suma importância quando se quer reproduzir o dente de forma natural. Em pacientes jovens as ameias incisais são normalmente mais abertas que em pacientes idosos, pois estes últimos apresentam desgastes incisais. Para reconstruí-la, deve-se fazer a medição entre a ponta da papila interproximal e o bordo incisal.

É aconselhável seguir estas medidas: entre incisivos centrais – 1/4 da distância entre a ponta da papila e o bordo incisal. Entre incisivo central e lateral – 1/3 da distância entre a ponta da papila e o bordo incisal do central. Já entre incisivo lateral e canino observa-se uma abertura de ameia correspondente à metade da distância entre a ponta de papila e o bordo incisal do lateral.

GUIA EXPRESSO 2

Análise das proporções através do Diagrama de referências estéticas dentárias (DRED).

Curva do Sorriso

Esta linha hipotética deve ser o mais semelhante possível ao contorno dos bordos incisais dos dentes superiores, num sentido ascendente, ou seja, convexa em relação ao lábio inferior, guardando certo grau de paralelismo com este e acompanhando a curvatura dos dentes superiores. Sendo assim, as bordas dos incisivos centrais podem ou não fazer leve contato com o lábio inferior. Esse aspecto convexo, também chamado de "prato fundo", é o que proporciona o efeito estético agradável e, respeitada as proporções dentais, soma pontos para o que chamamos de simetria irradiativa (Fig. 12.1).

Proporção Áurea

Foi proposta na Odontologia primeiramente com o intuito de determinar as relações de largura dos dentes para alinhamento correto em uma arcada dentária.

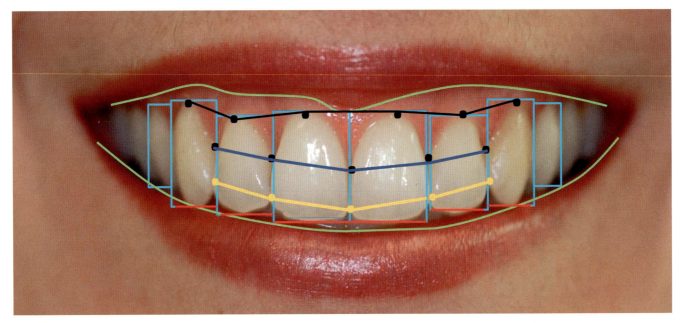

Guia Expresso 2: Análise das proporções através do diagrama de referências estéticas dentárias (DRED).

- Linha cervical: formada pela união dos zênites. Idealmente convexa em relação ao plano oclusal.
- Linha incisal: segue a borda dos dentes anterossuperiores. Forma ideal de "prato fundo".
- Linha dos pontos de contato: une esses pontos e é paralela à linha incisal.
- Linha papilar: formada pelas pontas das papilas gengivais e paralela à linha dos pontos de contato.
- Linha do lábio superior: representa a borda inferior do lábio superior. Dita a exposição dos dentes superiores. Usa-se como referência a relação da borda inferior do lábio superior e da margem gengival do incisivo central superior (+/- 2 mm, acima ou abaixo).
- Linha do lábio inferior: deve manter uma relação harmoniosa com o plano incisal superior, sendo paralela a este.

Câmara, C.A. Estética em ortodontia: seis linhas horizontais do sorriso. Dental Press J. Orthdontic. 2010 jan/feb;15(1): 118-31.

A proporção áurea apresenta um ponto negativo, pois é uma relação muito exata, o que a torna difícil de medir, sendo necessário o uso de um compasso ou régua especial. Por este motivo Snow sugeriu que as larguras aparentes dos dentes fossem descritas como "porcentagem áurea".[10] Na prática odontológica, aplicamos seu conceito na quantidade de visualização dos dentes no sorriso, tomando-se uma vista frontal.

Na ausência de outras referências, a regra de ouro pode funcionar como um guia geométrico na recriação de sorrisos esteticamente agradáveis (observar as proporções fixadas pela regra na figura 12.2). Contudo, apresenta limitações, uma vez que não analisa assimetrias entre dentes homólogos e não conta com a influência da forma do arco na percepção relativa da largura dos dentes anteriores.[11]

Proporção Dental

É a partir da relação entre o comprimento e a largura dental aparentes que se obtêm as proporções individuais e a relação dos dentes entre eles.[10] Vale lembrar que são medições aparentes, ou seja, visíveis quando analisadas em um sorriso frontal e não aquelas medições reais entre altura-largura dos dentes.

A proporção dental do incisivo central é a mais importante e ao mesmo tempo a que melhor se consegue analisar. Essa razão se deve ao fato de que este dente apresenta dominância central e determina toda a construção da arcada dentária. No planejamento de um arco completo, devemos sempre iniciar com a posição, dimensão e proporção deste dente. Para isso, é fundamental que a relação largura-altura deste dente

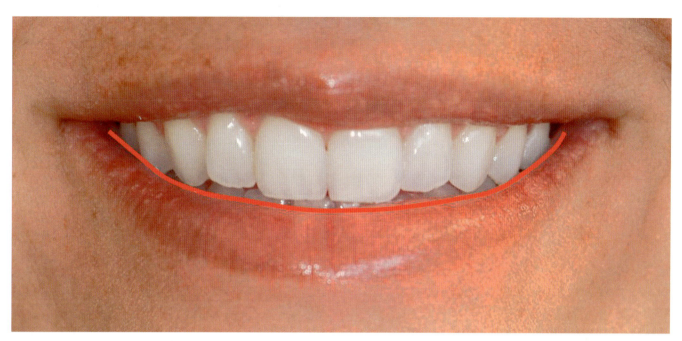

Fig. 12.1: Análise da linha curva de sorriso.

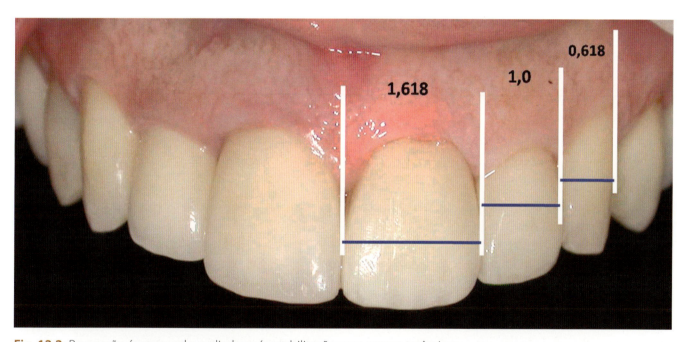

Fig. 12.2: Proporção áurea sendo avaliada após reabilitação com coroas cerâmicas.

se encontre em um patamar estético favorável, ou seja, em uma média aproximada de 20 a 25% mais longo do que largo.[10,12] Logicamente, esses são valores de referência e muito mais importante que isso é o profissional conseguir desenvolver sensibilidade para criar uma harmonia estética com a face do paciente.

O encaixotamento dos dentes inspirado no Diagrama de Referências Estéticas Dentárias (DRED) é um meio auxiliar para a avaliação objetiva do sorriso.[8,10] Sua finalidade é dar uma exata noção dos posicionamentos e proporções que os dentes guardam entre si e também a relação desses com a gengiva e o lábio. Por intermédio desse diagrama, podemos analisar as seis linhas horizontais do sorriso de forma prática e didática, como pode ser observado no Guia 2 e figura 12.3.

Gradação

A percepção da diminuição visual gradual (perspectiva) dos dentes à medida que se posicionam mais para posterior é fortemente influenciada pela presença do corredor bucal (espaço negro formado entre superfície vestibular dos dentes e a porção interna da mucosa jugal). Dessa forma, quanto mais corredor bucal o paciente possuir, maior será a sensação de gradação dos elementos dentários à medida que se vai para a região posterior.

Nos quadradinhos formatados na figura 12.3 consegue-se observar as referências estéticas mostradas no Guia 1, borda incisal, borda gengival, gradação, proporção áurea e paralelismo com linha do sorriso em um único conjunto e de forma clara e objetiva. O encaixotamento dos dentes na análise do sorriso é um recurso possível a partir do registro de imagens digitais de qualidade e sem distorções, sendo muito útil ao planejamento dos casos em que a estética anterior está comprometida. No próximo tópico analisaremos a importância das imagens digitais.

Importância do Registro de Imagens Digitais

A fim de auxiliar no diagnóstico das queixas estéticas e como importante ferramenta para o planejamento da reabilitação, devemos, sempre que possível realizar o registro fotográfico de cada caso. Contribuem também na documentação do estado pré e pós-tratamento, além de permitir ao profissional uma análise minuciosa de detalhes da macro e microestética. Além disso, permitem a avaliação dos trabalhos executados, a comunicação entre profissionais (dentista/periodontista/ortodontista/ceramista) e entre profissional e paciente, além de auxiliar a elucidar demandas legais quando necessário.[12]

Deve ser realizada fotografias tanto intraorais como extraorais. Para obter o aspecto intraoral do paciente são necessárias algumas fotos, sendo elas: as fotos de sorriso, frontal, duas oclusais e duas laterais. Das extraorais, uma frontal de rosto e perfil.

De semelhante importância ao registro de imagens, uma moldagem de ambos os arcos também deve ser realizada com material que apresente fidelidade. O ideal é obter dois modelos de cada arco, um para estudo e outro para pré-trabalho (encerramento). Se o caso for uma reabilitação extensa, faz-se necessário a montagem em ASA, para melhor observação dinâmica do planejamento. Os modelos facilitarão a visualização de detalhes do posicionamento dos dentes e sua relação com o tecido gengival, além de permitir uma visão dos dentes em conjunto com o arco antagonista. Pode ser usado também para realização de ensaios restauradores que facilitarão a comunicação com o paciente em relação ao tratamento a ser proposto.

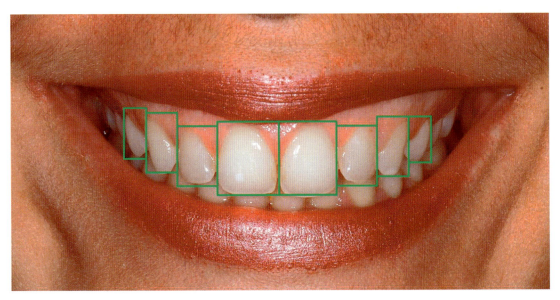

Fig. 12.3: Gradação sendo avaliada com a execução de quadrados sobre a foto da paciente.

Estética Dental na Terceira Idade 175

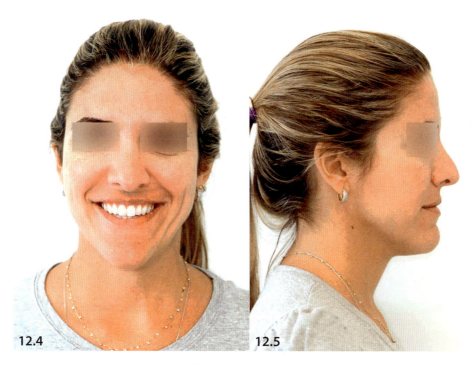

Figs. 12.4 e 12.5: Fotografias de frente e de perfil da paciente.

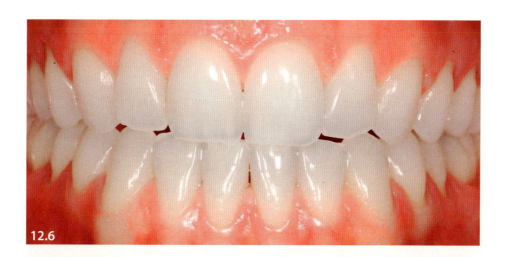

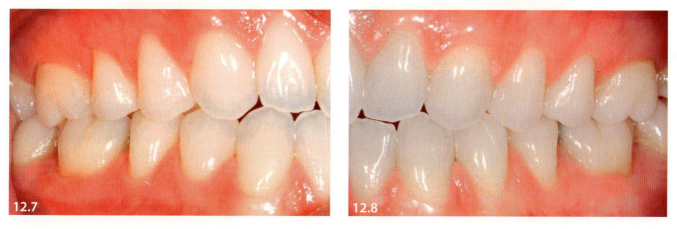

Figs. 12.6 a 12.8: Fotografias intraorais frontal e laterais esquerda e direita.

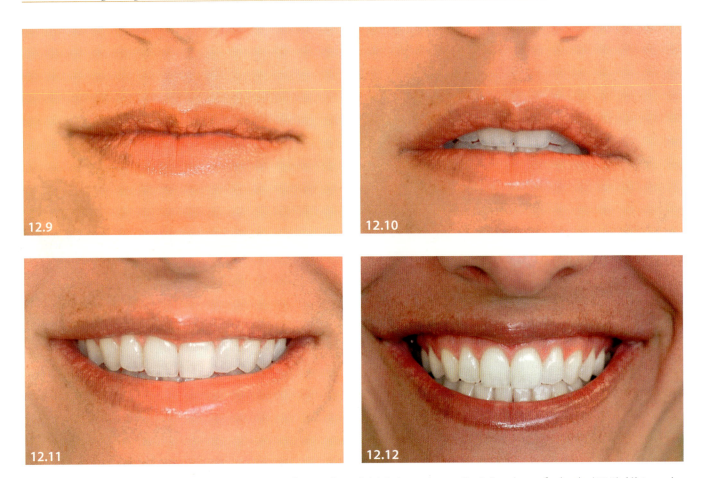

Figs. 12.9 a 12.12: Fotografias extraorais para avaliação dentolabial da paciente. Posições: boca fechada (12.9), lábios relaxados com exposição dos incisivos (12.10), sorriso solicitado (12.11) e sorriso espontâneo (12.12).

ANÁLISE DO SORRISO

Devemos analisar individualmente os casos observando a influência dos seguintes fatores para um correto planejamento:

Formato dos Lábios

Influenciam fortemente no grau de exposição do sorriso. Dependendo de sua tonicidade, capacidade motora, formato e tamanho, podem contribuir ou prejudicar a apresentação de um sorriso (Fig. 12.13). O descortinamento labial, que ocorre através do afastamento dos lábios durante o sorriso, é o que proporciona a avaliação da relação da estética branca e rósea entre si e com os lábios.[8]

Espontaneidade do Sorriso *versus* Altura Real do Sorriso

Sempre que possível devemos tentar registrar o sorriso mais espontâneo do paciente com intuito de avaliar a verdadeira altura dos sorriso. Os sorrisos podem ser altos, médios ou baixos, dependendo da relação entre a borda inferior do lábio superior e a margem gengival do incisivo central superior, num limite de 2 mm acima ou abaixo desta.[8] Sorrisos solicitados, também chamados sorrisos voluntários, normalmente não alcançam o espectro total de abertura e levantamento dos lábios. O ideal, quando da tomada fotográfica, é buscar um sorriso espontâneo, onde se consegue registrar e classificar a real altura do sorriso. Observa-se a diferença do sorriso solicitado para o espontâneo nas figuras 12.14 e 12.15. Deve-

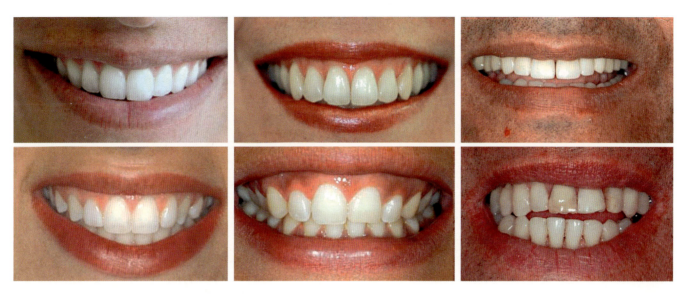

Fig. 12.13: Avaliação do formato dos lábios e sua influência direta na quantidade de exposição dos dentes.

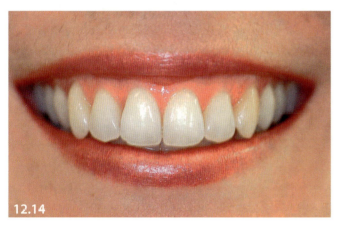
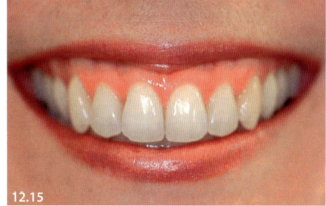

Figs. 12.14 e 12.15: Comparação entre sorriso solicitado e sorriso espontâneo.

-se estimular o paciente através de algum recurso que provoque o sorriso espontâneo.

CASO CLÍNICO DE PACIENTE DE 3ª IDADE

Quanto mais critérios estiverem disponíveis e forem de conhecimento, mais opções teremos de encontrar uma solução melhor e mais adequada para o caso.

Atualmente o plano de tratamento deve ter o objetivo estético muito bem definido. Observando a harmonia estética desejada e levando em consideração o impacto do tratamento sobre a estrutura, função e biologia, o clínico deve utilizar as várias áreas da odontologia para oferecer o mais elevado nível de atenção odontológica para cada paciente.[13] A interdisciplinaridade propicia a integração do diagnóstico, plano de tratamento e a fase de execução propriamente dita.[6,7,8,13]

A partir das análises feitas com os dados fornecidos anteriormente, o profissional poderá escolher a melhor sequência de tratamento para o seu paciente. Isso poderia incluir tratamento ortodôntico ou cirurgia periodontal estética, ambos com o intuito de melhorar a gradação, perspectiva e proporção dental. Terapias de clareamento dental também seriam avaliadas como opção em alguns casos.

Simulações Clínicas

O resultado de um tratamento estético e funcional, quando envolve uma série de transformações, deverá ser previamente conhecido, antes da cimentação das restaurações definitivas. O planejamento do tratamento deve iniciar pela visualização do resultado final.[6] Seguindo esse princípio podemos prevenir desapontamentos e desnecessárias repetições.[14] Por isso, sempre que possível, a etapa da simulação clínica do tratamento (*mock-up*) deve ser incluída no planejamento. Em especial nos casos de pacientes idosos, a alta expectativa que o paciente pode ter quanto à finalização estética de seu tratamento, deve ser conduzida de forma realística através desta simulação direta no mesmo, orientando o paciente quanto as possibilidades e limitações de seu tratamento, não permitindo uma expectativa exagerada ou irreal quanto ao final do mesmo. Essa conduta leva a uma melhor interatividade entre o profissional e o paciente, uma vez que a compreensão real do tratamento promove melhor harmonia entre as partes até o final do trabalho.

As simulações clínicas consistem na confecção de provas em resina sobre o modelo de estudo (*simulação indireta*) ou sobre o próprio dente do paciente (*simulação direta*). Essas simulações clínicas ajudam a determinar os procedimentos clínicos e laboratoriais necessários para alcançar função e estética desejadas.[11,14] Propiciam um planejamento com participação ativa do paciente, que pode sugerir modificações e adaptações, na medida do possível, a serem executadas pelo profissional, para facilitar o alcance do resultado final. Auxiliam também no entendimento do paciente quanto à determinação das necessidades de cirurgia pré-protética periodontal e de tratamento ortodôntico.[14]

No presente caso será apresentada a *SIMULAÇÃO DIRETA*, em função do tipo de problema apresentado, o qual propiciou demonstração imediata do efeito e finalização quanto à estética final para o paciente. As *SIMULAÇÕES INDIRETAS* também poderiam ter sido utilizadas, contudo o objetivo a ser demonstrado neste caso seria a utilização das *GUIAS EXPRESSAS EM ESTÉTICA* como ferramenta que possibilita agilidade demonstrativa para o paciente. Apesar de requerer maior prática em escultura dental com resinas diretas, existe uma grande vantagem de se usar vários parâmetros faciais como lábios, sorriso, simetria com face, efeitos fonéticos e funcionais diretamente no paciente, o que não poderia ser realizado em procedimento indireto laboratorial, necessitando de ajustes maiores na prova intraoral. De toda forma, os encerramentos diagnósticos convencionais de arcadas inteiras podem e devem ser utilizadas quando se tratam de reabilitações orais, onde os dentes posteriores estão plenamente envolvidos no tratamento. Quando possível, tentar transferir o formato do encerramento diagnóstico à uma simulação clínica do caso junto ao paciente.

Simulação Indireta	Simulação Direta
*Execução da escultura em maior tempo, feita em laboratório	*Execução no consultório, direto no paciente
*Número de consultas maior	*Ótimos referenciais faciais e dentofaciais
*Menor referencial de face, lábios, simetria, fonética, função – ajustes finais na boca – **Domínio de fundamentos de estética**	*Domínio da escultura e dos **fundamentos de estética**
⬇	⬇

Ótimo entendimento do paciente quanto ao tratamento proposto

Simulação Direta (mock-up)

Neste caso, a simulação foi realizada diretamente na boca do paciente, com resina fotopolimerizável, durante a 1ª consulta clínica.

A resina composta fotopolimerizável poderá ser acrescentada em grande quantidade de uma só vez (de canino a canino), ou em duas partes (de central a canino) onde um esboço de escultura deverá ser realizado tendo como parâmetros as GUIAS EXPRESSAS, já apresentadas em conjunto com *os fundamentos básicos em estética* também já descritos. Se o paciente possuir dentes restaurados com resina, é interessante lubrificar os mesmos antes do procedimento.[14]

Depois de fotopolimerizado, pode ser necessário pequenos acréscimos de material para corrigir eventuais defeitos de forma. A obtenção do contorno final deverá ser feita através de desgaste com broca diamantada e o polimento poderá ser dado com borrachas abrasivas.

O procedimento deverá ser iniciado pelo incisivo central estabelecendo a posição do bordo incisal e linha média, comprimento e largura.[11] Quando é necessário um aumento do comprimento maior que o permitido pelo espaço existente, pode-se sugerir um aumento do dente no aspecto gengival, através de cirurgia periodontal estética. A simulação da nova margem gengival do dente poderá ser obtida estendendo-se resina foto sobre a gengiva marginal.[14] Essa manobra pode ser uma ferramenta muito útil para a decisão de execução do procedimento cirúrgico.

O encurtamento ou diminuição de forma dos elementos dentários podem ser simulados por uma manobra bastante simples, utilizando-se uma caneta marcadora preta fina, marcando-se as áreas a serem "desgastadas" na simulação.[14,15] Na sequência clínica, colocamos um anteparo escuro por trás do dentes marcados com a caneta preta, e temos a ilusão de que as partes escuras teriam sido desgastadas, permitindo a observação antecipada do efeito de desgaste dental.

A técnica de Simulação Direta permite ao clínico a visualização das possíveis mudanças e a integração do contorno e posição dentária com a face e lábios do paciente, tanto no sorriso quanto em repouso. Testes fonéticos deverão ser realizados para verificar a relação da borda incisal com o lábio inferior.[11,14]

O procedimento da simulação é uma técnica razoavelmente rápida e simples, que provê um *feedback* clínico instantâneo antes do início do tratamento propriamente dito.[14] A vantagem da técnica é que as mudanças desejadas podem ser visualizadas clinicamente, testadas com o paciente em sorriso e em repouso, além de avaliadas foneticamente. O paciente é ativamente envolvido no procedimento diagnóstico, dividindo a responsabilidade do resultado do trabalho final. Além disso, reduz o tempo clínico e auxilia na aceitação da proposta de tratamento pelo paciente antes mesmo de qualquer intervenção clínica irreversível.

A tomada de fotografias durante o procedimento, com o paciente sorrindo e em repouso, facilita a comunicação entre o profissional, o paciente e o ceramista. Uma moldagem com o *mock-up* em posição pode ser realizada e encaminhada ao laboratório para referência em todas as etapas do trabalho a serem executados.

A partir da duplicação do modelo obtido com o *mock-up* e devido refinamento do mesmo no laboratório, foram realizados provisórios prensados novamente, tendo como referência o modelo obtido através da simulação direta.

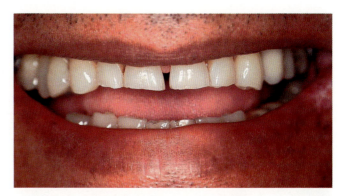

Fig. 12.16: Paciente com 63 anos de idade, insatisfeito com a aparência do seu sorriso.

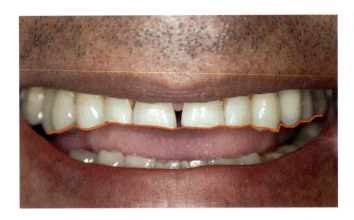
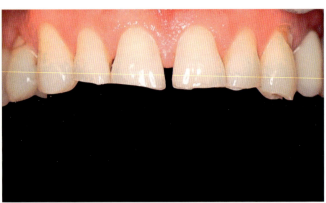

Fig. 12.17: Sorriso espontâneo. Observar o sorriso baixo com desgaste incisal acentuado e desaparecimento das ameias incisais. Curva do sorriso invertida, que aumenta o aspecto envelhecido do paciente.

Fig. 12.18: Vista aproximada. Mesmo estando o arco gengival dos incisivos centrais na mesma altura dos laterais, não foi cogitada cirurgia periodontal corretiva, em vista da altura do sorriso do paciente.

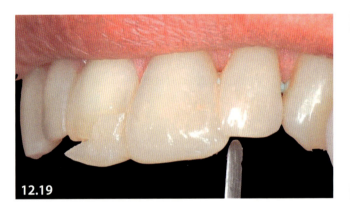
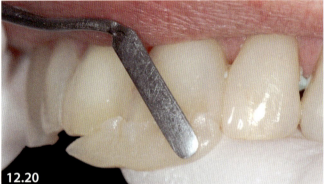

Figs. 12.19 e 19.20: Resina fotopolimerizável sendo esculpida sobre o dente, em incremento grandes. Vale lembrar que esta etapa é feita sem condicionamento ácido e sistema adesivo.

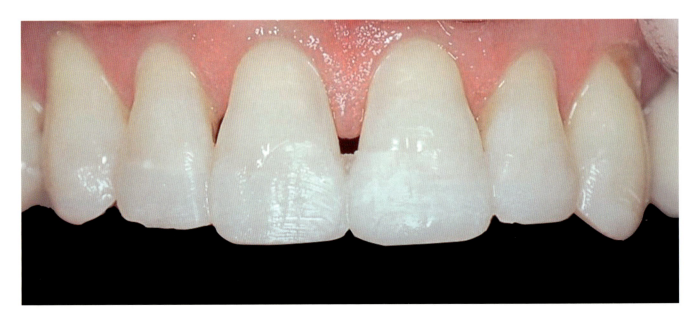

Fig. 12.21: Simulação direta executada.

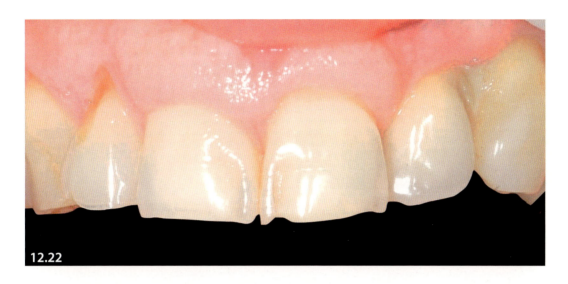

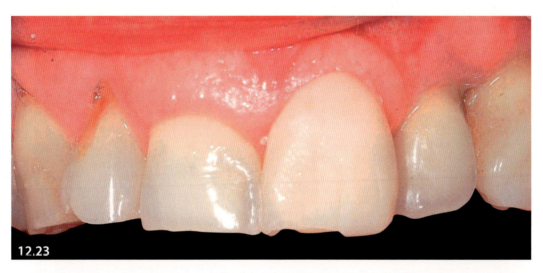

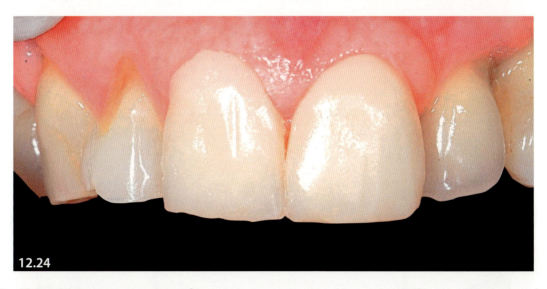

Figs. 12.22 a 12.24: Paciente 65 anos, insatisfeita com o comprimento de seus dentes. Sequência ilustrativa de simulação de cirurgia gengival através de acréscimo de resina direta sobre a área gengival cervical dos dentes 11 e 21.

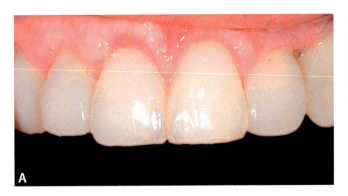
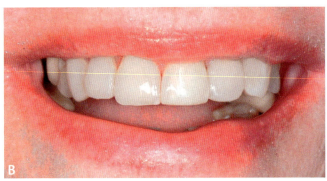

Fig. 12.25: (A,B) Aspecto final 15 dias pós-cirurgia periodontal e confecção das resinas diretas.

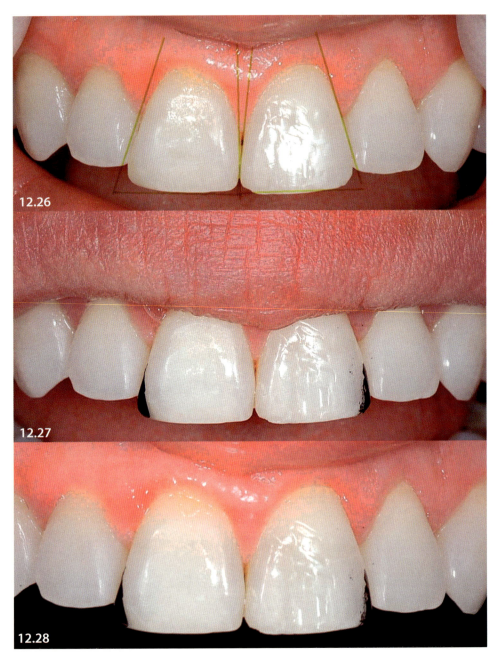

Figs. 12.26 a 12.28: Simulação de desgaste dentário para melhora da forma (acentuadamente triangular) com marcador preto e uso de fundo escuro.

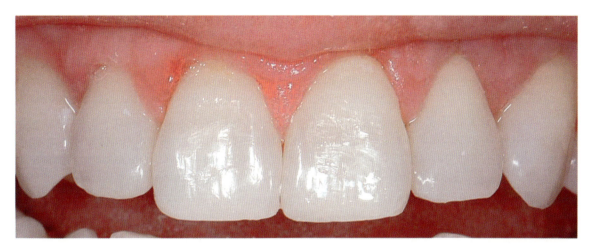

Fig. 12.29: Finalização do caso com ameloplastia e fechamento de microdiastema com resina composta.

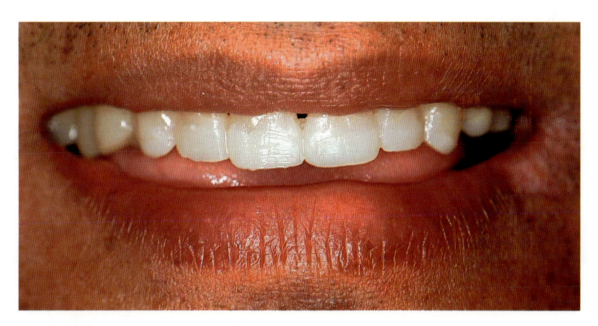

Fig. 12.30: Observar a harmonia alcançada entre dentes e lábios na fase de simulação direta.

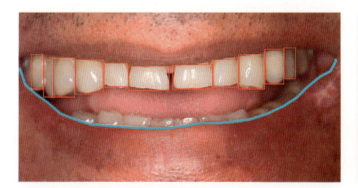 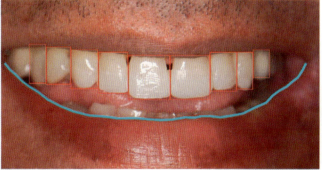

Figs. 12.31 e 12.32: Foto comparativa da proporção dental antes e após simulação direta. Observar melhora na curva do sorriso, visibilidade dental, gradação e perspectiva; elementos que favorecem o aspecto mais jovial.

Opções Restauradoras

Como discutido anteriormente, a partir das simulações iremos definir qual opção restauradora escolheremos para cada paciente. As opções incluem: Resinas diretas, facetas cerâmicas e coroas cerâmicas.

No caso que está sendo apresentado, após simulação direta foi observado que haveria necessidade de muitas modificações de posicionamento dos dentes, devido ao tipo de oclusão do paciente. Por esse motivo optou-se pelo preparo de coroas totais nos elementos anteriores.

Foi utilizado o sistema cerâmico LAVA 3M com casquetes reforçados por zircônia, apresentando alto grau de resistência e estética.

Após finalizado o caso, o tratamento deverá continuar no intuito de proservação. Pacientes possuidores de reabilitações extensas com histórico de bruxismo, como o caso acima mostrado, deverão sempre que possível receber uma placa de mordida oclusal de proteção.

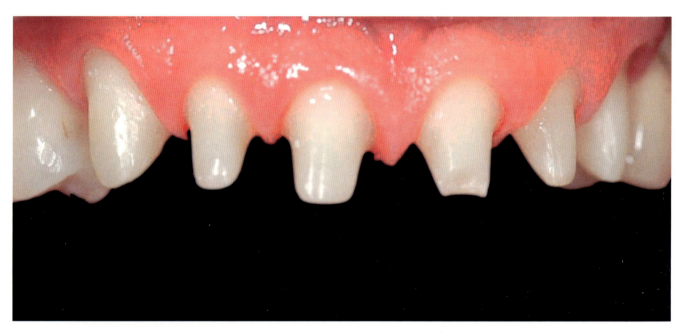

Fig. 12.33: Vista dos preparos para coroas totais.

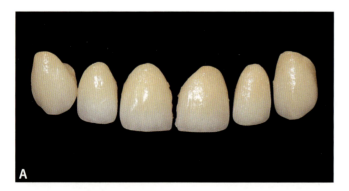
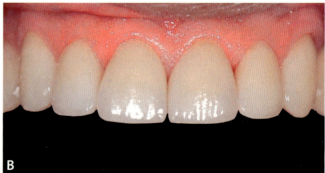

Fig. 12.34: (A) Coroas totais cerâmicas *metal free*, vaselinadas na área cervical externa e prontas para serem cimentadas. (B) Coroas *metal free* cimentadas com U-100 (3M).

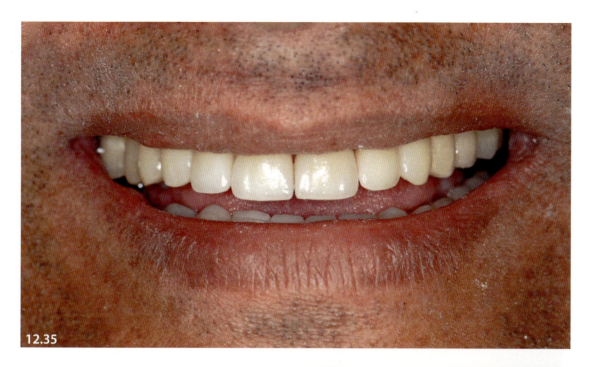

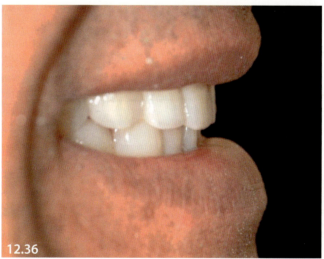

Figs. 12.35 e 12.36: Vista frontal e perfil do caso finalizado de acordo com o protótipo da simulação direta.

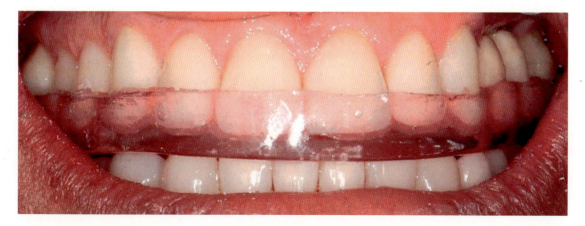

Fig. 12.37: Placa de mordida oclusal sendo ajustada no paciente.

RESUMO

As necessidades estéticas dos pacientes de 3ª idade são atualmente muito semelhantes ao pacientes jovens, dessa forma a análise minuciosa através das Guias Expressas em Estética torna-se fundamental para planejamento dos casos.

Os pacientes de terceira idade devem ser avaliados quanto ao tipo de transformação estética que almejam. Um estudo aprofundado inclui fotos, análise dos componentes faciais, modelos e simulações diretas ou indiretas, que devem ser feitos no intuito de elucidar as reais possibilidades e possíveis limitações que cada caso apresenta. Muito normalmente há interação multidisciplinar entre Dentística, Prótese, Periodontia e Ortodontia para se conseguir um padrão estético almejado.

REFERÊNCIAS

1. Rosa LB, Zuccolotto MCC, Batglion C, Coronato EAS. Odontogeriatria- a saúde bucal na terceira idade. RFO. 2008 may/aug; 13(2): 82-86.
2. Sanderson WC, Scherbv S. Reamesuring Aging. Science. 2010 sep; 329: 1287-1288.
3. Allen F. et al. Gerodontlogy: how big is the challenge in Ireland? JIDA. 2010 jun/jul; 56(3): 134-40.
4. Beall AE. Can a new smile make you look more intelligent and sussessful? Dent Clin N Am. 2007; 51: 289-97.
5. Mello HSA. Odontogeriatria. Ed Santos (Grupo GEN); 2004.
6. Jivraj S, editor. Treatment planning: art or science? CDA Journal. 2008 aug; 36(8):563-64.
7. Simon Z, editor. Elements of the smile. CDA Journal. 2008 may; 36(5): 333.
8. Câmara CA. Estética em ortodontia: seis linhas horizontais do sorriso. Dental Press J. Orthod. 2010 jan/feb;15(1): 118-31.
9. Conceição EN & cols. Restaurações estéticas: compósitos, cerâmicas e implantes. Porto Alegre:Artmed; 2005.
10. Hatjó J. Anteriores: a beleza natural dos dentes anteriores – teoria, prática e regras aplicadas na estética. Vol I e II. Ed Santos(Grupo GEN); 2008.
11. Donitza A. Creating the perfect smile:Prosthetic considerations and procedures for optimal dentofacial esthetics. CDA Journal. 2008 may; 36(5):335-42.
12. Masioli MA. Fotografia odontológica. Vitória- ES; 2005.
13. Spear FM, Kokich VG. A Multidisciplinary approach to esthetic dentistry. Dent Clin N Am. 2007; 51: 487-505.
14. Simon H, Magne P. Clinically based diagnostic wax-up for optimal esthetics: the diagnostic mock-up. CDA Journal. 2008 may; 36(5):355-62.
15. Marzola R, Derbabian K. The science of communicating the art of esthetic dentistry. Part I: patient-dentist-patiente comunication. J Esthet Dent. 2000; 12(3): 131-8.

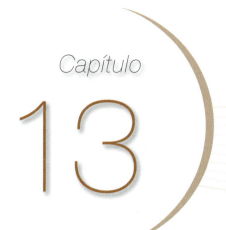

Capítulo 13

Implantes: Quando não Fazer? Contraindicações em Implantodontia

Luiz Carlos Santiago, Mariana Ribeiro de Moraes Rego, Martinna de Mendonça e Bertolini

Em 1969, Brånemark[15] publicou uma pesquisa que foi um marco na odontologia, documentando o sucesso da osteointegração de implantes endo-ósseos. Desde então, seus métodos cirúrgicos para instalação de implantes osteointegráveis têm tido uma influência profunda sobre a prática odontológica. Nos últimos anos os implantes têm se tornado o tratamento de escolha em muitas, se não a maioria, das situações em que é necessária a reposição de dentes perdidos.[30]

No entanto, os implantes não estão livres de apresentarem problemas, uma vez que uma pequena porcentagem destes pode não osteointegrar corretamente e ser perdido.[52] Essas perdas se tornam particularmente danosas quando fazem resultar em um espaço desdentado maior do que antes para ser reabilitado com a colocação de implantes, gerando, em alguns casos, defeitos ósseos onde antes não havia.

A capacidade de identificar com segurança os pacientes e condições com maior potencial para o fracasso após a instalação de implantes é uma ferramenta extremamente útil para o diagnóstico e seleção destes pacientes. Desse modo, a instalação de implantes não deve ser realizada sem a cuidadosa análise de algumas variáveis, que incluem fatores locais e sistêmicos do paciente. Sendo assim, as decisões relacionadas ao plano de tratamento devem, sempre que possível, ser baseadas em evidências científicas que tenham as melhores taxas de sucesso a longo prazo.

Este capítulo discute os fatores sistêmicos e locais relacionados ao paciente, bem como possíveis hábitos deletérios, a serem considerados no planejamento com implantes.

FATORES SISTÊMICOS RELACIONADOS AO PACIENTE

É importante estabelecer que para qualquer tipo de cirurgia não obrigatória, como a maioria das cirurgias realizadas para a instalação de implantes dentários, existem determinados limiares mínimos que não podem ser ultrapassados. Nesse caso, as contraindicações absolutas são os limiares, pois, se forem ignoradas, podem comprometer a saúde geral do paciente. Pacientes com doenças metabólicas descontroladas ou desconhecidas, mas suspeitas, necessitam de uma consulta médica antes da consulta odontológica para a instalação de implantes, apresentando, se necessário, um risco cirúrgico feito pelo médico responsável.

Alguns outros problemas, no entanto, são autolimitados ou tratáveis, de modo que os procedimentos dentários, em muitos casos, podem ser possíveis no futuro, após o tratamento ou estabilização da condição médica pré-existente que contraindicaria a cirurgia com implantes. A Sociedade Americana de Anestesiologia (*American Society of Anesthesiologists*

– ASA) restringe a indicação de cirurgias de implantes, com segurança, aos pacientes com níveis I e II. Porém, desde que tomados os devidos cuidados, os pacientes com nível III também podem, após avaliação, estarem aptos a este tipo de tratamento, como pode ser observado na tabela 13.1.[19]

Assim, é importante que tais condições sejam estudadas e discutidas para um correto planejamento do caso, considerando cada tipo de paciente e possíveis fatores relacionados que possam alterar o manejo do caso.

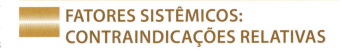

FATORES SISTÊMICOS: CONTRAINDICAÇÕES RELATIVAS

Idade do Paciente

Pacientes muito jovens

Não existe evidência científica que estabeleça um limite mínimo de idade para que ocorra uma correta osteointegração dos implantes dentários. Entretanto, pacientes jovens que encontram-se em fase de cres-

Tabela 13.1: Classificação definida pela ASA* e alterações no tratamento dentário.

ASA	Características do Paciente	Exemplos	Alterações no Tratamento Dentário
II	• Saudável • Pouca ou nenhuma ansiedade para ir ao dentista		Nenhuma
III	• Doença sistêmica leve ou moderada, não incapacitante, sem limitar as atividades • Grande ansiedade para ir ao dentista	• Diabetes bem controlada, epilepsia, asma, problemas de tireoide, gravidez, alergias	Nenhuma
IIII	• Doença sistêmica grave, não incapacitante, mas que limita as atividades	• Angina estável, infarto do miocárdio (MI) ou acidente vascular cerebral (AVC) há mais de 6 meses, insuficiência cardíaca congestiva (CHF)	• Rotina de atendimento geralmente possível • É necessária uma cuidadosa avaliação se for planejada uma reabilitação fixa extensa • Evitar procedimentos que provoque os pontos imunossuprimidos • A maioria das cirurgias não tem contraindicações
IIV	• Doença sistêmica grave, incapacitante e que limita as atividades	• Angina instável ou MI ou AVC nos últimos 6 meses, severa CHF, epilepsia, diabetes, problemas de tireoide não controlados	• Realizar o manejo apenas da doença aguda • Reabilitações protéticas fixas e removíveis podem ser limitadas • Cirurgias com exposição óssea podem exigir preparo extenso e companhamento médico
VV	• Moribundo (não vai sobreviver com ou sem operação)		
VVI	• Paciente clinicamente morto, mantido para a retirada de órgãos para doação		

*Sociedade Americana de Anestesiologia (*American Society of Anesthesiologists* – ASA).

cimento não devem receber implantes dentários sob o risco de desenvolveram sequelas semelhantes às de um dente anquilosado.[59] Tais dentes ficam submersos durante o crescimento uma vez que eles são incapazes de entrar em erupção para compensar o crescimento vertical do processo alveolar, bom como ocorre com um implante.

Assim, uma das maiores preocupações relacionadas à instalação de implantes em adolescentes é a possibilidade de "deslocalização" ou de "deslocamento" com o passar do tempo em relação à dentição natural. Os problemas mais comuns são:

Na mandíbula, os problemas mais comuns são a infraoclusão ou a interferência na migração dos dentes posteriores para mesial, a fim de se estabelecer a chave de oclusão de molares, atrapalhando na oclusão.[21,49]

Na maxila, o crescimento vertical em linha reta supera o crescimento em qualquer outra dimensão, mas o processo alveolar sofre mudanças consideráveis em todas as dimensões ao longo do período de crescimento. Assim o implante poder ficar em infraoclusão, os ápices podem ficar expostos nas cavidades nasais ou seio maxilares, e implantes anteriores podem ser perdidos inteiramente devido ao processo de remodelação da pré-maxila.[21,49] Além disso, o crescimento na área de sutura palatina deve ser considerado, podendo gerar um diastema se o implante for o incisivo central.

Isso no caso de implantes unitários, pois considerando-se a colocação de uma prótese parcial fixa rígida ela pode inibir a atividade de crescimento normal da mandíbula ou maxila do paciente.[49]

Desse modo, a fim de se prevenir complicações e aumentar a previsibilidade do implante instalado, é necessário que se aguarde até o final da fase de crescimento dos pacientes jovens. Em geral, as meninas crescem ativamente até 14-15 anos de idade e os meninos, por outro lado, normalmente saem da fase de crescimento por volta de 17-18 anos de idade.[61]

O método dito como sendo o mais próximo do ideal para se avaliar o estado de crescimento de uma pessoa não é a idade cronológica nem idade dentária, mas sim a comparação de radiografias esqueléticas ao longo do tempo, como as radiografias de punho e mão (Fig. 13.1) ou a cefalométrica lateral (Fig. 13.2).[66]

Pacientes idosos

Os idosos tendem a ter maior prevalência de fatores locais, que podem influenciar no planejamento da reabilitação com implantes, seja uma simples xerostomia, ou uma severa reabsorção do rebordo. Além disso, podem apresentar doenças sistêmicas, como, por exemplo, diabetes e osteoporose, que serão discutidas mais a frente, e até uma certa dificuldade de adaptação muscular para próteses propostas, além de dificuldade para higienização das mesmas.

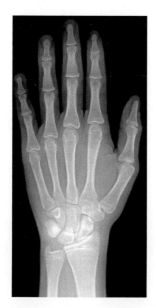

Fig. 13.1: Radiografia de punho e mão.

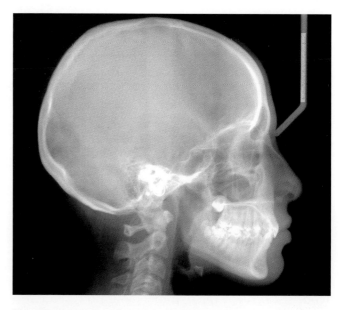

Fig. 13.2: Radiografia cefalométrica lateral.

Com a idade, alterações ósseas relacionadas à sua composição mineral e ao processo natural de remodelação podem ocorrer, bem como ocorrem alterações relacionadas à síntese de colágeno nos tecidos moles. Com isso, surgem atrasos na consolidação de fraturas e na cicatrização dos tecidos.[18] Porém, a qualidade e a quantidade de osso disponível para instalação de implantes e a técnica cirúrgica empregada são fatores mais importantes do que a idade nesse caso.

Deve-se lembrar, somente, que o paciente mais velho tem maior a probabilidade de agravamento das condições ósseas locais, por isso recomenda-se muito cuidado na escolha do sítio cirúrgico.

Osteoporose

A osteoporose é uma condição relacionada à redução da densidade óssea, onde, durante o processo natural de remodelação óssea, a taxa de reabsorção ultrapassa a de deposição. A prevalência de osteoporose aumenta com a idade, a perda óssea surge após a quarta ou quinta década de vida nos homens e nas mulheres após a menopausa.[16]

A grande preocupação sobre a osteoporose em relação à colocação de implantes é a possibilidade de que a doença altere a qualidade e a formação óssea, ou mesmo o processo de cicatrização, tornando a osteointegração um processo menos previsível do que em pacientes saudáveis. Mas, embora uma relação entre a perda óssea sistêmica e a perda óssea maxilar tenha sido demonstrada, não significa que, estabelecida a presença de osteoporose sistêmica, os ossos da maxila e mandíbula não estão aptos a receberem implantes.[27] Assim, a inspeção visual e tátil da qualidade de osso no local do implante se torna o melhor indicador de sucesso para a terapia com implantes.[10]

Diabetes

O diabetes é a causa mais comum de cegueira e amputação de membros inferiores não decorrentes de trauma nas extremidades. Além disso, é uma das principais causas de doença renal. Essas alterações patológicas ocorrem em resposta à deficiência e/ou disfunção de insulina. Em homeostase normal, a insulina estimula diretamente a síntese de matriz osteoblástica. Além disso, o metabolismo ósseo e mineral estão alterados em pacientes diabéticos,[26] isso pode vir a interferir no processo de osteointegração. No entanto, obtem-se altos índices de sucesso com implantes dentários em pacientes com diabetes controlado.[26,45]

Atualmente o que se considera antes de indicar a cirurgia de implantes para pacientes diabéticos é o controle dos valores glicêmicos, que permitem que o paciente, bem como profissional de saúde avaliem o prognóstico e controle da doença.[5] Se o controle glicêmico for adequado, o diabetes controlado não compromete o sucesso do implante.

Hipotireoidismo

Distúrbios da tireoide afetam o metabolismo ósseo. Os hormônios T3 e T4 produzidos pela tireoide regulam vários processos homeostáticos. Nos tecidos moles e fraturas ósseas, esses hormônios gerenciam o processo de cicatrização.

A partir dessa informação, pode-se pensar que o estado de hipotireoidismo levaria a falhas maiores na osteointegração de implantes, porém em um paciente controlado, o hipotireoidismo não parece influenciar na sobrevivência dos implantes.[6]

CONTRAINDICAÇÕES RELATIVAS: CONCLUSÃO

Isso mostra que algumas condições sistêmicas, desde que conhecidas e com o correto acompanhamento médico, tornam-se apenas contraindicações relativas à terapia com implantes osteointegrados, uma vez que isoladas, e estando controladas, não parecem apresentar risco em potencial para o sucesso do tratamento.

DESORDENS PSIQUIÁTRICAS

Pacientes incapazes de compreender e antecipar o tratamento odontológico, logicamente, não são bons condidatos a se submeterem a uma terapia com implantes. Muitas vezes, as doenças mentais não são diagnosticadas ou não são declaradas. Várias condições têm sido relatadas como sendo incongruentes com a colocação de implantes. Estas incluem os transtornos psicóticos (p. ex., esquizofrenia), distúrbios de caráter grave (p. ex., transtornos de personalidades), dismorfofobia (transtorno psicológico caracterizado pela preocupação obsessiva com algum defeito inexistente ou mínimo na aparência física), lesões cerebrais e demência pré-senil.[13]

Não existem razões biológicas relacionadas à perda de implantes para os pacientes com a maioria dos transtornos acima citados, o que deve ser considerado é a necessidade ou não de manejo para controle de comportamento desses pacientes, que, dependendo do caso, pode inviabilizar o tratamento.

FATORES SISTÊMICOS: CONTRAINDICAÇÕES ABSOLUTAS

Infarto do Miocárdio (IM) ou Acidente Vascular Cerebral (AVC) Recentes

Dependendo do caso, a isquemia do coração ou do cérebro pode gerar necrose tecidual local, acarretando em déficits funcionais. Após cuidados preliminares relacionados à isquemia, a estabilidade do paciente ocorre após cerca de 6 a 12 meses. Durante esse período é importante que se evite qualquer estresse, incluindo cirurgias que podem provocar complicações pós-operatórias de depressão miocárdica.[58]

Devido ao alto risco de complicações após um IM ou AVC, o dentista deve aguardar até a estabilização inicial do paciente. O paciente pode procurar atendimento odontológico eletivo somente após 6 meses desde o incidente de isquemia e após autorização médica. O profissional de saúde deve estar ciente de qualquer terapia anticoagulante ou trombolítica que esteja sendo administrada e deve compreender que o desejo de implantes dentais não justifica, necessariamente, a interrupção desta terapia.

Colocação de Prótese Valvular

O reparo de defeitos cardíacos ou vasculares com autotransplante ou com materiais sintéticos especiais muitas vezes tornam-se completamente envolvos por endocárdio ou endotélio, no primeiro mês, tornando-os relativamente impermeáveis à colonização bacteriana. Porém, nem todos os materiais são totalmente cobertos, isso pode depender do material utilizado, da morfologia ou da localização, e os possíveis riscos da exposição incluem endocardite ou endarterite. Apesar de serem particularmente propensas às infecções microbianas, as próteses valvares restauram a função para as pessoas com insuficiência cardíaca congestiva progressiva, embolia sistêmica ou endocardite, não podendo ser dispensadas.[17]

Após a colocação da válvula protética, a estabilidade inicial do paciente ocorre entre 6 meses a 1 ano após a cirurgia cardíaca.[17] Neste período é obrigatório que se evite procedimentos periodontais invasivos para evitar bacteremia e subsequente perda da válvula. Dependendo do tipo de válvula utilizada (mecânica ou bioprótese – suínas), o paciente necessita de diferentes regimes de medicamentos (anticoagulantes ou elevadores volume plasmático, respectivamente). Qualquer tratamento dentário deve levar em consideração esses medicamentos.

Tempo de Sangramento

Se a hemostasia adequada não puder ocorrer, a cirurgia eletiva não deve ocorrer, pois a perda de 500 ml de sangue já requer reposição. A hemorragia descontrolada decorre de uma série de condições, incluindo distúrbios de plaquetas e do fator de coagulação, mas muitas vezes provém de terapia medicamentosa, o que deve ser previamente questionado na anamnese.[7]

Os pacientes que precisam tomar anticoagulantes orais (por exemplo, aspirina, varfarina, clopidogrel, entre outros) para doenças cardiovasculares devem receber supervisão atenta do tempo de sangramento e do índice internacional normalizado (INR), que é equivalente ao Tempo de Protrombina, expresso em segundos, mas que só é utilizado quando o paciente faz uso de anticoagulantes orais. Existe pouco risco de hemorragia significativa após procedimentos cirúrgicos odontológicos em pacientes com um tempo de protrombina de 1,5 a 2 vezes maior do que o normal. Se, por algum motivo, o INR precisar ser mantido mais alto, o tratamento com implantes eletivos é inapropriado.[11]

A falta de plaquetas devido à infecção, a trombocitopênica idiopática púrpura, radiação terapêutica, mielossupressão e leucemia podem levar a problemas de sangramento durante ou após a cirurgia também. Esses pacientes muitas vezes necessitam de transfusão antes da cirurgia.[23]

Imunossupressão

A capacidade de apresentar uma resposta imunológica adequada é fundamental para a cicatrização de feridas, desse modo, os valores sanguíneos de alguns componentes relacionados à resposta imunológica do paciente devem ser previamente analisados durante o planejamento do caso, pois podem requerer ou não uma cobertura antibiótica prévia, ou mesmo contraindicar a realização de qualquer cirurgia. Tais valores podem ser observados na tabela 13.2.

É importante avaliar a causa da imunossupressão antes de considerar uma cirurgia eletiva de implantes em qualquer paciente.

Terapia de Câncer Ativa

Embora necessárias para destruir as células malignas de um câncer, tanto a radiação ionizante quanto a quimioterapia alteram os mecanismos de defesa do paciente e sua hematopoiese. O paciente em tais regimes não consegue, na maioria das vezes, montar uma resposta adequada ao trauma local causado pela cirurgia.

Radioterapia

Passado os primeiros seis meses após a radiação (nos quais a capacidade de cicatrização óssea pode se recuperar um pouco), existe menos vascularização e mais fibrose nos tecidos, predominando um estágio hipovascular, hipóxico e hipocelular.[38]

Em geral, os tecidos e sistemas do periodonto têm radiossensibilidade intermediárias, em comparação com aqueles com ritmo de crescimento mais acelerado (como medula óssea, pele, células gastrointestinais etc.). Porém, a típica irradiação de cabeça e pescoço, no entanto, faz com que o aparato periodontal se torne mais propenso à lesões. Osteócitos dos sistemas de Havers, no caminho direto de irradiação ionizante morrem, e os vasos sanguíneos dos canais de Havers podem ser obliterados. A figura 13.3 mostra o aspecto histológico normal dos canais de Havers em tecido ósseo sadio, mostrando sua complexidade estrutural.

Mucosite e xerostomia resultantes de danos causados pela radiação das glândulas salivares e mucosa são manifestações orais que aparecem comumente nesses pacientes.

A região posterior da mandíbula pode apresentar osteorradionecrose, simplesmente porque muitas vezes fica ao lado da fonte de radiação. Além disso, é menos vascularizada, pois apesar de apresentar trabécular maiores, estas estão presentes em menor quantidade.[47]

Caso seja extritamente necessária a utilização de implantes nesses pacientes, existe uma alternativa para tentar neutralizar os efeitos da radiação sobre o crescimento e remodelamento ósseo. Tem sido sugerido o uso da oxigenoterapia hiperbárica[36] para melhorar a osteointegração do implante. A oxigenoterapia hiperbárica aumenta o gradiente de oxigênio no sangue e, consequentemente, nos tecidos, melhorando a capacidade de cicatrização do tecido irradiado, estimulando o crescimento capilar e osteogenese.[38] O tratamento consiste em colocar o paciente em uma câmara hiperbárica, onde ele irá respirar oxigênio a 100% sob pressão por aproximadamente 90 minutos,

Tabela 13.2: Valores dos componentes sanguíneos a serem considerados em casos de imunossupressão.

Componentes Sanguíneos	Valores normais	Valores que contraindicam
Glóbulos brancos	5000-10000 células/mm^3	<1500-3000 células/mm^3*
Neutrófilos	3500 e 7000 células/mm^3	< 1.000 células/mm^3**
CD4-T	> 600 células/mm^3	< 400 células/mm^3***

* Nessa situação o paciente torna-se suscetível à infecções e pode levar comprometimento de reparação ou regeneração.[43]
** Exigem consulta imediata e não podem receber uma terapia com implantes dentários. Uma pessoa com níveis entre 1000 e 2000 células/mm^3 requer cobertura com um antibiótico de largo espectro, antes de qualquer cirurgia.[32]
*** Valores referentes aos pacientes HIV positivos. Atualmente, não existe um limite definitivo de linfócitos CD4, que se opõe às cirurgias, mas o clínico deve perceber que menos de 400 células/mm^3 aumenta risco de infecção, especialmente da colonização por *Candida spp*. Nesses casos, é sugerido o uso de um antibiótico de largo espectro de ação antes de qualquer cirurgia. Além disso, uma relação $CD_4:CD_8$ menor do que o normal, que usualmente se aproxima 2.0, está presente em pacientes ainda mais imunossuprimidos.[32]

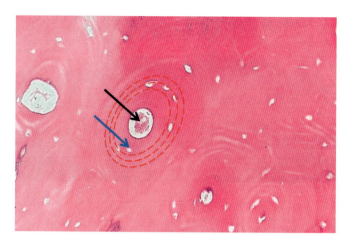

Fig. 13.3: Cada canal de Havers (seta preta) é circundado por camadas concêntricas de osso lamelar (em vermelho), que abriga osteócitos (seta azul), também arranjados em anéis concêntricos. Cada osteócito vive em sua lacuna e se comunica com os vizinhos e com o canal de Havers por diminutos canalículos.

em geral recomenda-se cerca de 20 sessões no pré-operatório e 10 pós-operatório.

Sugere-se que sem a oxigenoterapia hiperbárica, a cirurgia de implante deva ser adiada por, no mínimo, 12 meses após o final da radioterapia para que se obtenha uma maior taxa de sucesso com a integração do implante. No caso de próteses extensas, o apoio sob tecidos moles deve ser evitado, tentando sempre que possível a instalação de uma prótese totalmente implantossuportada, devido a complicações associadas com a cicatrização dos tecidos moles.[65]

É importante lembrar que para esses pacientes a cirurgia eletiva de implantes não é indicada, a menos que se aguarde, no mínimo, 12 meses, com reavaliações periódicas da área irradiada.

Quimioterapia

A quimioterapia induz granulocitopenia rápida, seguida por trombocitopenia. A mielossupressão ocorre muitas vezes em um regime de múltiplas drogas. Além da toxicidade da medula óssea e imunossupressão, agentes anticancerígenos causam toxicidade gastrintestinal e reações cutâneas. Isso leva à infecção, hemorragias, mucosite e dor.[28]

O efeito da quimioterapia citotóxica sobre implantes dentários é variável e pode depender do estado imunológico do indivíduo e da microflora peri-implantar. A recomendação para os pacientes que recebem quimioterapia e já possuiam implantes é uma maior atenção a higiene dos implantes e próteses associadas. Para os pacientes que pretendem iniciar uma terapia com implantes, aconselha-se adiar a instalação do implante para o final da quimioterapia, até que se normalizem os valores sanguíneos.

A realização de quimioterapia e tratamento com implantes concomitantemente não é recomendada, pois está associada a uma elevada taxa de insucesso, contraindicando a instalação de implantes.[68]

Tratamento com Bisfosfonatos Via Intravenosa

Os bisfosfonatos inibem a reabsorção óssea e, assim, têm sido utilizados para tratar a osteoporose, hipercalcemia maligna, doença óssea de Paget e outras doenças sistêmicas. Tais medicamentos tendem a ficar impregnados no osso por longos períodos de tempo. Porém, recentemente numerosos casos clínicos têm relacionado o uso de medicamentos da classe dos bifosfonatos (BPs) de uso intravenoso (IV) com a osteonecrose da mandíbula.[39,56]

Existem dois tipos de administração dos BPs, via IV e via oral, sendo a IV mais comumente associada a osteonecrose. O mecanismo de ação ainda não foi totalmente esclarecido, mas sabe-se que os bisfosfonatos podem inibir a formação de osteoclastos e a síntese de colesterol, bem como podem promover a apoptose de osteoclastos e proliferação de osteoblastos.[39,56]

As figuras 13.4 e 13.5 a seguir do artigo de Alons et al., publicado em 2009,[1] mostram um paciente de 75 anos que recebeu tratamento com bisfosfonatos por via oral durante 9 anos para o tratamento de osteoporose. O paciente apresentou dor e supuração após a extração de dentes na parte anterior da mandíbula.

A empresa Novartis[48] (Basel, Suíça), fabricante do pamidronato (Aredia®) e do ácido zoledrônico (Zometa®), que estão entre os BPs mais comumente prescritos, publicou, em setembro de 2005, um aviso sobre o potencial risco de osteonecrose da mandíbula relacionada ao uso dos seus medicamentos. Sugerindo ainda que os dentistas seguissem o seguinte protocolo:

- Examinar os pacientes de câncer antes do início da terapia com bisfosfonato IV;

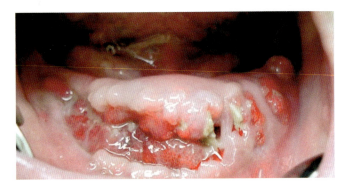

Fig. 13.4: Vista intraoral do paciente. Notar a presença de inflamação na mucosa e osso necrótico.

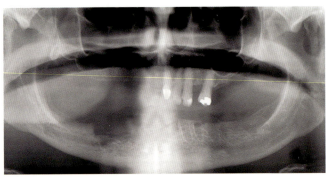

Fig. 13.5: Radiografia panorâmica mostrando a área afetada.

- evitar procedimentos odontológicos invasivos durante o período em que o paciente está em tratamento; e
- relatar quaisquer efeitos adversos graves à Novartis ou a Agência de Medicamentos e Alimentos.

A Associação Dentária Americana[2] (*American Dental Association* – ADA) e a Academia Americana de Periodontia[4] (*American Academy of Periodontology*) reiteraram esses posicionamentos.

Por ser um fenômeno relativamente novo, ainda não existem estudos, apenas dados iniciais relacionados ao risco de osteonecrose de mandíbula após a descontinuação da droga. No entanto, não resta dúvidas de que um paciente que vá ser submetido a terapia com bisfosfonato IV precisa ser submetido anteriormente a um minucioso exame intra e extra-oral, devendo atingir uma estabilidade dentária e periodontal, sanando todas as suas necessidades, antes de iniciar o tratamento com bisfosfonato.

Assim pode-se dizer que como pré-requisito para início da terapia é importante que seja feita a eliminação de qualquer foco de infecção ativa, seja ela relacionada a doença periodontal, abcessos gengivais ou cáries. Se for necessário algum tipo de cirurgia oral, deve-se aguardar a total cicatrização antes do início do uso de bisfosfonatos. Caso o paciente já faça uso do ácido zoledrônico ou do pamidronato, ele deve ser monitorado e criteriosamente, a não ser que seja estritamente necessário, cirurgias devem ser evitadas.[55]

Com relação ao uso do bifosfonato oral, apenas um relato de caso liga a osteonecrose da mandíbula ao uso deste medicamento, e a ADA não sugere a modificação de planos de tratamento para a maioria das pessoas que estejam fazendo uso de tais medicamentos.[46] Se outros fatores de risco existirem (seja o uso prolongado, uso concomitante de estrogênio ou corticoides, ou mesmo a idade avançada), então, em caso de necessidade de cirurgia dentária que envolva o periósteo ou osso, o paciente deve ser informado de complicações em potencial. A cirurgia não é contraindicada no uso de bifosfonato oral, mas o dentista que for realizá-la deve ter cautela. Por outro lado, é importante lembrar que no caso dos bisfosfonatos IV, a cirurgia eletiva não é indicada.[3]

CONTRAINDICAÇÕES ABSOLUTAS: CONCLUSÃO

Sem dúvida o fator importante para o sucesso do implante está relacionado à seleção adequada de casos e de pacientes, estes devem apresentar processos satisfatórios de cicatrização e estabilidade metabólica, caso contrário, a cirurgia não pode ser realizada. Algumas condições podem prejudicar a resposta normal do corpo frente à cirurgia para a instalação de implantes, porém, uma vez controladas, essas condições não alteram a sobrevida dos implantes. Tais condições necessitam de avaliação criteriosa, mas não excluem do tratamento todos os pacientes afetados.

HÁBITOS RELACIONADOS AO PACIENTE

Esta segunda parte do capítulo explora os hábitos e fatores locais relacionados ao paciente candidato a uma terapia com implantes osteointegrados. Abaixo, os itens a serem considerados durante o plano de tratamento:

Tabagismo, Álcool ou Outras Drogas

O cigarro e seus subprodutos, como nicotina e monóxido de carbono são tóxicos e, por isso, capazes de incitar respostas biológicas inflamatórias. A presença de Nicotina no sangue atenua a proliferação celular de fibroblastos e macrófagos e aumenta a adesão plaquetária e a vasoconstrição através da liberação de adrenalina, o que leva a uma falta de perfusão local e compromete a cicatrização. Já o monóxido de carbono liga-se competitivamente à hemoglobina e, portanto, reduz a oxigenação dos tecidos.[33]

Os pacientes que fumam têm 2,5 vezes mais chance de insucesso na terapia com implantes.[67] O uso do tabaco persistente após a instalação de implantes diminui a capacidade do osso e tecidos periodontais de se adaptarem ao longo do tempo, comprometendo todas as fases do tratamento após a cirurgia. Assim, sugere-se a cessação do tabagismo para todos os candidatos à terapia com implantes.[35]

A ideia de cessação do tabagismo antes e após a reabilitação do implante não é nova. Em 1993, foi sugerido um protocolo onde o paciente deveria parar de fumar uma semana antes da cirurgia, para permitir a reversão da adesão plaquetária anormal, da viscosidade do sangue e efeitos a curto prazo da nicotina. Continuando sem fumar por até 8 semanas após a cirurgia, a fim de permitir a cicatrização óssea osteoblástica e a osteointegração adequada.[8]

O uso exagerado de álcool ou outras drogas parece aumentar a possibilidade de infecção, diminuir resistência a doenças e retardar a cicatrização. O abuso do álcool, em particular, induz doença hepática e subsequentes desordens plaquetárias, bem como hipertensão, enfarte, aneurisma e hemorragia insidiosa, sendo uma contraindicação absoluta à terapia com implantes.[34]

Parafunção

A sobrecarga causada por um desenho da prótese inadequada ou hábitos parafuncionais é considerada uma das principais causas de falha na fase final do tratamento com implantes.[9] Entretanto, o desgaste oclusal causado por bruxismo, em geral, não tem efeito sobre um implante já osteointegrado e nem sempre resulta em aumento da perda de osso ao redor dos implantes.[25]

Desse modo, sugere-se apenas o manejo da parafunção, educando os pacientes sobre seus hábitos,[42] indicando o uso de placa oclusal para bruxismo,[51] e, no que diz respeito ao planejamento protético, tentando colocar um maior número de implantes, para evitar o uso de pontes fixas, e aumentando os intervalos de tempo durante as fases de restauração protética, aguardando-se o tempo de osteointegração antes da reabertura e colocação de carga no implante instalado.[44]

FATORES LOCAIS RELACIONADOS AO PACIENTE

Disponibilidade de Tecido Ósseo

Deve haver quantidade e qualidade adequadas de osso para que os implantes dentários possam ser colocados com boas chances de sucesso, maximizando o contato osso-implante, dentro das limitações anatômicas presentes no local a ser reabilitado.

A exigência principal é para os ossos saudáveis com a quantidade e qualidade suficientes para permitir a colocação de implantes estáveis, facilitando a posterior osteointegração. Grandes quantidades de osso permitem a colocação de implantes mais longos, porém limitações anatômicas associadas à maxila e mandíbula devem ser respeitadas, conforme observadas na figura 13.6: canal do nervo alveolar inferior (vermelho) e emergência dos forames mentonianos (azul) na mandíbula, e os seios maxilares (amarelo) e fossa nasal (verde) na maxila.[14]

Com relação à qualidade de tecido ósseo é importante lembrar que o equilíbrio entre a quantidade de osso cortical e trabecular é necessária. O osso cortical é muito denso e tem um suprimento de sangue mais limitado, o que pode atrasar a osteointegração dos implantes. Essa situação pode exigir um intervalo de tempo maior entre os estágios cirúrgicos. A presença de muito osso trabecular pode limitar a estabilidade inicial do implante e também pode exigir um tempo maior de integração.

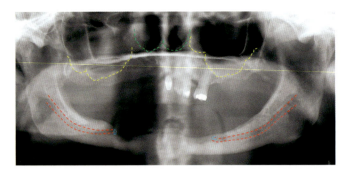

Fig. 13.6: Acidentes anatômicos a serem observados durante o planejamento de uma terapia com implantes dentáros. Notar a pneumatização dos seios maxilares deixando pouca altura óssea para a instalação de implantes superiores; e a reabsorção óssea mandibular, deixando também pouca altura óssea para instalação de implantes tanto na área anterior como na área posterior.

Nota: Esta panorâmica é do mesmo paciente da figura 13.5 que apresentou osteonecrose, relacionada ao uso de bisfosfonatos, da área anterior de mandíbula após exodontias. A perda óssea da respectiva área se deve, neste segundo momento, a cirurgia reparadora para remoção de osso necrótico e tentativa de cicatrização da mucosa, que foi obtida com êxito. É importante lembrar que tal paciente NÃO está opto a receber qualquer cirurgia de implante, esta radiografia só foi usada para ilustrar um exemplo de pouca disponibilidade de tecido ósseo.

Se os pacientes têm falta de altura e espessura óssea para a instalação de implantes, procedimentos de enxertia realizados antes ou juntamente com a cirurgia são sugeridos.[40] O ideal é que se consiga obter pelo menos 1,5 mm de osso nas superfícies vestibular e lingual do implante, 1,5 mm de distância entre o implante e o dente vizinho, e 3,0 mm de distância se forem 2 implantes vizinhos para minimizar o potencial risco de danos às estruturas periodontais de suporte.[54] Para isso, múltiplas técnicas de enxertia têm sido descritas a fim de se aumentar a altura do rebordo residual e largura, tanto para mandíbula quanto para maxila.[37,41,63,64]

É importante lembrar que um planejamento individualizado de cada caso permite a seleção de implantes com tamanho e diâmetro mais compatíveis com os sítios onde o planejamento protético indica a instalação dos implantes. O exame de imagem mais aconselhável para tais análises é a Tomografia Computadorizada do tipo *Cone Beam*. Desse modo pode-se visualizar altura, espessura e qualidade óssea local, o que pode até evitar o uso de cirurgias prévias a instalação de implantes, nos casos onde verifica-se, por exemplo, a possibilidade de instalação de implantes curtos numa região posterior de mandíbula onde já exista uma certa reabsorção óssea em altura.

Sítios Infectados

Um sítio infectado é definido como aquele que exibe sinais ou sintomas de dor, radioludez periapical, fístula, supuração ou uma combinação destes.

A taxa de sucesso de implantes imediatos instalados sobre sítios infectados após a remoção do dente parece ser a mesma dos implantes instalados em sítios saudáveis, uma vez conseguida a estabilidade primária do implante após sua instalação. Nesses casos aconselha-se o debridamento de todo tecido de granulação lavagem cuidadosa do sítio antes da instalação do implante, além de um regime de amoxicilina e diclofenaco durante 5 dias.[60]

FENÔMENO "CLUSTER"

Existem relatos de casos de sucesso relacionado à colocação de implantes em pacientes com uma ampla variedade de condições sistêmicas que podem potencialmente afetar as funções biológicas, em particular, os mecanismos de cicatrização dos tecidos. Essas doenças incluem todas as anteriormente citadas, além de esclerodermia,[50] doença de Parkinson,[29] síndrome de Sjögren,[31] infecção pelo HIV,[53] mieloma múltiplo,[57] leucemia crônica,[22] pênfigo vulgar,[20] displasia ectodérmida hipoidrótica hereditária[12] e outras.

Porém, embora algumas das condições discutidas acima não sejam contraindicações absolutas para a terapia com implantes, uma combinação desses fatores de risco poderia ser. A ocorrência de perdas de implante associadas a vários fatores de risco sistêmicos é chamada "fenômeno cluster", em que "cluster", em inglês, significa "aglomerado", "amontoado", referindo-se a atuação de mais de uma condição de risco ao mesmo tempo e relacionando-a à falha de implantes.[24]

Embora nenhum destes fatores de risco isolados sejam críticos, uma combinação de vários deles, tais como diabetes, osteoporose, medicações em curso, depressão mental, movimentos mandibulares parafuncionais e tabagismo pesado, poderia oferecer um maior risco a instalação de implantes, contraindicando tal terapia. No entanto, as condições anatômicas locais ainda têm maior influência na taxa final de sucesso dos implantes.

Desse modo, parece que mais do que a natureza específica do processo da doença, o prognóstico a longo prazo para o paciente depende muito mais da qualidade óssea no local do implante do que destes fatores durante o planejamento de um tratamento com implantes. Igualmente importante é a saúde geral e resistência de um paciente com doença crônica. Os pacientes devem ser capazes de tolerar os efeitos estressantes da cirurgia e de consultas extensas.

O QUE CONSIDERAR DURANTE A SELEÇÃO DE PACIENTES?

Considerando-se todos os fatores propostos, sugere-se que um protocolo seja seguido durante a triagem e tratamento dos pacientes, a fim de se tentar estabelecer com maior segurança, quais deles de fato estão aptos a terapia com implantes. Assim, deve-se seguir as seguintes etapas:[62]

- Obter o histórico médico.
- Obter o histórico de doenças orais e periorais.
- Discutir fatores como tabagismo, álcool e dieta com o paciente.
- Identificar doença cardiovascular, doenças familiares hereditárias, câncer, imunossupressão e outras doenças sistêmicas que possam interferir no planejamento.
- Realizar um exame clínico e radiológico detalhado para identificar fatores de risco locais, como candidíase oral, hiperplasias, outras alterações da mucosa, tumores benignos, cistos maxilares, restos radiculares, periodontite moderada ou severa, lesões periapicais e outros.
- Obter um parecer especializado para a doença bucal ou sistêmica, caso presente, previamente à instalação de implantes.
- Procurar outros pareceres antes da colocação de implantes dentários em pacientes com doença bucal ou sistêmica comprovada.
- Anotar alterações orais e sistêmicas previamente a instalação do implante dentário.
- Anotar alterações orais e sistêmicas que surgirem após a instalação do implante dentário.
- Fazer um registro geral de alterações orais ou sistêmicas.

REFERÊNCIAS

1. Alons K, Kuijpers SCC, Jong E, Merkesteyn, JPRV. Treating low- and medium-potency bisphosphonate–related osteonecrosis of the jaws with a protocol for the treatment of chronic suppurative osteomyelitis: report of 7 cases. Oral Surg Oral Med Oral Pathol Oral Radiol Endod 2009; 107:1-7.
2. American Academy of Periodontology Statement on Bisphosphonates. Em 26 de Agosto de 2005. Disponível em: http://www.perio.org/resources-products/bisphosphonates.htm. Acesso em 20/12/2010.
3. American Dental Association Council on Scientific Affairs. Dental management of patients receiving oral bisphosphonate therapy: Expert panel recommendations. J Am Dent Assoc. 2006;137:1144-1150.
4. American Dental Association. Osteonecrosis of the jaw. July 12, 2006.
5. American Diabetes Association. Standards of medical care in diabetes. Diabetes Care. 2005; 28(suppl 1):S4-S36.
6. Attard NJ, Zarb GA. A study of dental implants in medically treated hypothyroid patients. Clin Implant Dent Relat Res. 2002; 4:220-231.
7. Baab DA, Ammons WF Jr, Selipsky H. Blood loss during periodontal flap surgery. J Periodontol. 1977; 48:693-698.
8. Bain CA, Moy PK. The association between the failure of dental implants and cigarette smoking. Int J Oral Maxillofac Implants. 1993; 8:609-615.
9. Balshi TJ. An analysis and management of fractured implants: a clinical report. Int J Oral Maxillofac Implants 1996; 11:660-6.
10. Becker W, Hujoel PP, Becker BE, Willingham H. Osteoporosis and implant failure: an exploratory case-control study. J Periodontol 2000; 71: 625-31.
11. Benoliel R, Leviner E, Katz J, et al. Dental treatment for the patient on anticoagulant therapy: Prothrombin time value- What difference does it make? Oral Surg Oral Med Oral Pathol. 1986; 62:149-151.
12. Bergendal B. Prosthetic habilitation of a young patient with hypohidrotic ectodermal dysplasia and oligodontia: a case report of 20 years of treatment. Int J Prosthodont 2001; 14:471-9.
13. Blomberg S. Psychological response. In: Brånemark PI, Zarb GA, Albrektsson T, eds. Tissue-Integrated Prostheses: Osseointegration in Clinical Dentistry. 1st ed. Chicago, IL: Quintessence; 1985:58.
14. Brånemark PI, Adell R, Albrektsson T, Lekholm U, Lindstrom J, Rockler B. An experimental and clinical study

of osseointegrated implants penetrating the nasal cavity and maxillary sinus. J Oral Maxillofac Surg 1984; 42:497-505.
15. Brånemark PI, Adell R, Breine U, Hansson BO, Lindstrom J, Ohlsson A. Intra-osseous anchorage of dental prostheses. I. Experimental studies. Scand J Plast Reconstr Surg 1969; 3:81-100.
16. Brogniez V, Nyssen-Behets C, Gregoire V, et al. Implant osseointegration in the irradiated mandible. A comparative study in dogs with a microradiographic and histologic assessment. Clin Oral Implants Res. 2002; 13:234-242.
17. Carabello B. Valvular heart disease. In: Goldman L, ed. Cecil Textbook of Medicine. 22nd ed. St. Louis, MO: Saunders; 2004:439-442.
18. Chambers H. Infective endocarditis. In: Goldman L, ed. Cecil Textbook of Medicine. 22nd ed. St. Louis, MO: Saunders; 2004:1795-1796.
19. Chanavaz M. Patient screening and medical evaluation for implant and preprosthetic surgery. J Oral Implantol 1998; 24:222–229.
20. Cranin AN. Endosteal implants in a patient with corticosteroid dependence. J Oral Implantol 1991; 17:414-7.
21. Cronin RJ Jr, Oesterle LJ. Implant use in growing patients. Treatment planning concerns. Dent Clin North Am 1998; 42:1-34.
22. Curtis JW Jr. Implant placement and restoration following bone marrow transplantation for chronic leukemia: a case report. Int J Oral Maxillofac Implants 1996; 11:81-6.
23. Drews RE. Critical issues in hematology: Anemia, thrombocytopenia, coagulopathy, and blood product transfusions in critically ill patients. Clin Chest Med. 2003; 24:607-622.
24. Ekfeldt A, Christiansson U, Eriksson T, Linden U, Lundqvist S, Rundcrantz T, et al. A retrospective analysis of factors associated with multiple implant failures in maxillae. Clin Oral Implants Res 2001; 12:462-7.
25. Engel E, Gomez-Roman G, Axmann-Krcmar D. Effect of occlusal wear on bone loss and Periotestic value of dental implants. Int J Prosthodont 2001; 14:444-50.
26. Fiorellini JP, Chen PK, Nevins M, Nevins ML. A retrospective study of dental implants in diabetic patients. Int J Periodontics Restorative Dent 2000; 20:366-73.
27. Friberg B, Ekestubbe A, Mellstrom D, Sennerby L. Brånemark implants and osteoporosis: a clinical exploratory study. Clin Implant Dent Relat Res 2001; 3:50-6.
28. Fugazzotto PA. Success and failure rates of osseointegrated implants in function in regenerated bone for 6 to 51 months: A preliminary report. Int J Oral Maxillofac Implants. 1997; 12:17-24.
29. Heckmann SM, Heckmann JG, Weber HP. Clinical outcomes of three Parkinson's disease patients treated with mandibular implant overdentures. Clin Oral Implants Res 2000; 11:566-71.

30. Heydecke G, Boudrias P, Awad MA, De Albuquerque RF, Lund JP, Feine JS. Within-subject comparisons of maxillary fixed and removable implant prostheses: Patient satisfaction and choice of prosthesis. Clin Oral Implants Res 2003; 14:125-30.
31. Isidor F, Brondum K, Hansen HJ, Jensen J, Sindet-Pedersen S. Outcome of treatment with implant-retained dental prostheses in patients with Sjogren syndrome. Int J Oral Maxillofac Implants 1999; 14:736-43.
32. Jolly DE. Interpreting the clinical laboratory. J Calif Dent Assoc. 1995; 23: 32-40.
33. Kan JY, Rungcharassaeng K, Lozada JL, et al. Effects of smoking on implant success in grafted maxillary sinuses. J Prosthet Dent. 1999; 82:307-311.
34. Kennedy J. Alcohol use disorders. In: Jacobson J, ed. Psychiatric Secrets. 2nd ed. Philadelphia, PA: Hanley & Belfus; 2001:103.
35. Lambert PM, Morris HF, Ochi S. The influence of smoking on 3-year clinical success of osseointegrated dental implants. Ann Periodontol. 2000; 5:79-89.
36. Larsen PE, Stronczek MJ, Beck FM, Rohrer M. Osseointegration of implants in radiated bone with and without adjunctive hyperbaric oxygen. J Oral Maxillofac Surg 1993; 51:280-7.
37. Lustmann J, Lewinstein I. Interpositional bone grafting technique to widen narrow maxillary ridge. Int J Oral Maxillofac Implants 1995; 10:568-77.
38. Marx RE, Johnson RP. Studies in the radiobiology of osteoradionecrosis and their clinical significance. Oral Surg Oral Med Oral Pathol. 1987; 64:379-390.
39. Marx RE. Pamidronate (Aredia) and zoledronate (Zometa) induced avascular necrosis of the jaws: A growing epidemic. J Oral Maxillofac Surg. 2003; 61:1115-1117.
40. McCarthy C, Patel RR, Wragg PF, Brook IM. Dental implants and onlay bone grafts in the anterior maxilla: analysis of clinical outcome. Int J Oral Maxillofac Implants 2003; 18:238-41.
41. McCarthy C, Patel RR, Wragg PF, Brook IM. Sinus augmentation bone grafts for the provision of dental implants: report of clinical outcome. Int J Oral Maxillofac Implants 2003; 18:377-82.
42. McCoy G. Recognizing and managing parafunction in the reconstruction and maintenance of the oral implant patient. Implant Dent 2002; 11:19-27.
43. Mealey BL. Periodontal implications: Medically compromised patients. Ann Periodontol. 1996; 1:256-321.
44. Misch CE. Implant design considerations for the posterior regions of the mouth. Implant Dent 1999; 8:376-86.
45. Morris HF, Ochi S, Winkler S. Implant survival in patients with type 2 diabetes: placement to 36 months. Ann Periodontol 2000; 5:157-65.
46. Nase JB, Suzuki JB. Osteonecrosis of the jaw and oral bisphosphonate treatment. J Am Dent Assoc. 2006; 137: 1115-1119.

47. Nishimura RD, Roumanas E, Beumer J III, et al. Restoration of irradiated patients using osseointegrated implants: Current perspectives. J Prosthet Dent. 1998; 79:641-647.
48. Novartis Important Safety Information. Em 20 de Setembro de 2005. Disponível em: http://www.pharma.us.novartis.com/product/pi/pdf/Zometa.pdf. Acesso em 20/12/2010.
49. Oesterle LJ, Cronin RJ Jr, Ranly DM. Maxillary implants and the growing patient. Int J Oral Maxillofac Implants 1993; 8:377-87.
50. Patel K, Welfare R, Coonar HS. The provision of dental implants and a fixed prosthesis in the treatment of a patient with scleroderma: a clinical report. J Prosthet Dent 1998; 79:611-2.
51. Perel ML. Parafunctional habits, nightguards, and root form implants. Implant Dent 1994; 3:261-3.
52. Quirynen M, De Soete M, van Steenberghe D. Infectious risks for oral implants: a review of the literature. Clin Oral Implants Res 2002; 13:1-19.
53. Rajnay ZW, Hochstetter RL. Immediate placement of an endosseous root-form implant in an HIV-positive patient: report of a case. J Periodontol 1998; 69:1167-71.
54. Rissolo AR, Bennett J. Bone grafting and its essential role in implant dentistry. Dent Clin North Am 1998; 42:91-116.
55. Ruggiero S, Gralow J, Marx RE, et al. Practical guidelines for the prevention, diagnosis, and treatment of osteonecrosis of the jaw in patients with cancer. J Oncol Prac. 2006; 2:7-14.
56. Ruggiero S, Mehrotra B, Rosenberg TJ, et al. Osteonecrosis of the jaws associated with the use of bisphosphonates: A review of 63 cases. J Oral Maxillofac Surg. 2004; 62:527-534.
57. Sager RD, Theis RM. Dental implants placed in a patient with multiple myeloma: report of case. J Am Dent Assoc 1990; 121:699-701.
58. Schoen F. The heart. In: Kumar V, ed. Robbins and Cotran: Pathologic Basis of Disease. 7th ed. St. Louis, MO: Saunders; 2005: 584-586.
59. Sennerby L, Odman J, Lekholm U, et al. Tissue reactions towards titanium implants inserted in growing jaws. A histological study in the pig. Clin Oral Implants Res. 1993; 4:65-75.
60. Siegenthaler DW, Jung RE, Holderegger C, Roos M, Hämmerle CH. Replacement of teeth exhibiting periapical pathology by immediate implants: A prospective, controlled clinical trial. Clin Oral Implants Res 2007; 18:727-737.
61. Smith RA, Berger R, Dodson TB. Risk factors associated with dental implants in healthy and medically compromised patients. Int J Oral Maxillofac Implants. 1992; 7:367-372.
62. Sugerman PB, Barber MT. Patient Selection for Endosseous Dental Implants: Oral and Systemic Considerations. Int J Oral Maxillofac Implants 2002; 17:191-201.
63. Summers RB. The osteotome technique: Part 2–The ridge expansion osteotomy (REO) procedure. Compendium 1994a; 15:422, 424-426.
64. Summers RB. The osteotome technique: Part 3–Less invasive methods of elevating the sinus floor. Compendium 1994b; 15:698, 700, 702-4.
65. Weischer T, Mohr C. Ten-year experience in oral implant rehabilitation of cancer patients: treatment concept and proposed criteria for success. Int J Oral Maxillofac Implants 1999; 14:521-8.
66. Westwood RM, Duncan JM. Implants in adolescents: a literature review and case reports. Int J Oral Maxillofac Implants 1996; 11:750-5.
67. Wilson TG Jr, Nunn M. The relationship between the interleukin-1 periodontal genotype and implant loss. Initial data. J Periodontol. 1999; 70:724-729.
68. Wolfaardt J, Granstrom G, Friberg B, Jha N, Tjellstrom A. A retrospective study on the effects of chemotherapy on osseointegration. J Facial Somato Prosthet 1996; 2:99-107.

Capítulo 14

Desordens Temporomandibulares no Paciente Idoso

George Miguel Spyrides, Francisco José Pereira Júnior, Wladimir Cortezzi

INTRODUÇÃO

O segmento da população com mais de 65 anos de idade vem crescendo aceleradamente no Brasil e em outros países desenvolvidos.[1] Dados estatísticos colhidos recentemente comprovam esta tendência na razão inversa da taxa de crescimento populacional e da taxa de fecundidade. Desde os anos 1960, a taxa de crescimento da população recuou de 3,04% ao ano para 1,05% em 2008, com a tendência de atingir o chamado "crescimento zero" no ano de 2039, segundo estimativas. Em 2010, já são cerca de 12,5 milhões de brasileiros com mais de 65 anos dentre os 189,6 milhões, segundo dados do Instituto Brasileiro de Geografia e Estatística, IBGE.[1]

Assim, o país caminha velozmente rumo a um perfil demográfico cada vez mais envelhecido. O contingente da população com 65 anos ou mais tem-se elevado, podendo superar os 4% ao ano entre 2025 e 2030. Em 2008, enquanto as crianças de 0 a 14 anos correspondiam a 26,47% da população total, o contingente com 65 anos ou mais representava 6,53%. Em 2050, a situação tende a mudar e o primeiro grupo representará 13,15%, ao tempo em que a população idosa ultrapassará os 22,71% da população total. Em outras palavras, as estatísticas prevêem que nos próximos quarenta anos o percentual de crianças entre zero e 14 anos irá cair pela metade, enquanto a população com mais de 65 anos irá mais que triplicar.[1] Será que até lá teremos profissionais de Odontologia ou gerontologistas preparados e em número suficiente, capacitados para atender a tanto aumento de demanda?

Cormack,[2] em 1999, estimou que até o ano 2025 seremos a sexta maior população idosa do mundo em números absolutos, com mais de 30 milhões de pessoas nesta faixa, representando quase 15% da população total. À medida que esta população de idosos aumenta, isso representa um número crescente de pacientes com maiores expectativas de saúde oral que buscam por qualidade nos serviços odontológicos numa escala muito maior do que fizeram os idosos de gerações passadas. E o que é mais importante compreender é que o paciente geriátrico requer uma atenção diferenciada, já que nem todos apresentam condições adequadas nos cuidados com a saúde oral, no reconhecimento das suas doenças e na acessibilidade a um serviço de saúde oral eficiente e adequado às suas necessidades específicas.[3]

Estes cuidados odontológicos, naturalmente, não incluem somente as condições patológicas mais frequentes, como a cárie e a doença periodontal. Os distúrbios que afetam as articulações temporomandibulares (ATMs) e os músculos mastigatórios também devem ser alvo de constantes preocupações do clínico em Odontologia envolvido no atendimento odontológico do idoso.[4]

O presente capítulo tem como objetivo abordar os diversos aspectos relacionados às desordens temporomandibulares (DTM) com ênfase na população idosa, ou seja, a partir de 65 anos de idade, sempre que pertinente.

TERMINOLOGIA DAS DESORDENS TEMPOROMANDIBULARES (DTM)

A Articulação Temporomandibular (ATM) é uma junção sinovial bicondilar, onde as superfícies articulares são representadas pelo tubérculo articular, pela fossa mandibular do osso temporal e pelas cabeças da mandíbula ou côndilos.[5] Pelas suas particularidades, representa uma preocupação constante de várias especialidades da área de ciências da saúde, devido às suas atividades biomecânicas fisiológicas, como a mastigação, fala, bocejo, deglutição e ressonância, além de influenciar na posição de repouso mandibular e posições bucais capazes de manifestar estados emocionais e condições diversas, como a de vigília ou sono.

Os movimentos da ATM constam, basicamente, de rotação numa fase inicial e da translação que se segue. Na translação, o côndilo excursiona até a frente e retorna à sua posição de origem, levando consigo o disco articular, que se prende aos seus polos, permitindo assim movimentos laterais e protrusivos combinados, além da abertura e fechamento mandibular,[5] conforme ilustrado na figura 14.1. Calcula-se que a ATM realiza normalmente entre 1500 a 2000 movimentos diários.[5]

Desordens temporomandibulares (DTM) é um termo coletivo englobando um número de problemas clínicos que envolvem as ATMs, os músculos mastigatórios e estruturas associadas.[6] As DTM compõem um subgrupo das desordens musculoesqueléticas,

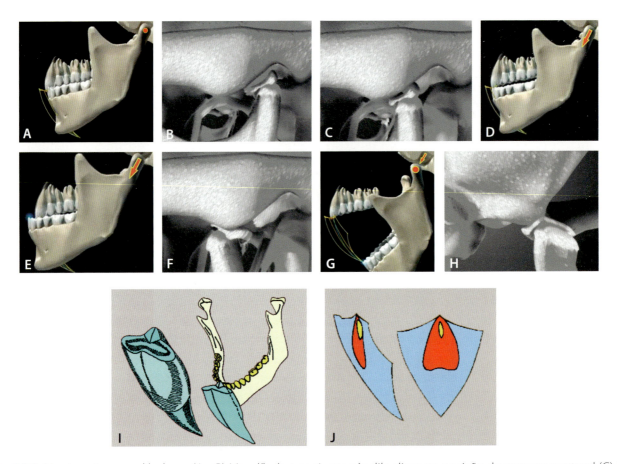

Fig. 14.1: Movimentos mandibulares. (A e B) Mandíbula e conjunto côndilo disco na posição de repouso postural (C) Movimento protrusivo da mandíbula até a posição de topo de incisivos. (D) Movimento de translação intermediária do conjunto côndilo disco. (E) Movimento protrusivo da mandíbula até a posição de protrusão máxima. (F) Translação máxima do conjunto côndilo disco visto externamente. (G) Abertura máxima da mandíbula. (H) Translação máxima do conjunto côndilo disco visto internamente. (I) Envelope tridimensional dos movimentos mandibulares. (J) Vista sagital e frontal dos envelopes mandibulares: azul – envelope do movimento mandibular, vermelho – envelope mastigatório e, amarelo – envelope fonético ou da fala.

fazendo parte das diversas condições que afligem a região orofacial. Além disso, a dor causada pela DTM é a condição de dor crônica orofacial mais comum entre todas as outras.[7] Os principais sinais e sintomas de DTM são: (1) dor e desconforto na articulação temporomandibular (ATM), (2) dor e sensibilidade dos músculos mastigatórios, (3) ruídos articulares e (4) limitação ou distúrbios durante os movimentos mandibulares.[8-10]

Vários termos têm sido utilizados ao longo das últimas décadas para identificar as dores oriundas de disfunções do sistema mastigatório, em especial aquelas dores próximas aos ouvidos e às ATMs.[11-16] Um otorrinolaringologista, em 1934, de nome James Costen,[13] foi o primeiro a descrever uma série de sinais e sintomas na região das ATMs, relacionando-os a problemas dentários.[11,12] Esses sinais e sintomas descritos por ele foram denominados de "*Síndrome de Costen*". Desde então, outras denominações tais como: "*Distúrbios craniomandibulares*", "*Distúrbios da ATM*", "*Síndrome da disfunção da ATM*",[19] "*Distúrbios funcionais da ATM*",[15] "*Distúrbios oclusomandibulares*", "*Mioartropatia da ATM*",[16] "*Síndrome da dor-disfunção miofascial*" e "*Síndrome da dor-disfunção temporomandibular*" têm sido usados, sendo estes últimos associados diretamente a fatores etiológicos que ainda são discutidos e controversos na literatura.[11,12]

Na tentativa de unificar e padronizar a terminologia das dores e demais sintomas na região da ATM, a *American Dental Association* (ADA), desde 1982, tem utilizado o termo "*Desordens temporomandibulares*" ou simplesmente "*DTM*", que inclui todos os distúrbios funcionais do sistema estomatognático.[11,12]

Desde que Costen[13] descreveu esses sintomas associados às condições dentárias, várias teorias e investigações foram realizadas no intuito de melhor caracterizar a etiologia das DTM, geralmente associada a distúrbios mastigatórios e ao estresse emocional até meados dos anos 1960 e 1970, quando também começaram a perceber que as desordens também advinham de fatores internos da própria ATM. Hoje há um consenso de que as DTM apresentam etiologia multifatorial e podem estar dissociadas de problemas oclusais e que, muitas vezes, seu tratamento requer uma equipe de profissionais de diferentes áreas da saúde humana, dada sua complexidade e consequente dificuldade de seu diagnóstico.[11,12,17,18]

EPIDEMIOLOGIA DAS DTM

Estudos epidemiológicos envolvendo as DTM foram inicialmente conduzidos na Escandinávia e norte da Europa no início dos anos 1970.[11,12,19,20] Esse interesse espalhou-se por muitos outros países da Europa e América do Norte. Países como Egito, Índia, Israel, Japão, Nova Zelândia, Arábia Saudita e Singapura também publicaram alguns estudos, nos quais foi demonstrado que a prevalência de sinais e sintomas de DTM não difere dos resultados encontrados na Europa e Estados Unidos.[20,21] Embora isso possa indicar que o mesmo ocorra no Brasil, dados epidemiológicos referentes à população brasileira ainda são raros.[2,20,22,23]

Sinais e Sintomas x Necessidade de Tratamento

A literatura está repleta de relatos de investigações a respeito da expressão dos sinais e sintomas das DTM. Estudos epidemiológicos devem ser, em geral, o método de escolha devido à vantagem de incluir grandes amostras, relacionadas de acordo com os princípios de bioestatística.

Em uma revisão sobre o assunto, Carlsson,[24] em 1984, relatou uma variação na prevalência (definida como proporção da população com determinada condição em um ponto único no tempo) de 16% a 59% para sintomas e de 33% a 86% para sinais clínicos de DTM. Em outro estudo de revisão, Nilner,[25] em 1992, reportou cansaço mandibular (11% a 59%), rigidez da mandíbula (4% a 21%), cefaleias (7% a 30%) e ruídos articulares (9% a 44%) como sintomas mais frequentes, enquanto sensibilidade muscular e articular a palpação, ruídos articulares, limitação e dor durante os movimentos mandibulares foram os sinais frequentemente observados. Fica claro que sinais e sintomas de DTM são comuns na população em geral. No entanto, a simples presença destes não permite concluir sobre o grau de incapacidade do indivíduo.

Numa extensa avaliação epidemiológica da população adulta realizada na Holanda, 3.1% dos indivíduos foram considerados como estando em necessidade de tratamento[26] devido a DTM, enquanto nos EUA a estimativa foi de 6,0%.[27] Carlsson,[28] em 1999, chamou a atenção para a grande discrepância entre necessidade e demanda de tratamento. Enquanto a avaliação profissional da necessidade de tratamento era da ordem de 1,5% a 30%, somente 3% a 7% dos indivíduos, em diversos estudos epidemiológicos, procuravam por tratamento.

Schiffman et al.,[27] em 1990, alegaram que a utilização do Índice de Helkimo para a determinação da gravidade dos sintomas pode aumentar significativamente a estimativa da necessidade de tratamento. A abordagem não parece realista, uma vez que somente uma porcentagem muito menor da população procura por algum tipo de tratamento. Por exemplo, aplicando tal índice em adultos jovens, Magnusson et al.,[29] em 1991, estimaram a necessidade de tratamento em 27%, embora somente 3% da amostra tenha solicitado terapia. Em uma recente meta-análise sobre o tema, AlJundi et al.,[30] em 2010, concluíram que a necessidade de tratamento para DTM em adultos fica em torno de 16% e que as estimativas de necessidade de tratamento para indivíduos mais jovens (de 19 a 45 anos) foram maiores do que em indivíduos mais velhos.

Enquanto controvérsias entre avaliação profissional da necessidade de tratamento e procura espontânea por tratamento permanecem, existe um consenso de que a dor nas ATMs e/ou músculos mastigatórios são os sintomas que mais levam à procura por tratamento das DTM.[31] Além disso, vários autores concordam que as estimativas quanto à necessidade ou demanda por tratamento são, em geral, bem menores que as frequências de sinais e sintomas observadas nas populações estudadas, e que a necessidade ou demanda por tratamento diminuem com a idade.[30,31]

Sinais e Sintomas de DTM em Diferentes Idades

Sinais e sintomas de DTM podem ser detectados em crianças na idade de 3 a 6 anos.[33,34] De acordo com diversos estudos transversais, a frequência de sinais e sintomas aumenta durante a infância e atinge na adolescência um nível de prevalência próximo àquele encontrado em adultos.[34-39] Uma série de estudos longitudinais em crianças e adolescentes demonstra um aumento de novos casos de DTM com a idade,[40-42] confirmando as prevalências obtidas em diversos estudos transversais em diferentes grupos de idade. Em um acompanhamento de 20 anos, Magnusson et al.,[43] em 2000, observaram um aumento dos sintomas de DTM dos 15 aos 25 anos de idade seguido por um período de estabilização, uma vez que a prevalência de sintomas permaneceu inalterada dos 25 aos 35 anos de idade. A partir da 5ª década de vida, a prevalência de sinais e sintomas de DTM parece diminuir.[44] Estudos longitudinais em idosos têm confirmado uma diminuição dos sintomas[45] e até o desaparecimento dos sinais mais severos com a progressão da idade.[46]

Para Schmitter, Rammelsberg & Hassel,[4] em 2005, apesar dos pacientes idosos apresentarem sinais objetivos mais frequentemente, como ruídos nas ATM, eles raramente sentem algum tipo de dor. Em contrapartida, a população jovem raramente apresenta sinais objetivos nas ATMs, mas sofrem mais frequentemente de sintomas subjetivos, como dores musculares, dor à palpação e dor facial.

Estudos de Clark,[47] de 1983, demonstraram que entre os pacientes que procuraram tratamento de DTM em clínicas especializadas, 62% estavam na faixa dos 30 a 39 anos, 26% dos 40 a 59, e somente 4% eram maiores de 60 anos. Greene,[32] em 1994, concluiu que as DTMs não representavam a prioridade no tratamento do paciente idoso, dada sua baixa prevalência neste segmento da população. O autor acrescentou que qualquer intervenção somente deveria ser aplicada àqueles indivíduos que realmente necessitassem tratamento, ou seja, quando suas dores ou disfunções realmente interferissem no bem-estar de suas atividades diárias.

Em outro estudo sobre a prevalência das DTM, Clark & Mulligan,[47] levando em conta 5 sinais e sintomas específicos de DTM por idade, concluíram que: (1) a abertura máxima medida é um pouco menor nos idosos (50+/-6 mm) se comparados aos de meia idade (53 mm), (2) os ruídos nas ATMs diminuem um pouco com o avanço da idade, (3) que as doenças degenerativas das ATM aumentam com a idade, apesar da proporção dos idosos que apresentam essas doenças ser praticamente a mesma dos de meia idade e (4) que as dores relatadas e as dores durante a função não aumentam e tendem a diminuir com a idade.

Em relação à prevalência de sinais e sintomas de DTM pode ser concluído, portanto, que é baixa em crianças, aumenta em adultos jovens e a partir dos 45 anos de idade começa a decrescer, sendo rara em idosos.[48,49]

HISTÓRICO E ETIOLOGIA DAS DTMs

Para Daniel Laskin,[11] em 2007, parece lógico presumir que as DTMs existem desde o desenvolvimento da ATM humana, embora o registro histórico mais antigo data do quinto século a.C. quando Hipócrates descreveu um método manual de redução de deslocamento mandibular. Mas foi somente a partir das observações de um otorrinolaringologista[13] que sintomas típicos das desordens temporomandibulares passaram a ser reconhecidos nos meios médico e odontológico. Os autores da época concordavam que os sintomas associados às ATMs eram essencialmente causados pelo deslocamento posterior dos côndilos devido à perda de dentes posteriores. Portanto, tratava-se de um problema odontológico com indicação de tratamento dentário que aumentasse a dimensão vertical e reposicionasse os côndilos à frente.[11,13] Desde então, diversos procedimentos visando o aumento da dimensão vertical foram desenvolvidos, colocando as relações oclusais no centro da questão. Durante mais de 20 anos, essas ideias prevaleceram e, embora vários investigadores clínicos tenham questionado as explicações oferecidas para os sintomas da Síndrome de Costen, coube a Laszlo Schwartz,[50] em 1956, apresentar dados de pesquisa que refutaram os conceitos de Costen.[13] Schwartz[50] observou que os sintomas encontrados nos pacientes com dor e disfunção não eram aqueles enfatizados por Costen.[13] A possibilidade da relação entre fator psicológico e disfunção da ATM foi defendida a ponto do autor afirmar que a resposta do sistema mastigatório do paciente ao estresse era mais importante que qualquer influência oclusal. Durante esses anos, vários conceitos etiológicos foram propostos. Enquanto alguns consideravam a maloclusão como único fator (ou fator central), outros negavam terminantemente o papel da oclusão como fator etiológico.[51] DeBoever,[52] em 1979, fez uma tentativa de agrupar as principais teorias apresentadas a partir da década de 30. Uma das mais aceitas no meio odontológico foi a *teoria do deslocamento mecânico*, onde a ausência de molares ou a presença de contatos prematuros levaria a uma alteração da posição condilar na fossa causando dor e disfunção, ao passo que a posição mandibular inadequada explicaria a hiperatividade muscular. Enquanto essa teoria considerava a maloclusão como o fator central, a *teoria muscular* sugeria que a causa principal estaria nos músculos mastigatórios. Já a *teoria psicológica* propunha que distúrbios emocionais iniciariam uma hiperatividade muscular induzida pelo sistema nervoso central, gerando parafunções (p. ex., bruxismo, apertamento dentário) e indiretamente levaria a alterações oclusais. Neste último exemplo, a maloclusão aparecia como consequência e não como o fator de risco.

Quando se tornou óbvio que o termo desordens temporomandibulares englobava uma variedade de desordens, as teorias sobre etiologia baseadas em um único fator perderam credibilidade. O conceito de etiologia multifatorial começou a ganhar força por volta do final da década de 70[53] e na década de 80 tornou-se amplamente aceito.[54,55] De acordo com o conceito multifatorial, três grupos principais de fatores etiológicos estão envolvidos: o anatômico, o neuromuscular e o psicológico.[53,54] Quanto maior o número de fatores envolvidos, maior a chance de desencadeamento de dor e disfunção.[54]

Atualmente, existe um consenso geral de que a etiologia das DTM é multifatorial,[53,54,56] mas ainda há pouca concordância quanto a relativa importância dos fatores etiológicos envolvidos.[54] De acordo com Drangsholt e LeResche,[49] em 1999, estudos empregando técnicas epidemiológicas modernas são necessários para a identificação precisa das causas de DTM. Estes estudos devem ser basicamente analíticos, do tipo caso-controle ou coorte, com potência suficiente para detectar os possíveis efeitos. No entanto, um número muito reduzido desses estudos tem sido publicado no campo das desordens temporomandibulares.[49]

Em um estudo coorte, após acompanhar 803 indivíduos por três anos, Von Korff et al.,[57] em 1993, concluíram que a presença de determinada *condição dolorosa* prévia é um importante fator de risco para o aparecimento de uma nova condição dolorosa anos depois, entre elas as DTM. Estudos do tipo caso-controle têm demonstrado associações importantes entre DTM e *bruxismo* e DTM e dois dos tipos mais frequentes de *cefaleias primárias*, migrânea ou enxaqueca e cefaleia tipo-tensão.[58] Investigando o efeito da utilização de *hormônios exógenos*, LeResche et al.,[59] em 1997, concluíram que o risco de ser um paciente de DTM é 30% maior em indivíduos fazendo uso de estrógeno para reposição hormonal, quando comparados àqueles não expostos. Ainda, o risco de ser um paciente de DTM foi 20% maior em jovens de 15 a 35 anos que faziam uso de contraceptivos orais. Após controlar os fatores gênero e idade, Lee et al.,[60] em 1995, encontraram uma associação entre *postura anterior da cabeça* e DTM, enquanto um segundo estudo não demonstrou associação entre tal fator e desarranjo interno da articulação temporomandibular.[61]

Outros fatores de risco considerados na literatura incluem trauma, doenças sistêmicas, saúde geral do indivíduo, fatores psicológicos, hipermobilidade e maloclusão.[54] Mas vários destes fatores carecem de estudos utilizando técnicas epidemiológicas modernas que comprovem sua importância como fator de risco.

Relação Maloclusão e DTM

Com o reconhecimento da natureza multifatorial das DTMs, o papel das *maloclusões* como fator etiológico central começou a ser questionado. Uma revisão de estudos publicados após este reconhecimento sugere que a maloclusão desempenha um papel contribuinte para o desencadeamento das DTMs.[55,62,63] Pullinger e Seligman,[62] em 2000, afirmaram que, se por um lado existe uma associação entre DTM e maloclusão, a importância do papel das alterações oclusais como fator etiológico não deve ser exagerada, como ocorreu no passado. DeBoever e Carlsson,[54] em 2000, argumentaram que, mesmo não sendo o único, a maloclusão é um fator que contribui como os outros.

A análise multifatorial do grupo de pesquisadores da UCLA[62-64] revelou alguns fatores oclusais de risco para as DTMs. São eles: (1) mordida aberta anterior, (2) mordida cruzada lingual unilateral, (3) transpasse horizontal > 6-7 mm, (4) ausência de 5 ou mais dentes posteriores e (5) desvios de RC para MIH > 4 mm. Os autores estimam que a contribuição total dos fatores oclusais em pacientes com DTM é da ordem de 5% a 30%, enquanto outros fatores responderiam por 70% a 95% das diferenças entre pacientes e indivíduos saudáveis.[62,63] Esses resultados são altamente sugestivos do caráter multifatorial na etiologia das DTMs.[55]

Oclusão, DTM e a necessidade de reposição protética no idoso

Um importante fator a ser levado em consideração no diagnóstico e no tratamento das DTMs nos idosos é a sua condição oclusal. O fato do paciente ser parcialmente desdentado ou totalmente desdentado pode afetar diretamente na sua performance mastigatória, com influência direta na qualidade e na consistência da dieta, nos hábitos alimentares, na gustação, no olfato e na redução do fluxo salivar. Esses fatores poderiam impor ao idoso sérias restrições alimentares, reduzindo sua imunidade e tendo impacto negativo na sua saúde em geral.[65] Dessa forma o paciente idoso ficaria mais suscetível à outras doenças, entre elas as DTMs.

Os diversos estudos realizados sobre a necessidade de reposição de elementos dentários posteriores na população idosa a fim de prevenir sinais e sintomas de DTM ainda não chegaram a um consenso.[54,66-68] No estudo epidemiológico de Almeida et al.,[69] realizado no estado da Paraíba em 2008, 60% dos 137 idosos pesquisados foram considerados portadores de DTM. Destes, 74,4% eram edêntulos, 14,6% tinham entre 5 e 9 dentes e 11% entre 10 e 14 dentes. Os autores concluíram que existe alta prevalência de DTM em idosos e que esta condição é estatisticamente correlacionada com edentulismo e com o número de dentes remanescentes no idoso.[65,69] No entanto, de acordo com Käyser,[67] em 1981, a ausência de suporte oclusal não seria um fator de risco para DTM e a utilização de prótese removível teria baixo impacto sobre esse risco.[70]

Outros autores afirmaram que a idade e redução de elementos dentários presentes nas arcadas podem estar envolvidos no aparecimento de alterações degenerativas das ATMs[71] e que perda de suporte molar, desgaste dentário e oclusão assimétrica teriam impacto sobre ocorrência de alterações ósseas radiográficas nas ATMs.[72,73] Em seu trabalho de tese baseado em um acompanhamento de 5 anos de uma população acima de 75 anos de idade, Hiltunen,[46] em 2004, concluiu que perda dentária e perda de suporte oclusal seriam de menor importância tanto para o desencadeamento de sinais e sintomas de DTM quanto para o desencadamento de achados radiográficos nas ATMs.

Enquanto tais afirmações e achados não são uma unanimidade, é importante considerar que um aumento na vulnerabilidade à doença está usualmente sobreposto à alterações biológicas que ocorrem com a idade.[74] Como resultado, o delineamento do exato momento onde termina o processo fisiológico e se inicia a doença torna-se difícil. Estudos de autópsia da ATM demonstraram que enquanto uma variedade de alterações morfológicas, incluindo alterações degenerativas aumentam com a idade,[75] essas alterações praticamente não correlacionaram com sinais e sintomas de DTM e muito menos com necessidade de tratamento, conforme ilustrado na figura 14.2. Alterações degenerativas na ATM provavelmente manifestam dor em somente um número restrito de pacientes com DTM, havendo, consequentemente, uma pobre correlação entre gravidade das queixas dolorosas e alterações nas articulações e músculos.[31]

Dentro desse contexto torna-se importante compreender que envelhecimento é a soma de todas as alterações morfológicas e funcionais que ocorrem em um organismo levando a uma diminuição da função, o que reduziria a capacidade de resistir ao estresse.[74] Tem sido colocado que alterações irreversíveis que

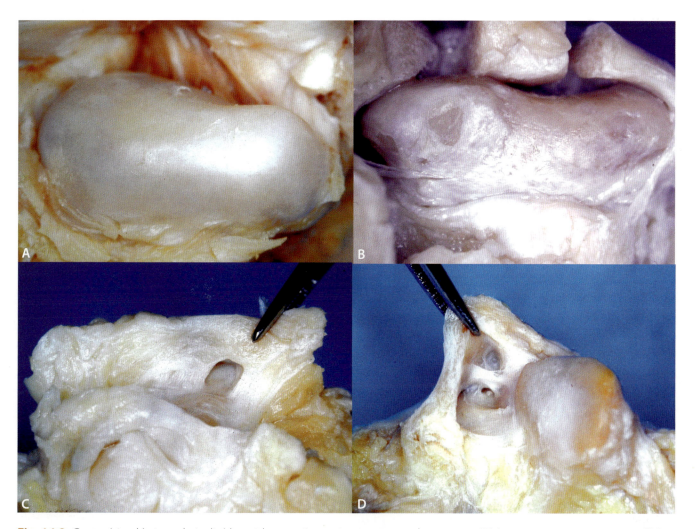

Fig. 14.2: Cortes histológicos de indivíduos idosos, não pacientes, que cederam suas ATMs para exame *post-mortem*.[76] Sintomas envolvendo o sistema mastigatório raramente foram relatados enquanto sinais, quando presentes, eram de baixa intensidade. De acordo com a opinião dos próprios indivíduos, nenhum dos sintomas estava interferindo ou jamais havia interferido com as suas qualidades de vida. Além disso, eles nunca haviam procurado por tratamento (A). Côndilo articular de uma mulher de 67 anos em perfeito estado macroscópico, (B). Côndilo articular de um homem de 65 anos com alterações degenerativas severas (C). Adesão entre o côndilo e o disco articular em ATM de um homem de 73 anos de idade (D). União fibrosa entre o côndilo e disco de homem de 57 anos, com deformação do disco articular.

ocorrem durante o processo degenerativo ocorrem mais facilmente em tecidos com capacidade limitada para regeneração ou reparo,[77] e este pode ser o caso durante o processo de envelhecimento. Essa afirmação pode ser suportada por um estudo conduzido em animais onde o aparecimento de alterações degenerativas foi fortemente relacionado ao processo de envelhecimento.[78] Enquanto estudos adicionais são necessários para explicar a relação entre a maior presença de alterações degenerativas e o avanço da idade, parece razoável assumir que, pelo menos em alguns casos, esse processo se daria por meios fisiológicos e não patológicos. Isso poderia explicar uma maior prevalência de alterações degenerativas com o avanço da idade, seja nas ATMs de não pacientes[76] seja em outras áreas do sistema músculo esquelético de indivíduos assintomáticos como joelhos, região cervical e região lombar da coluna vertebral.[79]

Revisões mais recentes do assunto permitem afirmar que um número crescente de estudos refutam ou diminuem a importância da oclusão para as DTMs.[80,81] Consequentemente, raramente haverá indicação para terapia oclusal irreversível enquanto uma combinação de métodos não invasivos ajudará a maioria dos pacientes com DTM.[80,82] Por outro lado, não há dúvida de que a manutenção da dentição natural e controle dos trabalhos protéticos realizados tem impacto direto na qualidade de vida, autoestima e ingestão de nutrientes[83] e, ao contrário do que ocorre no paciente com DTM, esses três fatores estão entre àqueles que deveriam ser considerados no julgamento quanto a necessidade ou não de reposição protética no idoso.

Assim, para Cormack,[2] as necessidades de tratamento dos idosos geralmente estão relacionadas ao edentulismo, à falta de elementos dentários, à cárie dental, abrasões e à doença periodontal.[2,12,17,18,84] Ainda, segundo o mesmo autor,[2] a prevalência do edentulismo pode ser considerada um índice grosseiro, porém instrutivo, da saúde oral de um determinado segmento da população em particular, como é o caso da população idosa. Em vários países, a prevalência do edentulismo é maior em mulheres do que entre os homens e outros estudos ainda apontam que os idosos institucionalizados possuem em média menos dentes naturais do que de idosos que vivem independentes.[2,65,69]

Alguns estudos[2,65,85] comprovaram que entre três grupos de idosos, os que apresentam dentição natural, os que apresentam próteses parciais em pelo menos um dos arcos e os que apresentam prótese total dupla, variáveis como facilidade em perceber e executar a mastigação e facilidade na deglutição, são dimensões bem executadas e percebidas melhor nos idosos com dentição natural, seguida daqueles com prótese parcial e com menor performance naqueles portadores de prótese total dupla. Outros parâmetros como a diminuição da quantidade de alimento, gosto, textura e a frequência da ingestão de alimentos são significativamente menores nos pacientes portadores de próteses totais, já que nestes pacientes muitas das estruturas bucais são totalmente cobertas pela chamada área retentiva dessas próteses.[2,65] MacEntee & Prosth,[85] em 1994, relataram, ainda, que existia uma grande discrepância entre a necessidade e a demanda por cuidados em idosos edêntulos, cuja queixa principal referia-se a próteses desconfortáveis ou perdidas. Os idosos portadores desse tipo de prótese com problemas crônicos simplesmente acham que estes problemas não têm mais solução e, por isso, não vêm sentido em procurar por tratamento protético adequado para a solução desses problemas.

Num estudo sobre autopercepção da saúde bucal de idosos[86] com idade média de 75 anos institucionalizados na cidade de Pirapora-MG, Paulino concluiu que as condições de saúde bucal desses idosos encontravam-se precárias, com alto nível de edentulismo e com necessidade de tratamento protético. Grande parte dos idosos entrevistados relatou algum impacto na qualidade de vida devido às suas condições bucais, embora tenha havido uma baixa percepção, uma subestimação dos sintomas e uma grande capacidade de adaptação a essas limitações.[86]

PERFIL DO PACIENTE IDOSO COM DTM

Tipicamente, as DTMs são mais comuns em populações jovens, sexualmente ativas e predominantemente do sexo feminino. Entretanto, para traçar um perfil do paciente idoso com DTM, deve-se levar em consideração certas características especiais que acometem esta faixa da população, como alterações degenerativas preexistentes, redução do número de dentes, próteses desconfortáveis ou inadequadas, e as dificuldades de acessibilidade inerentes ao fator idade, situação econômica e fatores psicossociais.[11,12,85,86]

Assim, levando-se em conta todos os dados epidemilógicos apresentados, pode-se dizer que o perfil mais comum do paciente idoso com DTM é um indivíduo do sexo feminino, institucionalizado, de baixa renda, edêntulo total ou parcialmente, portador de prótese total ou parcial inadequadas em pelo menos uma das arcadas, DVO reduzida, com sinais objetivos de estalos ou crepitação em pelo menos uma das ATMs e com nenhum ou algum sintoma de dor muscular ou facial de baixa intensidade e, com baixa auto-estima.

FATORES IMPORTANTES ASSOCIADOS AO DIAGNÓSTICO DE DTM NO IDOSO

A Associação Internacional para o Estudo da Dor define a dor como "uma experiência sensorial e emocional, vinculada a um dano atual ou potencial nos tecidos, ou descrita em termos próprios de tal dano".[17] Esta definição, portanto, abrange não só a sensação da dor em si, mas também engloba aspectos psicológicos como a ansiedade, o estresse e a depressão, culturais e comportamentais, já que o limiar e a reação à ela pode variar de indivíduo para indivíduo, e cognitivos, já que o seu significado pode ter relação com experiências passadas. A disfunção refere-se a um mau funcionamento ou ao desempenho da função de forma anormal de um órgão ou de um conjunto de órgãos ou estrutura que desempenha uma determinada função.

A diferenciação entre a dor e disfunção é importante no diagnóstico das DTMs no paciente idoso. Frequentemente, nesse grupo, o que ocorre é uma limitação da função acompanhada de pouca ou nenhuma dor. Já em pacientes de meia idade e em jovens, as DTMs apresentam as duas condições. Geralmente, a ocorrência de dor é acompanhada por disfunção. No entanto, no idoso, é mais frequente a presença da disfunção com pouca ou ausência da dor.[17,18,87]

Outro fator muito importante é o entendimento do real significado de sinal e sintoma no diagnóstico das dores orofaciais (DOF) e das DTMs. O sinal refere-se a uma alteração clínica visível que pode ser percebida pelo examinador de forma direta e objetiva, como a presença de estalos ou crepitação nas ATMs durante o exame físico. Já o sintoma é mais complicado, pois se refere geralmente ao relato do paciente sobre alguma condição que ele esteja sentindo, como a presença e a localização de dor articular ou facial durante a anamnese. O sintoma é geralmente relatado de forma subjetiva, tornando-se o principal motivo de procura por tratamento profissional pelo paciente. Assim, tanto a dor como a disfunção poderão se apresentar como sinal ou sintoma de DTM, dependendo, portanto, se elas são percebidas pelo profissional objetivamente durante o exame físico ou subjetivamente quando relatada pelo paciente idoso durante a anamnese.[17,18,87,88]

A anamnese tem papel fundamental no diagnóstico das DTMs nos idosos. Ela pode ser definida como o resultado de uma conversa ou entrevista com o paciente idoso, conduzida de forma sistemática, sobre cada fato ou circunstância referente ao estado de saúde pessoal, familiar, hereditário e biográfico do paciente. A partir dela é que se formulam hipóteses diagnósticas e as possíveis etiologias das doenças, dores ou disfunções expressas. Pode ser conduzida através de formulários onde todas as informações gerais e específicas são elaboradas para facilitar ou elucidar a hipótese diagnóstica. O tempo dedicado à anamnese médica e psicossocial deverá ser tanto mais prolongado quanto mais numerosos forem os transtornos relatados que acompanham o quadro clínico do paciente idoso. O ambiente onde se realiza essa anamnese no idoso deverá ser isolado de qualquer barulho ou outras atividades paralelas. Esse ambiente permite que todas as informações colhidas tenham um alto grau de fidelidade, promovendo maior interação entre o profissional e o paciente idoso, favorecendo uma relação de confiança entre eles, o que é fundamental, principalmente para àqueles portadores de dor crônica.[16,17,87]

A dor orofacial pode ser aguda ou crônica. A primeira geralmente tem uma função de advertência e defesa, tem duração limitada (alguns segundos ou semanas) e indica ao indivíduo a presença de uma patologia. Está intimamente relacionada com fenômenos desencadeantes conhecidos como trauma, inflamação, infecção e a claros mecanismos fisiopatológicos, que, quando eliminados, permitem o seu rápido desaparecimento. Outra característica é que ela pode colocar o indivíduo em condição de fuga ou ataque para conservar a integridade dos tecidos e do organismo como um todo.[17,87,88]

Já a dor crônica ou persistente tem duração mais longa (de 3 a 6 meses ou mais) com tendências a expandir-se a áreas mais extensas. Tem afecção de natureza psicossocial, como a depressão, ansiedade, pessimismo, agressividade, somatização e tristeza. Tais afecções, muito comuns na população de idosos, merecem por parte dos terapeutas especial atenção e cuidado. Por tudo isso é que a dor crônica é frequentemente acompanhada de terapias infrutíferas que, com o passar do tempo, podem levar tanto o paciente idoso como o profissional a experimentarem sensações como a desconfiança e frustração. Não raro, muitos pacientes idosos abandonam o tratamento de DTM com atitudes hostis e agressivas à classe médica, considerando estes incapazes, procurando mais e mais profissionais até que sua condição crônica seja resolvida, o que nem sempre acontece. Assim, a dor crônica se diferencia da aguda não só pela sua maior duração, mas por sua influência negativa nos níveis cognitivo-emocional (estado de saúde, humor e pensamento), comportamental (reações exageradas) e psicossocial (comprometimento das relações com familiares, conhecidos e amigos).[11,16-18,87,88]

Infelizmente, poucas instituições de ensino odontológico no Brasil oferecem treinamento que possibilitem a obtenção de uma anamnese e exame físico adequado para o diagnóstico correto do paciente idoso com DTM e dor orofacial. É muito comum o diagnóstico incorreto das DTMs devido ao despreparo dos profissionais envolvidos. É necessário o entendimento correto da natureza multifatorial que envolve as dores orofaciais e as DTMs, principalmente do paciente idoso.[2,11,18] O aprendizado sobre o papel e a influência do sistema nervoso central e periférico, o diagnóstico diferencial e a classificação das DTMs musculares, articulares, cefaleias e dores neuropáticas são também muito importantes. Além da necessidade de uma melhor formação profissional o cirurgião-dentista tem o papel fundamental no diagnóstico das dores orofaciais, pois ele é o profissional que é capaz de perceber se os sintomas são de origem dentária, periodontal, muscular, articular ou, ainda, de doenças reumáticas, do sistema nervoso central, otorrinolaringológicas, psicológicas ou até mesmo psiquiátricas. Idealmente, todo profissional de odontologia que se dedicasse ao diagnóstico ou tratamento das DTMs no idoso deveria formar uma equipe formada por neurologista, reumatologista, fisioterapeuta, psicólogo, psiquiatra e otorrinolaringologista, visto que o diagnóstico e o tratamento das DTMs e DOF são multiaxiais.[2,16-18,20,87-89]

O Processo de Determinação do Diagnóstico e a Responsabilidade do Profissional Envolvido com a DTM e a Dor Orofacial

Pacientes com queixa de dor orofacial aguda ou crônica geralmente consultam inicialmente o dentista clínico geral. A decisão de se encaminhar o paciente para o especialista para avaliação adicional dependerá do bom senso deste profissional, mas é mandatório no caso de dor crônica.[90]

Um diagnóstico rápido e preciso é fundamental ainda no início do aparecimento da condição. Caso isso não ocorra, as consequências biológicas (somáticas) e psicossociais advindas de um maior período sem diagnóstico poderão tornar o controle da doença ainda mais difícil. Além disso, a possibilidade de doenças mais sérias que as DTMs, como tumores, são reais e ainda maiores na população idosa. Portanto, um diagnóstico preciso ganha ainda mais importância neste grupo de pacientes. Embora o presente capítulo se refira as DTMs, vale lembrar que o idoso com queixa de dor na região orofacial não possui necessariamente uma condição de DTM. Além disso, as diversas condições de dor orofacial apresentam sinais e sintomas semelhantes podendo confundir o diagnóstico.

A obtenção de informações a partir de uma anamnese ampla e abrangente enfocando os diversos aspectos das dores orofaciais permite a construção de um banco de dados que então alimenta o processo de raciocínio. Enquanto faz isso, o clínico analisa, avalia o peso, compara e reavalia cada informação obtida para que possa colocá-la dentro da sua perspectiva correta. O próximo passo consiste no desenvolvimento de uma lista provisória de todos os diagnósticos possíveis, desde o menos até o mais provável.[90] A esse processo de decisão, sobre qual das duas ou mais condições ou doenças um paciente vem sofrendo, chamamos de *diagnóstico diferencial*. Um exame físico que inclua não somente as regiões anatômicas de interesse primário (cavidade oral, ATMs e músculo mastigatórios), mas também àquelas que possam irradiar dor para a região orofacial, permitirá a confirmação ou não do provável diagnóstico. Caso se confirme, um plano de tratamento é então estabelecido.

A experiência e o conhecimento do profissional a respeito dos sinais e sintomas, curso natural, distribuição e possíveis mecanismos, em combinação com a sua familiaridade com os critérios de diagnóstico das diversas condições de dor orofacial são, assim, inestimáveis na composição de conexões significativas com o banco de informações advindo do paciente.[90] Esses fatores tornam todo o processo diagnóstico um desafio, ao mesmo tempo em que reforçam a necessidade do conhecimento, aumentando a responsabilidade do odontólogo envolvido com o diagnóstico e controle das dores orofaciais. Portanto, é tarefa do profissional que toma para si a responsabilidade da avaliação deste paciente completar as seguintes tarefas: (1) estabelecer o diagnóstico correto, (2) determinar a causa da dor e (3) elaborar o plano de tratamento adequado. Para executar tais tarefas ele precisa estar preparado.

Em alguns casos, a confirmação do diagnóstico pode não ser possível, uma vez que o paciente não apresenta um caso típico conforme descrito nos livros-texto. Além disso, algumas outras condições como dores neuropáticas (p. ex.: neuralgia do trigêmeo), doenças inflamatórias crônicas das articulações (p. ex.: artrite reumatoide, espondilite anquilosante), cefaléias (p. ex.: enxaqueca, cefaleia em salvas) e outras (p. ex.: arterite temporal) podem estar presentes, ora representando comorbidades ora confundindo o processo de diagnóstico. Seja qual for o caso, o encaminhamento para outros profissionais de saúde e/ou a solicitação de exames complementares, como exames laboratorias e imagens, tornam-se necessários.

CLASSIFICAÇÃO DAS DTMs

As dores orofaciais que acometem os seres humanos são muitas e, por isso, devem ser cuidadosamente diagnosticadas. Nos pacientes idosos, esses cuidados devem ser maiores, dadas as condições de fragilidade que este segmento da população normalmente se encontra, e pelas diversas condições já apresentadas anteriormente.

Para Okeson,[91] existem muitas razões para dores de cabeça. A Sociedade Internacional de Dor de Cabeça tem publicado sua segunda edição da classificação da dor de cabeça. Nessa classificação existem mais de 230 tipos de dores de cabeça que nós humanos experimentamos. Quando o paciente idoso experimenta a DTM, os sintomas às vezes são sentidos e citados como dor de cabeça. Nesse caso, DTM pode ser relacionada à dor de cabeça. Contudo, pensar que a DTM é a maior contribuinte para a maioria das dores de cabeça dos indivíduos é um conceito muito ingênuo. O clínico deve cuidadosamente avaliar as características clínicas da dor de cabeça antes de concluir que está relacionado a uma DTM. Pacientes com dores de cabeça que não apresentam dor muscular/articular durante o funcionamento mandibular raramente tem DTM como causa de suas dores de cabeça.

Como já foi visto anteriormente, existem muitas razões para o paciente apresentar dor orofacial. Algumas razões são ligadas a estruturas mandibulares e dentição. As mais comuns são dores de origem dentária e DTM. Quando essas desordens estão presentes, a dor pode muitas vezes ser trabalhada pelo dentista experiente na área. Contudo, há muitas estruturas na cabeça e pescoço que podem ser responsáveis por dores orofaciais. Quando outras estruturas são a origem da dor, o paciente pode precisar ser encaminhado a um profissional de outra área para um cuidado apropriado. Outros provedores podem ser neurologistas, otorrinolaringologistas, reumatologistas, clínicos e especialistas em controle da dor.[91]

Com vistas ao melhor entendimento de sua etiologia multifatorial e da sua complexidade, as DTMs podem ser classificadas através dos dados subjetivos e objetivos obtidos na anamnese e no exame físico, onde a queixa principal do paciente relata dor e/ou disfunção que geralmente está sempre presente. Assim, levando-se em consideração fatores como a localização, tipo, intensidade, características, curso, comportamento, progressão, intermitência, duração e qualidade da dor, podemos classificar as DTMs conforme ilustrado no quadro 14.1, adaptado de Bell[92] e citado por Palla[17,89] & Okeson.[12,87,88,91]

Quadro 14.1: Classificação das DTMS. Segundo Bell.[92]

Localização	Caracteristicas	Tipo
Desordens da Musculatura Mastigatória	Cocontração protetora ou tensão muscular	Aguda
	Dolorimento muscular local	Aguda
	Dor em ponto álgico ("*trigger point*") miofascial	Aguda ou Crônica
	Mioespasmo ou Espasmo muscular	Aguda
	Mialgia mediada centralmente	Crônica
Desordens Articulares Temporomandibulares	Desarranjo do complexo côndilo-disco	Deslocamento do disco Deslocamento do disco com redução Deslocamento do disco sem redução
	Incompatibilidade estrutural das superfícies articulares	Desvio na forma do disco, côndilo ou da fossa Adesões entre o disco e o côndilo ou entre o disco e a fossa Subluxação ou hipermobilidade Deslocamento espontâneo
	Desordens inflamatórias	Sinovite, retrodiscite, artrite, osteoartrite, osteoartrose, poliartrite, tendinite do m. temporal e inflamação do ligamento estilomandibular
Desordens Crônicas de Hipomobilidade Mandibular	Anquilose	Fibrosa Óssea
	Contratura muscular	Miostática Miofribrótica
	Resistência do processo coronoide	
Desordens do Crescimento	Desordens congênitas e de desenvolvimento ósseo	Agenesia Hipoplasia Hiperplasia Neoplasia
	Desordens congênitas e de desenvolvimento muscular	Hipotrofia Hipertrofia Neoplasia

ABORDAGEM CONSERVADORA DO PACIENTE IDOSO COM DTM

Diversas condições de DTM, dentre elas as mais frequentes como dor miofascial, desordens de desarranjo do complexo côndilo-disco e as osteoartrites, respondem muito bem ao tratamento conservador. Essa regra também é válida para o paciente idoso. Sendo assim, a utilização de placas,[93] medicamentos, fisioterapia e terapia comportamental são frequentemente indicadas para o controle da dor e da disfunção que interferem na qualidade de vida do paciente da terceira idade.

Apesar de raramente haver indicação para terapia oclusal no tratamento das DTMs é importante considerar que a deterioração da dentição natural, que é mais comum no idoso, tem impacto direto em variáveis como ingestão de nutrientes e autoestima.[83] Uma condição oclusal desfavorável pode levar a uma restrição alimentar e prejuízo do estado psicológico, tendo impacto na saúde geral do indivíduo e consequentemente facilitando o desencadeamento de outras patologias, como as DTMs. Dentro desse contexto, o tratamento restaurador aparece como uma opção de tratamento com o objetivo da melhoria da função mastigatória, estética e autoestima no paciente idoso. Além disso, o tratamento restaurador pode ser indicado para a restauração da relação oclusal em pacientes que sofreram degeneração extensa das ATMs como resultado de desordens inflamatórias crônicas das articulações, ou qualquer outra condição que determine uma piora significativa das variáveis descritas acima. No entanto, cabe ressaltar mais uma vez que essa atitude terapêutica não corresponde à regra e sim a exceção.

Outras doenças importantes que normalmente acometem os idosos e estão associadas às DTMs são aquelas doenças que normalmente acometem as articulações e os músculos tais como: artrite reumatoide, osteoartrite, osteoartrose, osteoporose, anquilose e fibromialgia. Estudos epidemiológicos realizados têm demonstrado que as respostas ao tratamento conservador das DTMs nos idosos com essas patologias são significantemente afetados e nem sempre eficazes, sendo em alguns casos indicado tratamento cirúrgico, principalmente quando as DTMs fazem parte de outras doenças primárias.[94-97]

ABORDAGEM CIRÚRGICA DO PACIENTE IDOSO COM DTM

A ATM ainda que seja considerada uma articulação funcionalmente complexa, biologicamente é uma articulação sinovial e está sujeita às mesmas alterações degenerativas comuns a todas as articulações do corpo. Ela possui um disco que, diante de sobrecarga funcional, se desloca anteriormente, desidrata e perde a resiliência e maciez tornando-se um obstáculo ao movimento funcional. Também tem uma cartilagem articular – uma fibrocartilagem – que sofre amolecimento, enrugamento, degeneração fibrilar e ulceração expondo o osso subcondral gerando osteófitos, dor e dificultando o movimento, bem como reação inflamatória intensa, aderência e fibrose do disco e alterações na composição e viscosidade do líquido sinovial. Estes aspectos trazem grande impacto para a qualidade de vida dos pacientes.[98-101]

A ocorrência mais frequente nos pacientes idosos é de patologia óssea articular ou osteartrose. A **osteoartrose primária** – decorrente de uma patologia articular sistêmica – é pouco frequente; a **osteoartrose secundária** – decorrente de evolução de um desarranjo interno não tratado – é uma situação muito comum.[102-104]

Na maioria dos casos, de desordens de deslocamento do disco, alterações articulares degenerativas e artrites sistêmicas, uma fase reversível não cirúrgica de abordagem pode proporcionar redução significativa da dor e melhora da função.[100,105,106]

Os desarranjos internos da articulação temporomandibular, por se tratarem de patologia intra-articular, têm a abordagem de eleição no tratamento cirúrgico. No entanto, o tratamento não cirúrgico pode ser tentado numa fase inicial, visto que, devido ao caráter subjetivo dos sintomas referidos pelo paciente e à evolução dos conceitos das DTMs, a dor e a disfunção temporomandibular tem etiologia muito mais complexa do que o simples deslocamento ou deformação do disco.[99,107]

De fato, a maioria dos pacientes com DTM melhora, em longo prazo, sem nenhum tipo de tratamento. No caso de deslocamento anterior do disco sem redução (*closed-lock*), a maioria dos pacientes experimenta uma progressão gradual do aumento da abertura da boca e diminuição do desconforto sem tratamento agressivo. Aparentemente este aspecto é o resultado da adaptação fisiológica e anatômica dos tecidos intra-articulares. Parece que em muitos pacientes a banda posterior do disco sofre fibrose por adaptação e serve como tecido de interposição adequado entre o côndilo e a fossa.[3] Esse tecido é frequentemente denominado de *pseudodisco adaptativo*. A formação do pseudodisco combinada com a capacidade de cicatrização normal das articulações é, provavelmente, a maior responsável pela melhora clínica em muitos pacientes.[108,109]

Seleção do Paciente

O aspecto mais importante do tratamento cirúrgico está na seleção do paciente, pois vai nos orientar quanto ao padrão de comportamento da dor, qual a

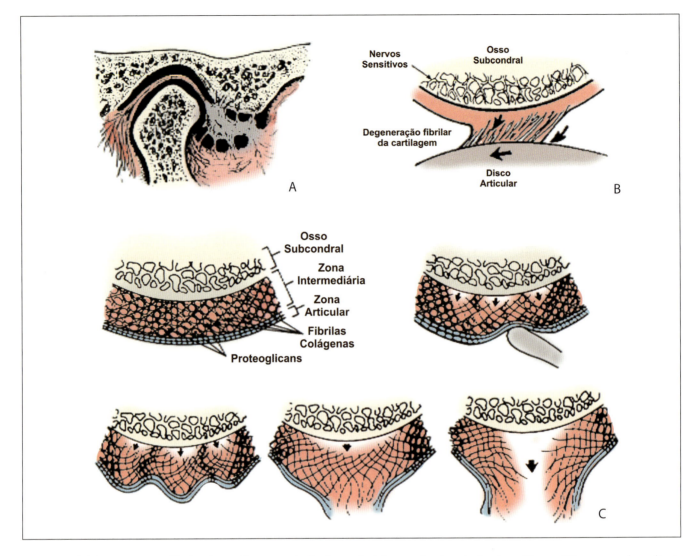

Fig. 14.3: (A) Degeneração fibrilar da cartilagem articular levando à formação de aderências e fibrose (B) ancorando o disco. (C) Sequência da patologia articular e condromalácia.

técnica a ser usada (funcional ou anatômica) e, quanto ao prognóstico de sucesso (intensidade dos hábitos parafuncionais). **A seleção dos pacientes para cirurgia é muito mais dependente da anamnese do que de radiologia ou imaginologia.** A duração e evolução da dor são aspectos fundamentais na seleção do tipo de tratamento. Como regra geral, pacientes *com dor aguda e de curta evolução* têm bom prognóstico quanto ao tratamento, pois se trata habitualmente de um fenômeno atual e grandemente associado a fatores externos gerando excesso de ansiedade ou depressão. Por outro lado, pacientes *com dor crônica e de longa evolução* têm mal prognóstico, pois convivem cronicamente com seus problemas. Ocasionalmente a dor, nessas situações, é um sintoma, até certo ponto, desejado e, portanto, de difícil solução.[110-116]

Tratamento Cirúrgico da ATM

A despeito do fato de que muitos pacientes com patologia intra-articular irão melhorar com o tratamento reversível não cirúrgico, cerca 5 a 7% dos pacientes irão requerer intervenção cirúrgica para melhorar a função mastigatória e diminuir a dor.

O tratamento cirúrgico está indicado no tratamento das DTMs quando:

- O tratamento não cirúrgico falhou ou produziu resultados pobres, prejudicando a qualidade de vida do paciente.
- No deslocamento anterior de disco com redução associado com dor intra-articular intolerável e disfunção mastigatória importante.

- No deslocamento anterior de disco sem redução associado com dor importante e impossibilidade de executar os movimentos mandibulares.
- No deslocamento posterior do disco associado com dor e disfunções importantes e impossibilidade de executar os movimentos mandibulares.
- Quando o paciente apresenta sons e ruídos articulares audíveis e social ou profissionalmente inaceitáveis.

Modalidades de Tratamento Cirúrgico

Na abordagem cirúrgica da ATM podemos adotar critérios que privilegiem o aspecto funcional (artrocentese, condilotomia modificada, cirurgia ortognática) ou critérios que privilegiem a reconstrução anatômica da articulação (artrotomia e reconstrução protética).

Artrocentese

A artrocentese é um procedimento minimamente invasivo que consiste na lise e lavagem não artroscópica da articulação temporomandibular. É a mais simples e menos invasiva das técnicas cirúrgicas. Consiste na inserção de 2 agulhas no espaço superior da articulação, uma posterior e outra anterior, e injeção, sob pressão, de uma solução fisiológica (usualmente o Ringer-Lactato), estabelecendo uma corrente de irrigação. A grande função da artrocentese é a **expansão hidráulica da articulação**. Com a expansão da articulação temos:

- Lise das aderências e fibrose adaptativa que imobilizam o disco.
- Troca do líquido sinovial e remoção dos produtos da degradação da cadeia de proteoglicanos e da degeneração fibrilar da cartilagem articular que geram um líquido sinovial espesso e viscoso e rico em mediadores químicos da dor e inflamação.
- Ampliação temporária do espaço articular que, associado à lise das aderências, criam condições favoráveis para a redução do disco.
- Inserção de medicamentos diretamente no espaço articular: anti-inflamatórios esteroidais (glicocorticoides de depósito), enzimas proteolíticas (hialuronidase), lubrificantes (ácido hialurônico) e analgésicos opioides. Uma vez que os desarranjos internos e osteoatroses secundárias são patologias autolimitantes. **Este aspecto torna a medicação local mais efetiva que o uso sistêmico.**[117]

O grande sucesso da artrocentese reside na troca do líquido sinovial e remoção dos potentes mediadores químicos da dor, promovendo, com isso, alívio imediato para o paciente. Há várias explicações potenciais para o sucesso da artrocentese. Quando ocorre deslocamento do disco, desenvolve-se uma pressão negativa dentro da articulação, causando um efeito de "sucção" entre o disco e a fossa. A distensão da articulação obviamente elimina a pressão negativa. No deslocamento crônico de disco podem se desenvolver aderências entre o disco e a fossa. Com a artrocentese, a distensão sob pressão pode romper essas aderências. Também pode ocorrer uma constrição capsular como resultado da hipomobilidade, que pode ser expandida com a distensão sob pressão. Finalmente, pode haver um acúmulo de alguns dos mediadores químicos da inflamação amplamente descritos na literatura. A simples ação do fluxo do líquido injetado na articulação pode eliminar ou diminuir os fatores bioquímicos que contribuem para inflamação e dor.[118-120]

As Grandes Vantagens da Artrocentese Residem nos Seguintes Aspectos

- Técnica de fácil execução e que não exige adestramento especial do profissional.
- Tem custos muito baixos; não é dependente de equipamentos especiais.
- Pode ser realizada sob anestesia local em ambiente de consultório ou ambulatório.
- É minimamente invasiva e com baixa morbidade.

A desvantagem da artrocentese é que, por se tratar de técnica cega, não temos como verificar a plenitude dos seus objetivos.

Indicações

A principal indicação da artrocentese está no deslocamento anterior de disco sem redução – "*closed lock*" – de curta evolução.[13] No entanto, a artrocentese também está indicada no tratamento inicial, por vezes

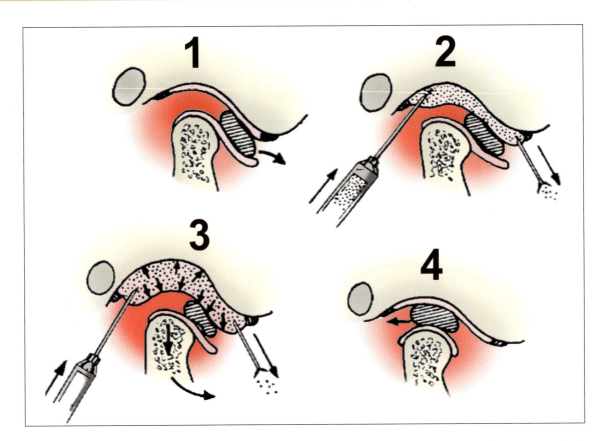

Fig. 14.4: Técnica operatória da artrocentese. 1 – Disco deslocado anteriormente com redução do espaço articular e o côndilo se posicionando mais posterior e superiormente na cavidade glenoide. 2 – Inserção das 2 agulhas no espaço superior anterior e no espaço superior posterior; início da injeção de soro fisiológico. 3 – Expansão hidráulica do espaço articular superior com ruptura das aderências e fibrose. O côndilo é projetado para baixo e para frente criando espaço para a redução do disco. 4 – Disco reduzido após as manobras ortopédicas de redução.

definitivo, dos desarranjos internos e osteartroses da articulação temporomandibular, em pacientes selecionados (dor aguda e pouco tempo de evolução). A artrocentese pode constituir-se a técnica de grande e importante valor profilático para o desenvolvimento das DTMs, quando feito o diagnóstico precoce e instituído o tratamento nas fases iniciais da doença. Artrocentese também tem valor de diagnóstico. Se a resposta da paciente for positiva é sinal de pouca patologia intra-articular. Em pacientes com dor e evolução crônica, como na osteoartrite e osteoartrose temporomandibular, a artrocentese também pode ser usada como tratamento inicial, pelo grande alívio da dor e aumento da extensão dos movimentos mandibulares. A literatura informa que de 88 a 92% desses pacientes passam a conviver assintomaticamente com seu problema.[121]

Um aspecto importante a ser considerado nos resultados, quando utilizamos a artrocentese como forma de tratamento, é que estamos lidando com o processo inflamatório, cujos fenômenos constituem um *processo reacional,* portanto, extremamente individual e variável de um paciente a outro e, mesmo no mesmo paciente. Com isso, a resposta ao tratamento pode variar na dependência do potencial de resposta das defesas orgânicas naquele momento. Além disso, o processo inflamatório reacional compõe-se de um fenômeno subjetivo, a *dor* que apresenta limiar igualmente variável de paciente a paciente. Dessa forma, um resultado inicial pouco expressivo, não significa insucesso, pois o paciente pode apresentar e, comumente apresenta uma resposta mais favorável poucos dias ou semanas depois.

Após o término da artrocentese realizamos manobras ortopédicas vigorosas com o objetivo de tentar reduzir o disco, romper aderências, romper fibrose e promover o alongamento da cápsula e ligamentos. Desta forma, procedemos a *abertura máxima vertical da boca, lateralidade direita e esquerda e a propulsão mandibular, todas estas manobras forçadas.*

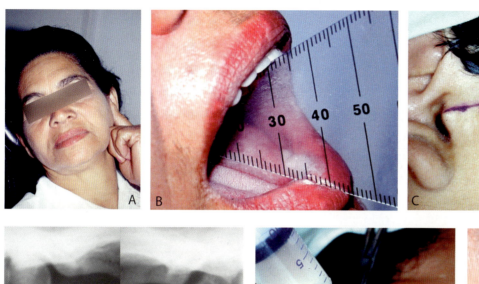

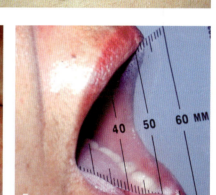

Fig. 14.5: Caso clínico de Artrocentese. (A) Paciente portadora de Osteoartrose secundária. (B) Dor e limitação da abertura da boca. (C) Locais da inserção das agulhas. (D) Aspecto radiográfico mostrando as alterações morfológicas da cabeça do côndilo. (E) Manobra com sucesso: expansão hidráulica do espaço superior com lavagem e lise. (F) Resultado pós-operatório imediato.

Artroscopia

Motivada pelo sucesso da cirurgia artroscópica do joelho, no fim dos anos 1970 e início dos anos 1980, cirurgia artroscópica da articulação temporomandibular teve seu grande apogeu. Entretanto, as diminutas dimensões da ATM não permitiram grandes avanços no tocante ao tratamento, mas foram essenciais para a pesquisa das DTMs. Com o avanço nos conhecimentos da fisiopatologia intra-articular da articulação temporomandibular e a perda da importância da redução anatômica do disco, essa técnica, perdeu a importância inicial no tratamento das DTMs, para ficar mais confinada à área da pesquisa. A partir de 2005, esta técnica teve novo impulso devido ao lançamento de novas sondas acopladas a vídeos que além de dimensões muito menores, apresentam alta resolução.

A cirurgia artroscópica apresenta várias desvantagens:

- É um procedimento de alto custo operacional, pois é dependente de equipamentos especiais e tecnologia complexa;
- exige adestramento especializado e habilidade pessoal do operador;
- é realizada sob anestesia geral ou sedação venosa; portanto tem maior morbidade.

Como vantagens, a cirurgia artroscópica quando comparada com a artrotomia é menos invasiva, causa menor traumatismo à articulação e não causa a fibrose da cápsula, comum na cirurgia aberta da articulação.

Os resultados obtidos com esta técnica **não são consensuais**, pois, como já mencionado, ela depende da habilidade pessoal do cirurgião.

Dolwick (1997) informa sucesso, com variação de 79 a 93%. No entanto, Laskin[122] informa que os resultados obtidos com a lise e lavagem através de artrocentese são semelhantes aos da artroscopia. Wolford,[124] utiliza a cirurgia artroscópica para discopexia com miniancoras fixadas no polo posterior da cabeça posterior do côndilo.[103,122-126]

Artrotomia

A artrotomia é a cirurgia aberta da articulação. Durante décadas, o acesso cirúrgico à articulação temporomandibular foi muito temido pela possibilidade de lesão do nervo facial. A contribuição de Al-Kayat & Bramley[3] teve um valor inestimável, pois descreveram uma abordagem onde as chances de lesão ao VII par craniano são mínimas.

As desvantagens da artrotomia incluem: cirurgia aberta da articulação, fibrose da cápsula, o que limita os movimentos mandibulares, possibilidade de lesão do nervo facial e a necessidade de anestesia geral.

Com a artrotomia, as possibilidades cirúrgicas no tratamento dos desarranjos internos e osteoartroses da ATM, são muito amplas e incluem: redução e contenção do disco (discopexia) com sutura ou dispositivos como miniparafusos e âncoras, discoplastia, discectomia com reconstrução do disco com enxerto de cartilagem conchal, músculo temporal, derme ou com materiais aloplásticos.[127,128]

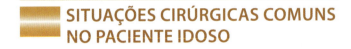

SITUAÇÕES CIRÚRGICAS COMUNS NO PACIENTE IDOSO

Osteoartroses

As osteartroses temporomandibulares de origem primária são, habitualmente, tratadas através da artrotomia com artroplastia e/ou reconstrução da articulação através de enxerto autógeno. O enxerto ósseo autógeno mais usado é o costocondral associado com retalho pediculado de músculo temporal. As próteses articulares podem ser apenas condilares ou do complexo côndilo-fossa fixados com parafusos de titânio. A tendência é a de usar, sempre que possível material orgânico autógeno visto que as reações de corpo estranho tem alta incidência.[102,111] As próteses totais de ATM encontram-se fortemente indicadas nas osteoartroses primárias, especialmente quando associadas com deformidades, tal como recuo mandíbula pela reabsorção condilar e alterações na oclusão. As próteses totais permitem o reposicionamento da mandíbula semelhante a uma cirurgia ortognática.

As osteartroses temporomandibulares de origem secundária podem ter uma abordagem mais conservadora. Inicialmente tenta-se o tratamento não cirúrgico, através do uso de anti-inflamatórios não esteroidais sistêmicos, placas de mordida e artrocentese. Caso não se obtenha, de forma significativa, o alívio da dor e da disfunção, a abordagem é cirúrgica através da artrotomia.

A técnica operatória mais utilizada no tratamento cirúrgico das osteartroses temporomandibulares secundárias é a artroplastia (*shaving*) associada com discopexia ou discectomia com reconstrução com retalho pediculado de músculo do músculo temporal.

Para os casos onde essa abordagem falhou, não houve alívio da dor e melhora significante da disfunção ou nos casos com múltiplas cirurgias, o uso das próteses articulares deve ser considerado.

Próteses Articulares

O uso de próteses na ATM para o tratamento das alterações degenerativas teve seu início nos anos 1960. Nos anos 1980, essa técnica generalizou-se para todas as DTMs com o desenvolvimento dos materiais aloplásticos. Vários sistemas foram desenvolvidos com o objetivo de buscar um substituto para o disco e côndilo severamente alterado e deformado, como o sistema Kent-Vitek®, Synthes®, Delrin-Timesh® e Christensen®. O principal sistema utilizado foi o da Vitek, que utilizava o Proplast I®, e posteriormente o Proplast II®. Como toda técnica nova, houve uma utilização abusiva destes materiais, sem critérios científicos mínimos. Consequentemente, houve complicações extremamente sérias que fizeram com que as entidades científicas de classe estabelecem normas para a sua utilização.

Em 1993, a *American Association of Oral Surgeons* – AAOMS – fez recomendações sobre o uso de implantes e próteses condilares em pacientes com desordens temporomandibulares e para o tratamento das situações onde as próteses tinham gerado complicações importantes.[129]

Essa instituição estabeleceu que: "a reposição protética total da articulação temporomandibular pode estar indicada quando há severa destruição dos componentes articulares". Além da doença articular degenerativa severa, outras condições podem justificar o uso das próteses aloplásticas da articulação temporo-

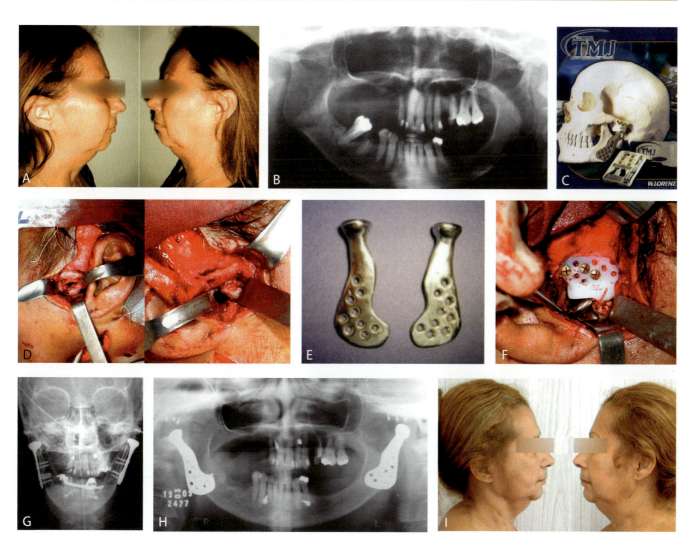

Fig. 14.6: Caso clínico de Osteoartrite Psoriática. (A) Aspecto lateral direito e esquerdo da paciente portadora de osteoartrite primária por psoríase. Notar perda acentuada da dimensão AP da mandíbula por reabsorção condilar. (B) Aspecto radiográfico. Notar severa reabsorção das cabeças condilares bilateral. (C) Kit cirúrgico de prótese total condilar. (D) Aspecto transoperatório das ATMs. Notar reabsorção severa e osteofitos nos côndilos, (E) Porção do ramo condilar direito e esquerdo feito em liga de cromo-cobalto-molibidênio. (F) Após condilectomia, inserção da prótese total. Notar que a porção da fossa é de polietileno de alta densidade, e a porção do ramo de liga de cromo-cobalto-molibidênio. (G) Aspecto radiográfico no transoperatório. (H) Aspecto radiográfico no pós-operatório imediato, mostrando a reconstrução protética associado com avanço mandibular de 10 mm. (I) Aspecto clínico no pós-operatório de 3 meses. Notar o melhor aspecto estético decorrente do avanço AP mandibular de 10 mm.

mandibular como: anquilose recidivante, fratura condilar intratável, necrose avascular do côndilo, neoplasia exigindo ressecção extensa e desordens congênitas severas que causam agenesia ou hipoplasia condilar severa, como a síndrome de Treacher Collins.

Indubitavelmente, os maiores problemas das próteses articulares, inclusive da articulação temporomandibular, é a **adaptabilidade funcional, durabilidade-longevidade, debris gerados pelo desgaste e o alto custo** (Louis Mercuri e Peter Quinn).

A **adaptabilidade** fez com que autores, como Quinn e Mercuri, preconizassem o uso de um sistema que adotasse a confecção de próteses individualizadas, geradas por imagens computadorizadas das articulações temporomandibulares de cada paciente, no processo conhecido hoje como prototipagem.[130,131]

Luxação Recidivante da ATM

É outra situação cirúrgica comum no paciente idoso. Uma vez eliminado o fator neurológico (doenças neuromusculares), o paciente será muito beneficiado com a cirurgia. A artrotomia é a técnica operatória de eleição. Pode-se adotar técnicas restritivas ou que facilitem a autorredução. Se paciente luxa a ATM e não consegue autorreduzir, ele será beneficiado com a eminectomia/eminoplastia (redução da eminência articular do temporal). Ao contrário, se o paciente tem luxação recidivante, mas consegue reduzir em casa, a técnica de escolha será a realização de manobras que restringem o movimento mandibular. Nesse caso, pode-se usar aumento da eminência articular com enxerto ósseo autógeno, interposição por fratura cirúrgica do arco zigomático, ancoragem através de parafusos ou âncoras e capsulorrafia.

CONSIDERAÇÕES FINAIS

O avanço da idade somado e uma deterioração do estado de saúde estão diretamente relacionados a uma maior necessidade de atenção por parte dos profissionais de saúde. Dentre as diversas condições que afetam os idosos estão as desordens temporomandibulares. No entanto, estudos epidemiológicos demonstram que não somente os sinais e sintomas de DTM como também a necessidade e demanda por tratamento diminuem com a idade. Sendo assim, as DTMs não estariam entre as condições que mais acometem o paciente idoso. Ainda assim, alguns indivíduos com idade avançada necessitarão de atendimento. Neste caso é fundamental que um diagnóstico preciso seja estabelecido o quanto antes evitando, assim, complicações advindas da cronicidade inerente as dores orofacias. Embora a maioria das DTMs não seja de caráter progressivo ou debilitante, algumas condições que provocam dor orofacial podem ser. Condições mais graves que possam representar uma ameaça a vida ou ao bem-estar deste indivíduo são mais comuns nesta faixa etária. Isso nos induz a redobrar a atenção durante a avaliação de indivíduos idosos com queixa de dor orofacial. A abordagem para o diagnóstico e o tratamento das DTMs nos idosos requer uma visão holística desde a anamnese, onde além dos fatores clínicos, fatores emocionais, psicossociais e socioeconômicos são sempre levados em consideração. Preferencialmente o cirurgião-dentista deve fazer parte de uma equipe de profissionais de saúde treinada a lidar com o paciente idoso, já que frequentemente estes se encontram com baixa autoestima. Embora em alguns poucos caso a cirurgia seja indicada, procedimentos conservadores e não invasivos são usualmente os mais indicados.

Uma vez que os sinais e sintomas, assim como a necessidade de tratamento, diminuem no idoso, as maiores necessidades clínicas nessa faixa etária estão relacionadas a fatores relativamente comuns à clínica diária. Esses procedimentos incluem geralmente a confecção de próteses parciais e/ou totais, troca ou recuperação de próteses preexistentes, recuperação da dimensão vertical de oclusão e melhoria da condição oclusal. Perda dentária e perda de suporte oclusal parecem ter pouca, se alguma, importância no desencadeamento de sinais e sintomas de DTM. Tratamento reabilitador protético deve ser indicado somente com o intuito de melhoria da função mastigatória, estética e autoestima.

Por fim, é preciso enfatizar que as decisões de tratamento referentes à DTM no idoso deveriam ser baseadas primariamente nos sintomas do paciente, seguido pelos sinais e por último nos resultados de exames complementares por imagem, tais como os radiográficos, tomográficos e de ressonância magnética nuclear. Desse modo, os principais determinantes da necessidade de tratamento de DTM no idoso, assim como em outras faixas etárias, são dor subjetiva e disfunção que interfiram com a qualidade de vida desse indivíduo.

REFERÊNCIAS

1. Brasil. Instituto Brasileiro de Geografia e Estatística, Comunicação social. [Internet]. Rio de Janeiro (RJ), Projeção da população do Brasil.: população brasileira envelhece em ritmo acelerado. 2008 Nov. [acesso Out. 2010] Disponível em: http://www.ibge.gov.br/home/presidencia/noticias/noticia_impressao.php?id_noticia=1272
2. Cormack, E. A saúde oral do idoso. [Internet] 1999. [acesso Out. 2010]. Disponível em: http://www.odontologia.com.br/artigos/geriatria.html
3. Mulligan R Geriatrics: contemporary and future concerns. Dent Clin N Am 2005; 49:xi-xii.
4. Schmitter M, Rammelsberg P & Hassel A. The prevalence of signs and symptoms of temporomandibular disorders in very old subjects. Journal of Oral Rehabilitation 2005; (32):467-73.
5. Vasconcellos HA, Campos AES. & Szendrodi DCC. Estudo da anatomia funcional da articulação temporomandibular: Revisão. RBO 1998; 55(3):140-44.
6. de Leeuw R. Capítulo 9: Temporomandibular disorders. In: Orofacial Pain, 4th ed. Hanover Park, Illinois: Quintessence; 2008. p. 129-204.

7. Leresche L & Drangholt M. Capítulo 2: Epidemiology of Orofacial Pain: Prevalence, Incidence and Risk Factors. In: Sessle BJ, Lavigne GJ, Lund JP & Dubner R. Orofacial Pain – From basic science to clinical management. 2nd ed. Hanover Park, Illinois: Quintessence; 2008. p. 13-24.
8. Carlsson GE, Leresche L. Epidemiology of temporomandibular disorders. In: Sessle BJ, Bryant PS, Dionne RA, eds. Temporomandibular disorders and related pain conditions. Seattle: IASP Press, 1995:211-226.
9. Carlsson GE, Magnusson T. Management of temporomandibular disorders in the general dental practice. Chicago: Quintessence Publishing Co.,1999a:9-11.
10. Carlsson GE, Deboever JA. Epidemiologia. In: Zarb GA, Carlsson GE, Sessle BJ, Mohl ND, editores. Disfunções da articulação temporomandibular e dos músculos da mastigação. São Paulo: Ed. Santos, 2000:159-170.
11. Laskin DM. Temporomandibular disorders: the past, present and future. Odontology, 2007; 95:10-5.
12. Okeson JP. Tratamento das desordens tempomandibulares e oclusão. 4ª ed. São Paulo: Artes Médicas, 2000. Etiologia dos distúrbios funcionais do sistema mastigatório. p. 116-40.
13. Costen JB Syndrome of ear and sinus symptoms dependentupon functions of the temporomandibular joint. Ann Otol Rhinol Laryngol 1934; 3:1-4.
14. Shore NA. Occlusal equilibration and temporomandibular joint dysfunction. Philadelphia-EUA: JB Lippincut; 1959.
15. Ramfjord SP & Ash MM. Occlusion. Philadelphia-EUA: WB Saunders. 1971.
16. Borioli M. Capítulo 8: Anamnese: Avaliação dos fatores psíquicos. In: Palla, S. Mioartropatias do Sistema Mastigatório e Dores Orofaciais. São Paulo: Artes Médicas. 2004. p. 174-180.
17. Palla S. Mioartropatias do sistema mastigatório e dores orofaciais. São Paulo: Artes Médicas; 2004. O diagnóstico da mioartropatias: noções básicas. p. 160-72.
18. Alencar Jr FGP. & Batista AUD. Diagnóstico das dtm e dores orofaciais. In: Alencar Jr FGP. Oclusão, dores orofaciais e cefaléia. São Paulo: Ed. Santos; 2005. p. 65-91.
19. Carlsson GE & Magnusson T. Management of temporomandibular disorders in the general dental practice. Chicago (EUA): Quintessence Publishing Co.; 1999.
20. Pereira Júnior FJ, Vieira AR, Prado R & Miasato JM. Visão geral da desordens temporomandibulares. RGO 2004; 52:117-21.
21. Carlsson GE Epidemiology and treatment need for temporomandibular disorders. J Orofacial Pain, 1999; 13:232-37.
22. Brunetti RF, Montenegro FLB. Odontogeriatria: Prepare-se para o novo milênio. in: Feller C & Gorab R. Atualização na clínica odontológica. v. 1. São Paulo:Artes Médicas, 2000. v.1, p. 467-87.
23. Gonçalves DAG, Fabbro ALD, Bonini JAD, Bigal ME & Speciali JG. Symptoms of temporomandibular disorders in the population: An epidemiological study. J Orofac Pain 2010; 24:270-78.
24. Carlsson GE. Epidemiological studies of signs and symptoms of temporommandibular joint-pain-dysfunction. A literature review. Austr Prosthodont Soc Bull 1984; 14:7-12.
25. Nilner M. Epidemiologic studies in TMD. In: McNeill C, editor. Current controversies in temporomandibular disorders: proceedings of the craniomandibular Institute's 10th Annual Squaw Valley Winter Seminar. Carol Stream: Quintessence Publishing Co., 1992:21-26.
26. de Kanter RJAM, Käyser AF, Battistuzzi PGFCM, Truin GJ, Van 'T Hof MA. Demand and need for treatment of craniomandibular dysfunction in the dutch adult population. J Dent Res 1992; 71:1607-1612.
27. Schiffman EL, Fricton JR, Haley DP, Shapiro BL. The prevalence and treatment needs of subjects with temporomandibular disorders. J Am Dent Assoc 1990; 120:295-303.
28. Carlsson GE. Epidemiology and treatment need for temporomandibular disorders. J Orofacial Pain 1999; 13:232-237.
29. Magnusson T, Carlsson GE, Egermark-Eriksson I. An evaluation of the need and demand for treatment of craniomandibular disorders in a young swedish population. J Craniomandib Disord Facial Oral Pain 1991; 5:57-63.
30. Al-Jundi MA, John MT, Setz JM, Szentpétery A & Kuss O. Meta-analysis of treatment need for temporomandibular disorders in adults nonpatients. J Orofacial Pain 2008; 22:97-107.
31. Cairs B, List T, Michelotti A, Ohrbach R & Svensson P. Commentary JOR-CORE recomendations on rehabilitation of temporomandibular disorders. J Oral Rehabil 2010; 37:481-489.
32. Greene CS. Temporomandibular disorders in the geriatric population. J Prosth Dent 1994; 72:507-9.
33. de Vis H, Deboever JA, Van Cauwenberghe P. Epidemiologic survey of functional conditions of the masticatory system in Belgian children aged 3-6 years. Community Dent Oral Epidemiol 1984; 12:203-207.
34. Kirveskari P, Alanen P, Jämsä T. Functional state of the stomatognathic system in 5, 10 and 15 year old children in southwestern Finland. Proc Finn Dent Soc 1986; 82:3-8.
35. Grosfeld O, Czarnecka B. Musculo-articular disorders of the stomatognathic system in school children examined according to clinical criteria. J Oral Rehabil 1977; 4:193-200.
36. Egermark-Eriksson I, Carlsson GE, Ingervall B. Prevalence of mandibular dysfunction and orofacial parafunction in 7-, 11- and 15-year-old Swedish children. Eur J Orthod 1981; 3:163-172.

37. Nilner M. Prevalence of functional disturbances and diseases of the stomatognathic system in 15-18 year olds. Swed Dent J 1981; 5:189-197.
38. Nilner M, Lassing S-Å. Prevalence of functional disturbances and diseases of the stomatognathic system in 7-14 year olds. Swed Dent J 1981; 5:173-187.
39. Wänman A, Agerberg G. Mandibular dysfunction in adolescents. I. Prevalence of symptoms. Acta Odontol Scand 1986; 44:47-54.
40. Magnusson T, Egermark-Eriksson I, Carlsson GE. Five-year longitudinal study of signs and symptoms of mandibular dysfunction in adolescents. J Craniomand Pract 1986; 4:338-344.
41. DeBoever JA, Van Den Berghe L. Longitudinal study of functional conditions in the masticatory system in Flemish children. Community Dent Oral Epidemiol 1987; 15:100-103.
42. Egermark I, Thilander B. Craniomandibular disorders with special reference to orthodontic treatment: An evaluation from childhood to adulthood. Am J Orthod Dentofac Orthop 1992; 101:28-34.
43. Magnusson T, Egermark I, Carlsson GE. A longitudinal epidemiologic study of signs and symptoms of temporomandibular disorders from 15 to 35 years of age. J Orofacial Pain 2000; 14:310-319.
44. Clark GT, Mulligan R. A review of the prevalence of temporomandibular dysfunction. Gerodontology 1984; 3:231-236.
45. Österberg T, Carlsson GE, Wedel A. A cross-sectional and longitudinal study of craniomandibular dysfunction in an elderly population. J Craniomandib Disord Facial Oral Pain 1992; 6:237-246.
46. Hiltunen K. A 5-year follow-up of signs and symptoms of tmd. [Tese de Doutorado]. Helsinki – Finlandia: University of Helsinki, Faculty of Medicine, 2004.
47. Clark GT & Mulligan R. A review of the prevalence of temporomandibular dysfunction. Gerodontology 1984; 3(4):231-236.
48. Carlsson GE, Magnusson T. Management of temporomandibular disorders in the general dental practice. Chicago: Quintessence Publishing Co., 1999:13-17.
49. Drangsholt M, LeResche L. Temporomandibular disorder pain. In: Crombie IK, Croft PR, Linton SJ, LeResche L, Von Korff M, eds. Epidemiology of pain. Seattle: IASP Press, 1999:203-233.
50. Schwartz LL. A temporomandibular joint pain-dysfunction syndrome. J Chron Dis 1956; 3:284-93.
51. Greene CS. Temporomandibular disorders: the evolution of concepts. In: Sarnat BG, Laskin DM, editors. The temporomandibular joint: a biological basis for clinical practice. 4th ed., Philadelphia:W.B. Saunders Co., 1992:298-315.
52. DeBoever JA. Functional disturbances of the temporomandibular joint. In: Zarb GA, Carlsson GE, eds. Temporomandibular joint function and dysfunction. Copenhagen: Munksgaard, 1979:193-210.
53. Carlsson GE, Magnusson T. Management of temporomandibular disorders in the general dental practice. Chicago: Quintessence Publishing Co., 1999:19-23.
54. DeBoever JA, Carlsson GE. Etiologia e diagnóstico diferencial. In: Zarb GA, Carlsson GE, Sessle BJ, Mohl ND, editores. Disfunções da articulação temporomandibular e dos músculos da mastigação. São Paulo: Ed. Santos, 2000:171-187.
55. Seligman DA, Okeson JP. Orthodontics, occlusion, and temporomandibular disorders. In: McNamara JA Jr, Brudon WL, editores. Orthodontics and dentofacial orthopedics. Ann Arbor: Needham Press, Inc., 2001:519-543.
56. Lund JP. Dor e Movimento. In: Lund JP, Lavigne GJ, Dubner R, Sessle BJ, eds. Dor orofacial: da ciência básica à conduta clínica. São Paulo: Quintessence Ed. Ltda, 2002:151-163.
57. Von Korff M, LeResche L, Dworkin SF. First onset of common pain symptoms: a prospective study of depression as a risk factor. Pain 1993; 55:251-258.
58. Molina OF, Santos J Jr, Nelson SJ, Grossman E. Prevalence of modalities of headaches and bruxism among patients with craniomandibular disorder. J Craniomandibular Pract 1997; 15:314-325.
59. LeResche L, Saunders K, Von Korff MR, Barlow W, Dworkin SF. Use of exogenous hormones and risk of temporomandibular disorder pain. Pain 1997; 69:153-160.
60. Lee W-Y, Okeson JP, Lindroth J. The relationship between forward head posture and temporomandibular disorders. J Orofacial Pain 1995; 9:161-167.
61. Hackney J, Bade D, Clawson A. Relationship between forward head posture and diagnosed internal derangement of the temporomandibular joint. J Orofacial Pain 1993; 7:386-390.
62. Pullinger AG, Seligman DA. Quantification and validation of predictive values of occlusal variables in temporomandibular disorders using a multifactorial analysis. J Prosthet Dent 2000; 83:66-75.
63. Seligman DA, Pullinger AG. Analysis of occlusal variables, dental attrition, and age for distinguishing healthy controls from female patients with intracapsular temporomandibular disorders. J Prosthet Dent 2000; 83:76-82.
64. Pullinger AG, Seligman DA, Gornbein JA. A multiple logistic regression analysis of the risk and relative odds of temporomandibular disorders as a function of common occlusal features. J Dent Res 1993; 72:968-979.
65. Feldman RS, Alman J, Muench ME & Chauncey HH. Longitudinal stability and masticatory function in human dentition. Gerodontology 1984; 3(2):107-13.

66. Zarb GA, Bergman B, Clayton JA, Mackay HF. Prosthodontic treatment for the partially edentulous patient. St Louis (MO):Mosby, 1978.
67. Käyser AF. Shortened dental arches and oral function. J Oral Rehabil 1981; 8:457-462.
68. De Boever JA, Adriaens PA. Occlusal relationship in patients with pain-dysfunction symptoms in the temporomandibular joints. J Oral Rehabil 1983; 10:1-7.
69. Almeida LHM, Farias ABL, Soares MSM, Cruz JSA, Cruz RES & Lima MG. Disfunção temporomandibular em idosos. RFO 2008; 13(1):35-38.
70. Witter DJ, De Haan AF, Käyser AF, Van Rossum GM. A 6-year follow-up study of oral function in shortened dental arches. II. Craniomandibular dysfunction and oral comfort. J Oral Rehabil 1994; 21:353-366.
71. Luder H-U. Factors affecting degeneration in human temporomandibular joints as assessed histologically. Eur J Oral Sci 2002; 110:106-113.
72. Griffin CJ, Powers R, Kruszynski R. The incidence of osteoarthritis of the temporomandibular joint in various cultures. Aust Dent J 1979; 24:94-106.
73. Hodges DC. Temporomandibular joint osteoarthritis in a British skeletal population. Am J Phys Anthropol. 1991 Aug; 85(4):367-77.
74. Jazwinski sm, Rothschild H, The biology of aging What is aging? In: Papas AS, Niessen LC, Chauncey HH, editors. Geriatric Dentistry, Aging and oral health. St. Louis:Mosby-Year Book. 1991:44-54.
75. Pereira FJ, Lundh H & Westesson PL. Morphologic changes in the temporomandibular joint in different age groups. Oral Surg Oral Med Oral Pathol 1994; 78:279-87.
76. Pereira FJ, Lundh H & Westesson PL. Clinical findings to morphologic changes in TMJ autopsy specimens. Oral Surg Oral Med Oral Pathol 1994; 78:288-95.
77. Stegenga B, de Bont LGM, Boering G & Willigen JD. Tissue responses to degenerative changes in the temporomandibular joint; a review. J Oral Maxillofac Surg 1991; 49:1079-88.
78. Chen WH, Hosokawa M, Tsuboyama T, Ono T, Iizuka T & Takeda T. Age-related changes in the temporomandibular joint of the senescence accelerated mouse. SAM-P3 as a new murine model of degenerative joint disease. Am J Pathol 1989; 135:379-85.
79. Powel MC, Wilson M, Szypryt P, Symonds, EM & Worthington BS. Prevalence of lumbar disc degeneration observed by magnetic resonance in symptomless women. Lancet 1986; 13:1366-7.
80. Carlsson GE. Critical review of some dogmas in prosthodontics. J Prosthod Res 2009; 53:3-10.
81. Michelotti A & Iodice G. The role of orthodontics in temporomandibular disorders. J Oral Rehab 2010; 37:411-429.
82. Turp JC, Greene CS & Strub JR. Dental occlusion: a critical reflection on past, present and future concepts. J Oral Rehab 2008; 35:446-453.
83. Marshall TA, Warren JJ, Hand JS, Xie XJ, Stumbo PJ. Oral health, nutrient intake and dietary quality in the very old. J Am Dent Assoc 2002; 133:1369-1379.
84. Marchini L & Cerveira Neto H. Disfunção temporomandibular na terceira idade. In: Brunetti RF & Montenegro FLB. Odontogeriatria: noções de interesse clínico. São Paulo: Artes Médicas; 2002. p.151-61.
85. Macentee MI & Prosth D. Clinical epidemilogic and the geriatric prosthodonttic patient. J Prosth Dent 1994; 72:487-491.
86. Paulino VASB. Autopercepção da saúde bucal de idosos institucionalizados da cidade de Pirapora-MG. [Monografia de Especialização em Odontogeriatria]. Minas Gerais: Universidade Federal de Juiz de Fora, Faculdade de Odontologia, 2006.
87. Okeson JP. História e análise das desordens temporomandibulares. In: Tratamento das desordens tempomandibulares e oclusão. 4ª Ed. São Paulo:Artes Médicas, 2000. p. 181-239
88. Okeson JP. Diagnóstico das desordens temporomandibulars. In: Tratamento das desordens tempomandibulares e oclusão. 4ª Ed. São Paulo: Artes Médicas, 2000. p. 241-72.
89. Palla S. An interview with professor Sandro Palla. The international journal of prosthodontics 2010;23(5):392-4.
90. Goulet JP, Palla S. The path to diagnosis. In: Sessle BJ, Lavigne GJ, Lund JP, Dubner R. Orofacial Pain – From basic science to clinical management. 2nd ed. Hanover Park: Quintessence Publishing Co; 2008. p. 135-43.
91. Okeson JP. O POVO Online entrevista Jeffrey Okeson. [Internet] 2008. [Acesso em: out 2010].Disponível em: URL: http://www.opovo.com.br/www/opovo/cienciaesaude/813758.html##.
92. Bell WE. Temporomandibular Disorders. 3a Ed. Chicago-EUA: Year Book Medical Publishers, 1990.
93. Spyrides GM, Spyrides SMM, Leite KSA, Almeida MAL, Pinheiro TB & Carvalhal R. Placas Oclusais no tratamento de bruxismo e disfunções temporomandibulares. Jornal Brasileiro de Oclusão, ATM e Dor Orofacial 2004; 4(5):78-86.
94. Broussard JS. Derangement, osteoarthritis, and rheumatoid arthritis of the temporomandibular joint: implications, diagnosis, and management. Dent Clin N Am 2005; 49:327-342.
95. de Leeuw R, Boering G, Stegenga B & De Bont LGM. Radiographic signs of temporomandibular joint osteoarthrosis and internal derangement 30 years after nonsurgical treatment. Oral Surgery Oral Medicine Oral Pathology 1995;79(3):382-392.

96. Cai XY, Yang CY, Zhang ZY, Qiu WL, Chen MJ & Zhang SY. Septic arthritis of the temporomandibular joint: a retrospective review of 40 cases. American Association of Oral and Maxillofacial Surgeons, 2010:731-73.
97. Zugaib F, Silveira S, Kechfi V, Paulino F & Guimaraes AS Treatment of patients with fibromyalgia and tmj disorders. OOOOE 2005 Abstracts; 99(4):443.
98. Laskin D, Greenfield W, Gale E, et al. The president's conference on the examination, diagnosis and management of temporomandibular disorders. Chicago: American Dental Association; 1983. p. 24-29.
99. National Institutes of Health (US). Technology Assessment Conference Statement: Management of Temporomandibular Disorders, April 29-May 1,1996. Oral Surg Oral Med Oral Pathol Oral Radiol Endod. 1997; 83(1):177-83.
100. De Bont LGM, Dijkgraaf LC, Stegenga B. Epidemiology and natural progression of articular temporomandibular disorders. Oral Surg Oral Med Oral Pathol Oral Radiol Endod. 1997; 83(1):72-6.
101. Cortezzi W. Distúrbios da ATM - Síndromes Dolorosas da Articulação Temporomandibular. "In": Menezes RA. Síndromes Dolorosas - Diagnóstico - Terapêutica - Saúde Física e Mental. Rio de Janeiro: Revinter; 1999. p. 62-75.
102. Dolwick MF, Sanders B. TMJ internal derangement and arthrosis. Saint Louis: Mosby; 1985.
103. Dolwick MF. The role of temporomandibular joint surgery in the treatment of patients with internal derangement. Oral Surg Oral Med Oral Pathol Oral Radiol Endod. 1997; 83(1):150-5.
104. Tucker MR, Dolwick MF. Management of temporomandibular disorders. "In": Peterson L, Ellis III E, Hupp JR, Tucker MR. Contemporary Oral and Maxillofacial Surgery. 2nd. Saint Louis: Mosby; 1993. p. 713-36.
105. Quinn JH. Pathogenesis of temporomandibular joint chondromalacia and arthralgia. Oral Maxillofac Surg Clin North Am. 1989;1(1):47-57.
106. Quinn JH, Bazan NG. Identification of prostaglandin E2 and leukotriene BA4 in the synovial fluid of painful dysfunctional temporomandibular joints. J Oral Maxillofac Surg. 1990; 48(9):968-76.
107. Holmlund AB. Surgery for TMJ internal Derangement. Evaluation of treatment outcome and criteria of success. Int J Oral Maxillofac Surg. 1993; 22(2):75-7.
108. Mcneill C. History and evolution of TMD concepts. Oral Surg Oral Med Oral Pathol Oral Radiol Endod. 1997; 83(1):51-60.
109. Goss A.N. The opinions of 100 international experts on temporomandibular joint surgery. A postal questionnaire. Int J Oral Maxillofac Surg. 1993; 22(2):66-70.
110. Morrow D, Tallents RH, Katzberg RW, Murphy WC, Hart TC. Relationship of other joint problems and anterior disc position in symptomatic TMD patients and in asymptomatic volunteers. J Orofac Pain. 1996; 10(1):15-20.
111. Kircos LT, Ortendahl DA, Mark AS, Arakawa M. Magnetic resonance imaging of the TMJ disc in asymptomatic volunteers. J Oral Maxillofac Surg. 1987;45(10):852-4.
112. Drace JE, Enzmann DR. Defining the normal temporomandibular joint: closed-, partially open-, and open-mouth- MR imaging of asymptomatic subjects. Radiology. 1990; 177(1):67-71.
113. Romanelli GG, Harper R, Mock D, Pharoah MJ, Tenenbaum HC. Evaluation of temporomandibular joint Internal derangement. J Orofac Pain. 1993; 7(3):254-62.
114. Westesson PL, Eriksson L, Kurita K. Reliability of a negative clinical temporomandibular joint examination: prevalence of disk displacement in asymptomatic temporomandibular joints. Oral Surg Oral Med Oral Pathol. 1989; 68(5):551-4.
115. Dionne RA. Pharmacologic treatments for temporomandibular disorders. Oral Surg Oral Med Oral Pathol Oral Radiol Endod. 1997; 83(1):134-42.
116. Moore LJ. Evaluation of the patient for temporomandibular joint surgery. Oral Maxillofac Surg Clin North Am. 2006; 18(3):291-303.
117. Nitzan DW. Arthrocentesis – Incentives for using this minimally invasive approach for temporomandibular disorders. Oral Maxillofac Surg Clin North Am. 2006.18(3):311-28.
118. Nitzan DW. Arthrocentesis for management of severe closed lock of the temporomandibular joint: current controversies in surgery for internal derangement of the temporomandibular joint. Oral Maxillofac Clin North Am. 1994; 6:245.
119. Nitzan DW, Dolwick MF, Martinez GA. Temporomandibular joint arthrocentesis: a simplified treatment for severe limited mouth opening. J Oral Maxillofac Surg. 1991; 49(1):1163-7.
120. Nitzan DW, Dolwick MF, Heft MW. Arthroscopic lavage and lysis of the temporomandibular joint: a change in perspective. J Oral Maxillofac Surg.1990; 48(8):798-801.
121. Carvajal WA, Laskin DM. Long-term evaluation of arthrocentesis for the treatment of internal derangements of the temporomandibular joint. J Oral Maxillofac Surg. 2000; 58(8):852-5.
122. Laskin DM, Greene CS. Technological methods in the diagnosis and treatment of temporomandibular disorders. Quintessense Int. 1992; 23(2):95-102.
123. Laskin DM, Sarnat BG. The temporomandibular joint. A biological basis for clinical practice. 4th ed. Philadelphia: Saunders; 1992.
124. Wolford LM. Temporomandibular joints devices: Treatment factors and outcomes. Oral Surg Oral Med Oral Pathol Oral Radiol Endod. 1997; 83(1):143-9.
125. Koslin MG. Advanced Arthroscopic Surgery. Oral Maxillofac Surg Clin North Am. 2006; 18(3):329-43.

126. Alpern MC, Wharton MC. The role of arthroscopy in the management of temporomandibular disorders. Oral Surg Oral Med Oral Pathol Oral Radiol Endod. 1997; 83(1):163-6.
127. Norman JEDB, Bramley P. A textbook and color atlas of the temporomandibular joint. London: Wolfe Medical Publications; 1990.
128. Al-Kayat A, Bramley P. A modified pre-auricular approach to the temporomandibular joint and malar arch. Br J Oral Surg. 1979; 17(2):91-103.
129. American Association of Oral & Maxillofacial Surgeons (US). Recommendations for management of patients with temporomandibular joint implants. J Oral Maxillofac Surg. 1993; 51(10):1164-72.
130. Mercuri LG. Total Joint Reconstruction – Autologous or Alloplastic. Oral Maxillofac Surg Clin North Am. 2006; 18(3):399-410.
131. Quinn PD, Giannakopoulos H, Carrasco L. Management of Surgical Failures. Oral Maxillofac Surg Clin North Am. 2006; 18(3):411-7.

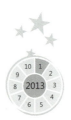
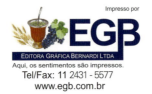